Oposiciones a Pediatría

Atención Primaria

1.500 preguntas

de examen tipo test

Recopilación de pruebas utilizadas en los servicios de salud de Andalucía, Murcia, Aragón, País Vasco, Galicia, etc.

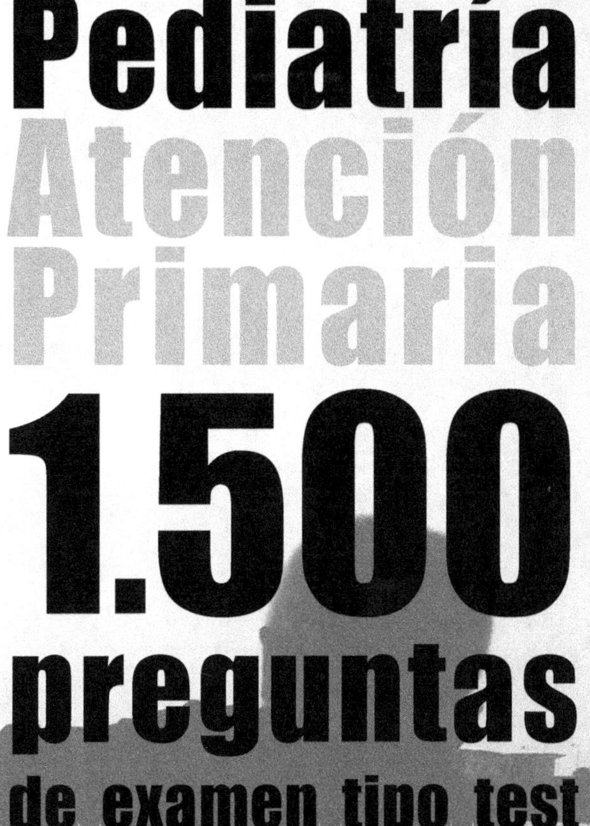

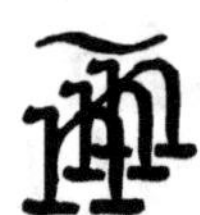

Triple Eñe Ediciones / TapaBlanda

ISBN: 978-8412019629

Fotos cubierta: Simon Frederick (Londres/UK)
Interior: Bess-Hamiti (Podujevë/Kosovo) y Pixabay.com

Diseño y maquetación: Daniel García [**www.daninet.net**]

Fecha de última modificación:
18 de septiembre de 2023

Porque yo también pasé por ello...

Estimado/a opositor/a; este volumen pretende ayudarte en tu tarea de estudio.
Recopila convocatorias de exámenes reales como repaso

El formato DinA4 busca facilitar la legibilidad y permitirte realizar anotaciones

Puedes hacernos llegar cualquier sugerencia de mejora que estimes oportuna

Yo también recorrí el duro camino del opositor y ahora sólo espero
humildemente haber podido facilitarte el tuyo

Agustín Odriozola Kent

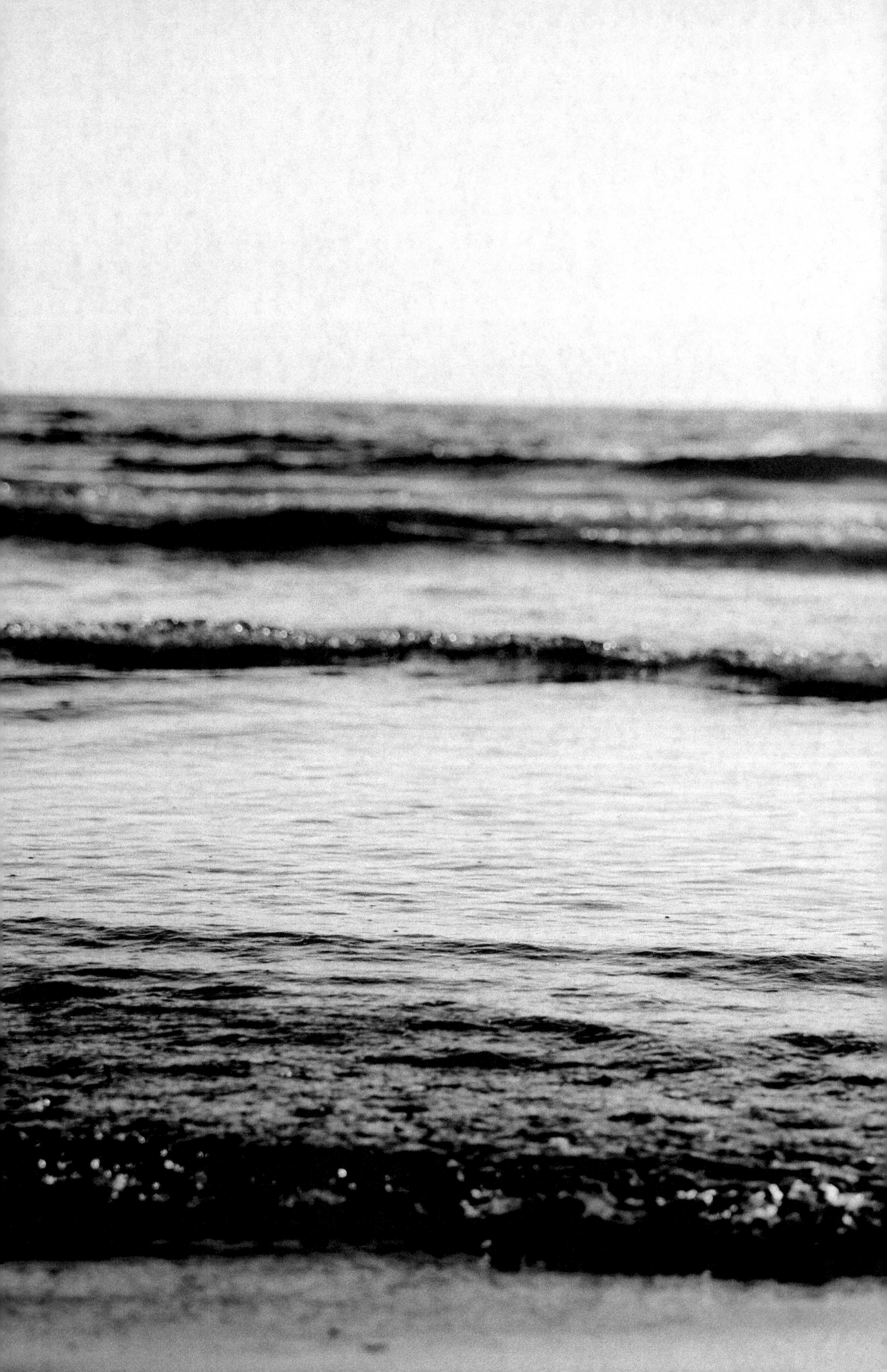

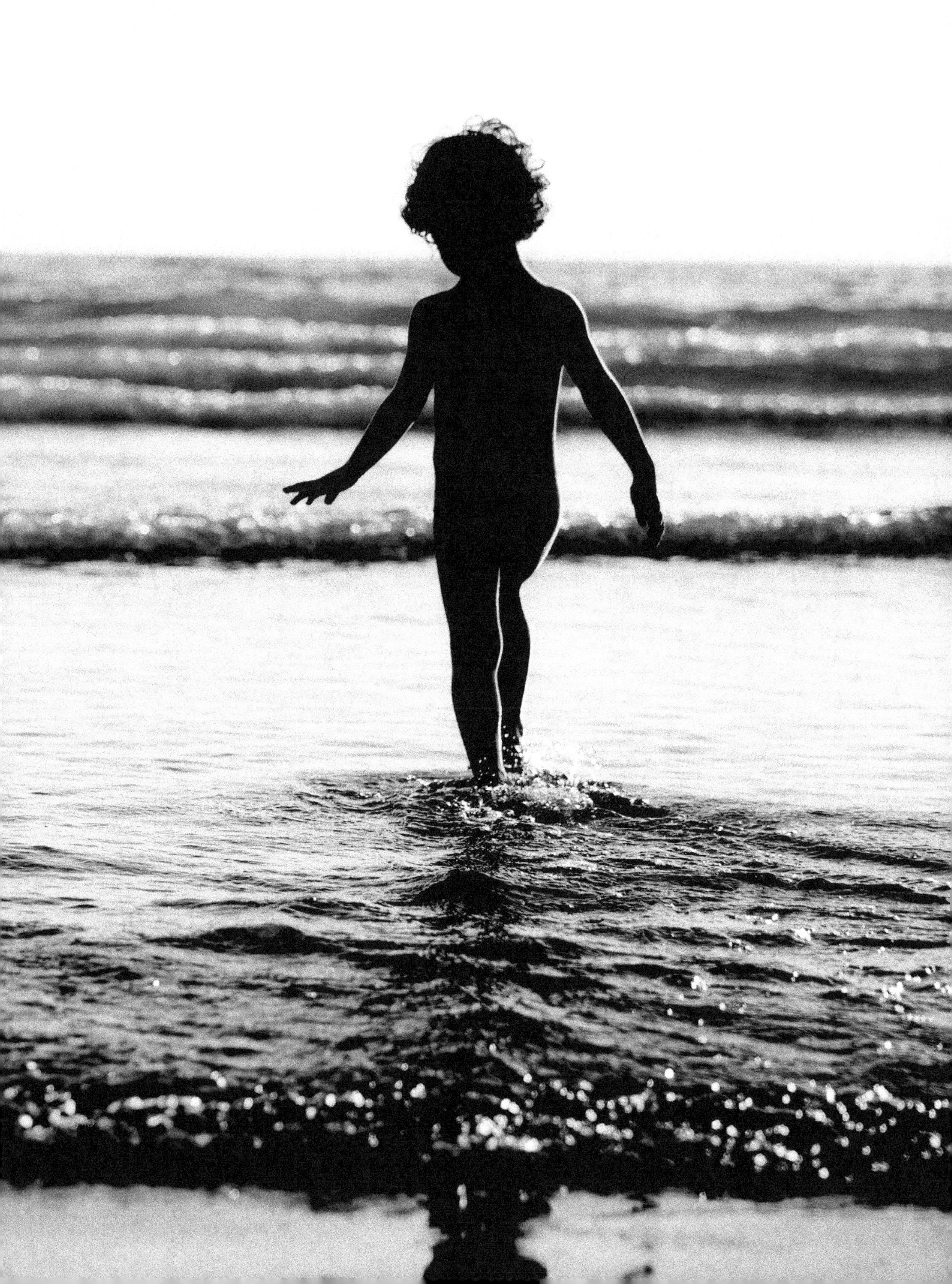

		100		200		300		400	
1 D	51 B	101 D	151 A	201 C	251 C	301 D	351 C	401 B	451 B
2 A	52 D	102 D	152 C	202 B	252 A	302 D	352 D	402 C	452 D
3 C	53 C	103 B	153 D	203 D	253 D	303 C	353 D	403 C	453 B
4 C	54 B	104 B	154 B	204 D	254 C	304 B	354 B	404 C	454 C
5 D	55 A	105 D	155 C	205 B	255 A	305 A	355 D	405 B	455 C
6 A	56 C	106 B	156 B	206 A	256 B	306 C	356 B	406 B	456 A
7 C	57 A	107 B	157 B	207 A	257 C	307 B	357 B	407 A	457 C
8 B	58 B	108 A	158 A	208 D	258 D	308 C	358 C	408 C	458 D
9 D	59 D	109 A	159 C	209 B	259 D	309 B	359 D	409 A	459 D
10 B	60 B	110 A	160 D	210 C	260 C	310 B	360 B	410 B	460 D
11 C	61 A	111 D	161 B	211 B	261 C	311 C	361 B	411 D	461 A
12 A	62 A	112 D	162 C	212 A	262 D	312 D	362 D	412 B	462 A
13 A	63 D	113 D	163 B	213 D	263 B	313 D	363 D	413 D	463 A
14 C	64 A	114 B	164 C	214 C	264 C	314 D	364 C	414 B	464 B
15 C	65 A	115 C	165 D	215 A	265 C	315 D	365 D	415 D	465 A
16 D	66 C	116 A	166 A	216 A	266 C	316 C	366 B	416 B	466 C
17 A	67 B	117 D	167 C	217 D	267 C	317 D	367 B	417 C	467 D
18 A	68 C	118 C	168 A	218 C	268 D	318 C	368 C	418 D	468 A
19 C	69 D	119 B	169 A	219 C	269 C	319 C	369 B	419 B	469 D
20 C	70 B	120 B	170 C	220 C	270 D	320 A	370 C	420 C	470 B
21 C	71 B	121 A	171 A	221 B	271 D	321 A	371 D	421 A	471 B
22 C	72 B	122 C	172 A	222 D	272 C	322 C	372 A	422 B	472 B
23 B	73 D	123 B	173 A	223 A	273 C	323 B	373 B	423 C	473 B
24 D	74 C	124 D	174 D	224 B	274 D	324 C	374 D	424 C	474 C
25 A	75 C	125 A	175 C	225 C	275 C	325 C	375 C	425 A	475 D
26 C	76 A	126 C	176 C	226 B	276 D	326 A	376 B	426 D	476 A
27 D	77 A	127 D	177 B	227 D	277 C	327 C	377 C	427 B	477 A
28 B	78 B	128 A	178 D	228 B	278 C	328 C	378 B	428 D	478 A
29 B	79 A	129 B	179 C	229 B	279 C	329 B	379 C	429 C	479 D
30 A	80 B	130 C	180 A	230 A	280 A	330 B	380 C	430 A	480 B
31 B	81 C	131 A	181 D	231 A	281 C	331 D	381 A	431 B	481 C
32 C	82 C	132 B	182 C	232 D	282 B	332 D	382 A	432 C	482 B
33 A	83 A	133 C	183 D	233 C	283 B	333 B	383 B	433 D	483 C
34 A	84 B	134 D	184 C	234 C	284 B	334 A	384 C	434 C	484 C
35 B	85 D	135 A	185 C	235 A	285 C	335 B	385 C	435 B	485 B
36 C	86 B	136 A	186 C	236 D	286 B	336 B	386 B	436 B	486 C
37 D	87 B	137 C	187 D	237 C	287 C	337 B	387 C	437 C	487 D
38 D	88 C	138 B	188 C	238 B	288 C	338 B	388 D	438 D	488 C
39 C	89 B	139 B	189 D	239 A	289 C	339 B	389 C	439 B	489 C
40 C	90 A	140 D	190 C	240 C	290 C	340 C	390 A	440 D	490 C
41 B	91 C	141 D	191 C	241 C	291 C	341 C	391 A	441 D	491 A
42 B	92 A	142 B	192 D	242 B	292 B	342 D	392 A	442 D	492 C
43 A	93 C	143 A	193 C	243 B	293 D	343 D	393 A	443 A	493 A
44 C	94 B	144 A	194 C	244 B	294 C	344 C	394 C	444 B	494 B
45 C	95 A	145 C	195 D	245 C	295 D	345 B	395 D	445 D	495 C
46 D	96 D	146 D	196 C	246 A	296 B	346 D	396 D	446 C	496 D
47 B	97 A	147 C	197 A	247 C	297 D	347 B	397 B	447 D	497 C
48 B	98 D	148 D	198 D	248 C	298 C	348 C	398 D	448 C	498 D
49 A	99 D	149 C	199 D	249 B	299 C	349 C	399 B	449 C	499 B
50 C	100 C	150 C	200 B	250 D	300 A	350 C	400 D	450 C	500 D

TOTAL FALLOS: __ / 100   TOTAL FALLOS: __ / 100   TOTAL FALLOS: __ / 100   TOTAL FALLOS: __ / 100   TOTAL FALLOS: __ / 100

500			600			700			800			900	
501 D	551 C		601 A	651 B		701 C	751 B		801 B	851 C		901 C	951 C
502 B	552 C		602 B	652 A		702 B	752 C		802 B	852 D		902 B	952 B
503 C	553 C		603 C	653 D		703 C	753 D		803 B	853 C		903 C	953 D
504 C	554 D		604 C	654 B		704 D	754 C		804 B	854 D		904 B	954 C
505 C	555 A		605 B	655 D		705 B	755 B		805 B	855 D		905 A	955 B
506 B	556 A		606 C	656 C		706 D	756 C		806 A	856 B		906 B	956 B
507 A	557 B		607 B	657 C		707 D	757 D		807 B	857 D		907 C	957 D
508 B	558 A		608 A	658 A		708 A	758 B		808 C	858 C		908 C	958 C
509 B	559 B		609 B	659 D		709 D	759 D		809 C	859 C		909 A	959 A
510 D	560 C		610 C	660 C		710 D	760 D		810 D	860 C		910 C	960 C
511 B	561 C		611 B	661 B		711 B	761 C		811 C	861 D		911 A	961 A
512 C	562 A		612 D	662 A		712 D	762 B		812 B	862 B		912 D	962 D
513 A	563 B		613 A	663 D		713 A	763 B		813 A	863 D		913 B	963 B
514 C	564 A		614 B	664 B		714 A	764 B		814 B	864 A		914 C	964 D
515 A	565 D		615 B	665 C		715 B	765 A		815 D	865 D		915 D	965 D
516 D	566 C		616 C	666 B		716 D	766 D		816 B	866 C		916 D	966 C
517 C	567 D		617 D	667 B		717 C	767 C		817 C	867 D		917 D	967 C
518 A	568 B		618 C	668 B		718 B	768 B		818 C	868 A		918 A	968 B
519 B	569 D		619 D	669 C		719 C	769 D		819 D	869 C		919 A	969 A
520 A	570 A		620 B	670 A		720 B	770 B		820 B	870 C		920 C	970 D
521 B	571 B		621 D	671 B		721 D	771 D		821 C	871 A		921 C	971 C
522 B	572 D		622 B	672 B		722 D	772 A		822 D	872 B		922 B	972 A
523 C	573 B		623 C	673 C		723 A	773 A		823 B	873 A		923 C	973 C
524 A	574 C		624 A	674 D		724 C	774 A		824 B	874 B		924 B	974 C
525 C	575 B		625 A	675 D		725 D	775 A		825 A	875 A		925 C	975 A
526 C	576 B		626 C	676 B		726 B	776 A		826 D	876 B		926 B	976 D
527 B	577 D		627 C	677 B		727 B	777 A		827 B	877 D		927 A	977 A
528 A	578 B		628 D	678 D		728 A	778 B		828 D	878 C		928 D	978 C
529 A	579 C		629 B	679 B		729 D	779 C		829 B	879 B		929 C	979 D
530 C	580 B		630 A	680 C		730 D	780 C		830 A	880 B		930 C	980 C
531 A	581 A		631 D	681 C		731 B	781 B		831 C	881 C		931 B	981 A
532 C	582 C		632 A	682 A		732 C	782 B		832 A	882 D		932 C	982 C
533 A	583 C		633 C	683 D		733 A	783 C		833 A	883 C		933 A	983 D
534 A	584 B		634 C	684 A		734 A	784 B		834 C	884 C		934 B	984 B
535 D	585 A		635 C	685 C		735 A	785 C		835 D	885 D		935 B	985 A
536 A	586 D		636 B	686 C		736 B	786 C		836 C	886 B		936 B	986 B
537 D	587 D		637 A	687 D		737 B	787 D		837 C	887 A		937 B	987 B
538 A	588 C		638 A	688 C		738 C	788 D		838 B	888 B		938 B	988 A
539 B	589 C		639 A	689 B		739 A	789 A		839 B	889 B		939 D	989 C
540 B	590 A		640 D	690 B		740 D	790 C		840 D	890 D		940 B	990 D
541 D	591 A		641 B	691 A		741 C	791 B		841 D	891 D		941 C	991 D
542 B	592 A		642 B	692 B		742 D	792 A		842 A	892 B		942 A	992 C
543 B	593 A		643 C	693 A		743 B	793 C		843 D	893 B		943 D	993 C
544 D	594 C		644 B	694 A		744 C	794 C		844 D	894 A		944 C	994 A
545 C	595 C		645 A	695 B		745 D	795 B		845 D	895 C		945 C	995 D
546 C	596 B		646 D	696 D		746 C	796 D		846 B	896 B		946 C	996 D
547 A	597 D		647 A	697 A		747 B	797 B		847 C	897 B		947 C	997 C
548 D	598 D		648 C	698 B		748 C	798 C		848 B	898 C		948 A	998 C
549 B	599 D		649 D	699 B		749 B	799 B		849 D	899 B		949 D	999 D
550 D	600 D		650 A	700 C		750 C	800 A		850 D	900 C		950 C	1000 C

1000		1100		1200		1300		1400	
1001 A	1051 C	1101 D	1151 B	1201 C	1251 B	1301 D	1351 B	1401 A	1451 B
1002 B	1052 C	1102 B	1152 A	1202 A	1252 B	1302 D	1352 B	1402 C	1452 C
1003 D	1053 C	1103 B	1153 D	1203 D	1253 B	1303 D	1353 C	1403 A	1453 D
1004 B	1054 D	1104 D	1154 B	1204 D	1254 B	1304 D	1354 D	1404 C	1454 B
1005 C	1055 D	1105 D	1155 A	1205 A	1255 B	1305 A	1355 C	1405 B	1455 D
1006 D	1056 A	1106 D	1156 A	1206 A	1256 D	1306 D	1356 B	1406 C	1456 D
1007 A	1057 B	1107 A	1157 A	1207 C	1257 B	1307 C	1357 C	1407 D	1457 C
1008 C	1058 C	1108 A	1158 B	1208 C	1258 B	1308 C	1358 D	1408 A	1458 C
1009 D	1059 D	1109 D	1159 B	1209 A	1259 B	1309 C	1359 B	1409 B	1459 D
1010 D	1060 B	1110 D	1160 C	1210 C	1260 D	1310 D	1360 C	1410 C	1460 B
1011 C	1061 C	1111 D	1161 C	1211 B	1261 D	1311 A	1361 A	1411 B	1461 D
1012 C	1062 B	1112 A	1162 C	1212 C	1262 D	1312 C	1362 C	1412 A	1462 B
1013 A	1063 D	1113 B	1163 C	1213 C	1263 A	1313 A	1363 C	1413 C	1463 D
1014 A	1064 D	1114 B	1164 D	1214 D	1264 B	1314 A	1364 A	1414 A	1464 D
1015 C	1065 C	1115 D	1165 D	1215 C	1265 B	1315 B	1365 C	1415 D	1465 D
1016 B	1066 C	1116 B	1166 A	1216 D	1266 A	1316 A	1366 C	1416 C	1466 B
1017 C	1067 B	1117 B	1167 A	1217 D	1267 D	1317 D	1367 C	1417 D	1467 A
1018 C	1068 A	1118 B	1168 C	1218 B	1268 C	1318 B	1368 B	1418 A	1468 B
1019 C	1069 B	1119 D	1169 D	1219 C	1269 C	1319 B	1369 A	1419 B	1469 A
1020 D	1070 D	1120 B	1170 D	1220 C	1270 D	1320 A	1370 C	1420 B	1470 D
1021 A	1071 A	1121 C	1171 C	1221 C	1271 B	1321 C	1371 B	1421 B	1471 A
1022 B	1072 D	1122 C	1172 C	1222 D	1272 D	1322 D	1372 A	1422 A	1472 B
1023 B	1073 B	1123 B	1173 B	1223 A	1273 D	1323 D	1373 C	1423 D	1473 D
1024 C	1074 D	1124 C	1174 D	1224 D	1274 C	1324 C	1374 C	1424 A	1474 D
1025 C	1075 C	1125 D	1175 D	1225 B	1275 D	1325 C	1375 D	1425 C	1475 D
1026 C	1076 A	1126 D	1176 B	1226 C	1276 B	1326 A	1376 C	1426 D	1476 D
1027 D	1077 D	1127 C	1177 B	1227 C	1277 A	1327 A	1377 B	1427 C	1477 B
1028 A	1078 D	1128 C	1178 A	1228 A	1278 D	1328 B	1378 D	1428 B	1478 D
1029 B	1079 B	1129 D	1179 B	1229 D	1279 B	1329 B	1379 C	1429 C	1479 C
1030 B	1080 A	1130 D	1180 D	1230 B	1280 A	1330 D	1380 C	1430 C	1480 D
1031 C	1081 D	1131 B	1181 D	1231 B	1281 C	1331 B	1381 C	1431 C	1481 A
1032 A	1082 B	1132 B	1182 A	1232 B	1282 C	1332 C	1382 D	1432 D	1482 C
1033 D	1083 D	1133 A	1183 C	1233 C	1283 C	1333 C	1383 B	1433 A	1483 B
1034 C	1084 C	1134 D	1184 C	1234 B	1284 A	1334 B	1384 C	1434 B	1484 A
1035 A	1085 C	1135 B	1185 C	1235 D	1285 D	1335 D	1385 D	1435 D	1485 D
1036 D	1086 A	1136 A	1186 B	1236 C	1286 C	1336 A	1386 C	1436 A	1486 A
1037 D	1087 C	1137 B	1187 D	1237 C	1287 D	1337 D	1387 D	1437 A	1487 B
1038 A	1088 B	1138 A	1188 B	1238 D	1288 B	1338 D	1388 C	1438 A	1488 D
1039 B	1089 D	1139 B	1189 B	1239 D	1289 A	1339 B	1389 C	1439 B	1489 C
1040 C	1090 D	1140 C	1190 D	1240 A	1290 B	1340 D	1390 B	1440 B	1490 B
1041 C	1091 A	1141 C	1191 C	1241 C	1291 C	1341 D	1391 B	1441 A	1491 D
1042 D	1092 A	1142 D	1192 D	1242 A	1292 A	1342 D	1392 C	1442 A	1492 A
1043 C	1093 B	1143 B	1193 D	1243 C	1293 B	1343 D	1393 D	1443 D	1493 D
1044 D	1094 B	1144 B	1194 B	1244 D	1294 D	1344 A	1394 A	1444 D	1494 C
1045 C	1095 C	1145 D	1195 A	1245 D	1295 A	1345 D	1395 D	1445 C	1495 A
1046 B	1096 A	1146 D	1196 B	1246 B	1296 C	1346 A	1396 D	1446 A	1496 B
1047 A	1097 D	1147 C	1197 B	1247 D	1297 A	1347 B	1397 C	1447 B	1497 D
1048 D	1098 A	1148 D	1198 D	1248 D	1298 B	1348 A	1398 B	1448 D	1498 B
1049 D	1099 D	1149 B	1199 D	1249 A	1299 C	1349 A	1399 C	1449 B	1499 D
1050 D	1100 D	1150 B	1200 C	1250 A	1300 B	1350 A	1400 C	1450 D	1500 A

TOTAL FALLOS: __ / 100   TOTAL FALLOS: __ / 100   TOTAL FALLOS: __ / 100   TOTAL FALLOS: __ / 100   TOTAL FALLOS: __ / 100

No somos perfectos...

Hemos invertido mucho tiempo, cariño y esfuerzo en la compilación y revisión de este volumen.

Si aun así detectas que alguna pregunta sería impugnable, se ha quedado obsoleta o contiene cualquier otro tipo de error puedes comunicarnoslo vía:

agustinodriozolakent@gmail.com

Los enunciados se ha editado atendiendo al fin último de esta monografía, que es didáctico, y procurando respetar siempre un equilibrio entre la esencia del contenido original y las necesidades -más pragmáticas- del opositor. Ha sido necesario realizar correcciones tanto ortográficas y redaccionales como de puntuación o formateo, así como una homogeneización de estilo y otras mejoras.

Para hacerlo hemos seguido los criterios de la obra:
'Diez Comodines: Cómo redactar mejores exámenes tipo test'

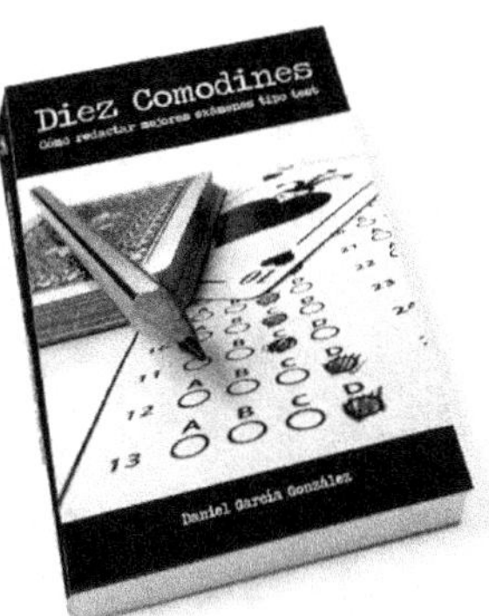

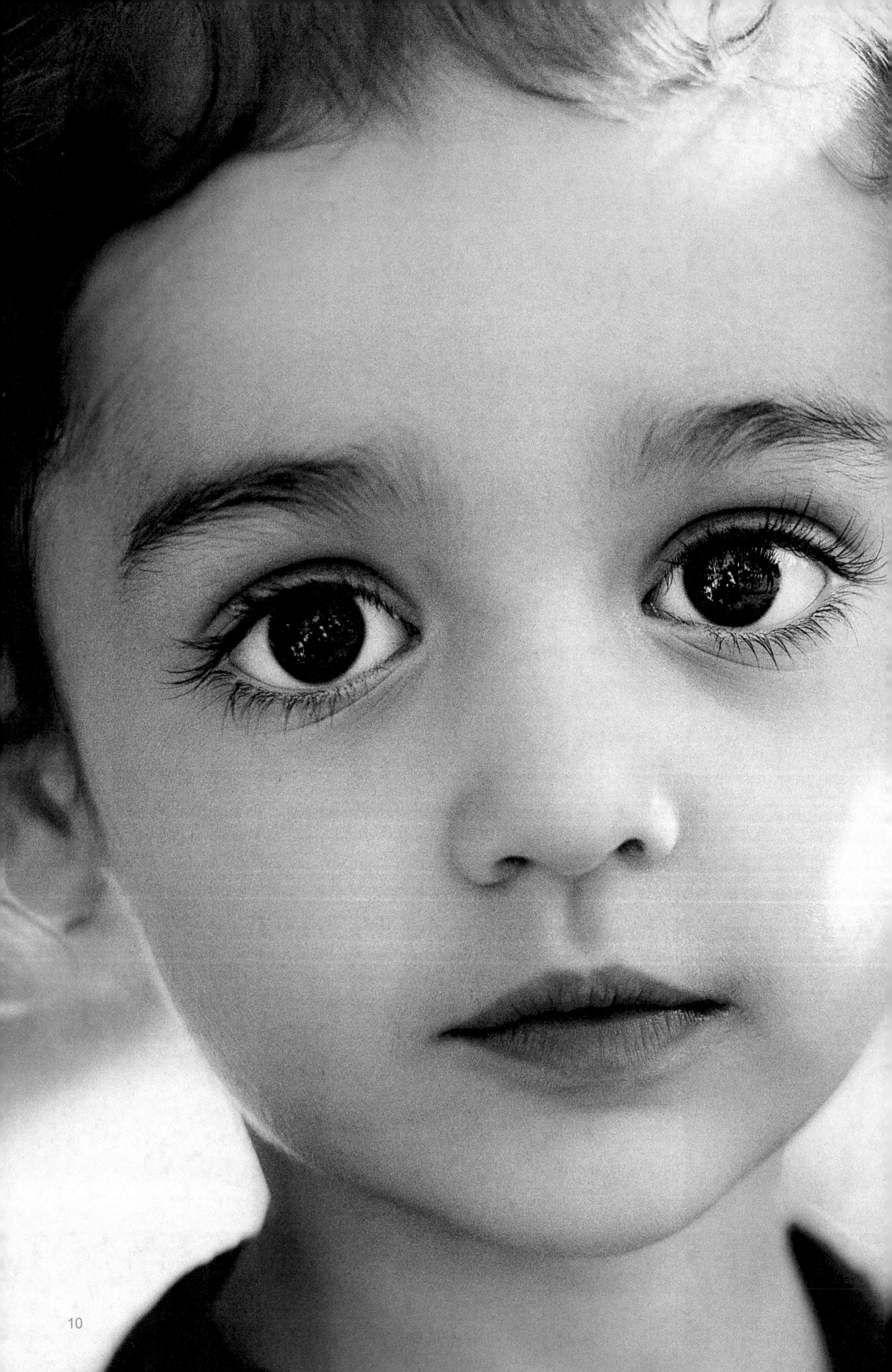

Oposiciones a Pediatría

Atención Primaria

1.500 preguntas

de examen tipo test

Proporción de respuestas correctas

A	291	19,4%
B	390	26,0%
C	433	**28,9%**
D	386	25,7%

Total: **1.500**

1. Sobre los antitérmicos es FALSO:

a. El paracetamol no debe sobrepasar la dosis de 90 mg /Kg/día
b. Los efectos secundarios del ibuprofeno son hemorragia digestiva y nefrotoxicidad
c. Se deben realizar medidas generales (hidratación, poca ropa...) como tratamiento de la fiebre
d. En general, es preferible la alternancia de antitérmicos a utilizar un solo tipo de ellos

2. Sobre la sarna, es INCORRECTO:

a. El periodo de incubación, tras la infestación, es de 3 a 5 días
b. La fuente de contagio en los niños suelen ser los padres, con más frecuente la madre
c. El tratamiento debe realizarse simultáneamente a todos los contactos del paciente infestado, tengan o no síntomas
d. La crema de permetrina al 5% es el tratamiento de elección en niños mayores de dos meses

3. Sobre el vínculo del apego, señale la FALSA:

a. Los padres tienen la responsabilidad de establecer un vínculo de apego saludable
b. Es la base de un desarrollo psicológico saludable e influye en la seguridad emocional y en la forma de relacionarse con los demás
c. Los niños que han establecido apegos inseguros no han presentado mayores problemas en su desarrollo emocional, cognitivo o social
d. Se crea poco a poco desde los primeros meses de vida

4. Las siguientes son contraindicaciones de la vacuna de la fiebre amarilla, EXCEPTO:

a. Menores de 6 meses
b. Alergia al huevo
c. Diabetes mellitus
d. Inmunodeficiencia primaria

5. En un esguince de tobillo, según las reglas de Ottawa, cuál de las siguientes NO es criterio para realizar una radiografía:

a. Incapacidad de mantener el peso (dar 4 pasos sin ayuda) inmediatamente tras el traumatismo
b. Dolor a la palpación de los 6 cm distales del borde posterior o punta del maléolo medial
c. Dolor a la palpación de los 6 cm distales del borde posterior o punta del maléolo lateral
d. Presencia de hematoma con derrame submaleolar no doloroso

6. Sobre los cuidados del cordón umbilical, Es FALSO:

a. El retraso de la caída del cordón más allá de los 3-4 meses debe hacernos sospechar un déficit de la inmunidad humoral
b. El tipo de antiséptico influye sobre su caída
c. La persistencia más allá de los 2 meses de un ombligo húmedo debe hacernos sospechar una persistencia del uraco o del conducto onfalomesentérico
d. Los antisépticos yodados pueden producir el efecto de Wolf-Chaikoff

7. Test de screening utilizado para despistaje de potenciales trastornos de la conducta alimentaria, con versión española adaptada y validada

a. Test de Raven
b. Test de WISC
c. Test de Scoof
d. Test de CHAT

8. Sobre el flúor:

a. Los suplementos orales de flúor se deben administrar a todos los niños hasta los 6 años inclusive
b. El flúor se puede utilizar como prevención de caries y como tratamiento de caries incipientes
c. El cepillado dental sin pasta de flúor consigue una reducción de caries entre el 20 y 35%
d. Se considera más importante el efecto sistémico del flúor que el tópico

9. Entre las causas de amenorrea por hiperandrogenismo en la adolescencia NO está:

a. Síndrome de ovario poliquístico
b. Tumor ovárico o suprarrenal
c. Hiperplasia suprarrenal
d. Síndrome de Morris

10. Sobre el tratamiento de la ansiedad y la depresión comórbidos con el TDAH en el adolescente:

a. No utilizar metilfenidato ni atomoxetina
b. Conviene priorizar y tratar el trastorno de mayor repercusión, aunque es frecuente que se necesite tratamiento para ambos
c. Los ISRS (Inhibidores Selectivos de la Recaptación de Serotonina) carecen de utilidad en los adolescentes
d. El tratamiento psicológico cognitivo conductual no se aconseja a esta edad

11. Ante la sospecha clínica de una sepsis meningocócica en AP NO se recomienda:

a. Exploración detallada por órganos y aparatos, con examen de la piel y mucosas bucal y conjuntival
b. Medición de presión arterial y evaluación de la perfusión periférica
c. No se debe administrar tratamiento antibiótico antimicrobiano hasta no obtener una muestra para estudio microbiológico
d. Derivación inmediata al hospital de referencia para su valoración en UVI móvil

12. Sobre el tratamiento de la fimosis en niños con corticoides tópicos:

a. Es igual de efectivo con corticoides de potencia media que con los de potencia alta
b. Se puede probar hasta un máximo de 2 ciclos de tratamiento
c. Debe realizarse combinado a retracciones prepuciales y en ciclos de no más de 2 semanas de duración cada uno
d. No disminuye el porcentaje de niños que precisan corrección quirúrgica

13. Sobre el uso de fármacos antipiréticos, es FALSO:

a. Su uso en niños con antecedentes de convulsión febril, reduce el riesgo de recidiva
b. Mejorar el confort del niño nos ayuda a valorar más adecuadamente la gravedad de la enfermedad causante
c. La terapia combinada, paracetamol-ibuprofeno, presenta pocos datos que permitan avalar su eficacia o su seguridad
d. Es más recomendable el uso de fármacos antipiréticos en caso de cardiopatía o neuropatías descompensadas

14. Qué dosis de hierro elemental oral le parece más adecuada en el tratamiento de la anemia ferropénica severa en niños y adolescentes:

a. 2 mg/kg/día
b. 3 mg/kg/día
c. 5 mg/kg/día
d. 8 mg/kg/día

15. En el estudio antropométrico, es FALSO:

a. El pliegue tricipital es un indicador de la grasa corporal
b. En la predicción de la talla final es importante el estudio de la edad ósea
c. Una talla normal con una velocidad de crecimiento aislada por debajo del percentil 5 para la edad y sexo se considera patológica
d. La predicción de talla adulta por el método de Bayley-Pinneau es sólo aplicable para edades cronológicas mayores o igual a 8 años

16. Sobre el trastorno específico del lenguaje (TEL) NO es cierto:

a. Es más frecuente en varones
b. El origen es genético
c. Se manifiesta ya desde el inicio del desarrollo lingüístico del niño, que surge retrasado y con distorsiones
d. Tras intervención es un trastorno transitorio

17. Las vacunaciones en todos los grupos de edad y, en su caso, grupos de riesgo, según el calendario de vacunación vigente aprobado por el consejo Interterritorial del Sistema Nacional de Salud, se trata de:

a. Prevención primaria de salud
b. Promoción de la salud
c. Tratamiento de los problemas de la salud
d. Prevención secundaria de salud

18. NO es un factor de riesgo reconocido para la displasia evolutiva de cadera:

a. Prematuridad
b. Sexo femenino
c. Antecedentes familiares de displasia evolutiva de cadera
d. Parto en presentación de nalgas

19. Sobre la fibrosis quística:

a. Es una enfermedad genética autosómica dominante
b. Su incidencia aproximada es de 1 caso por cada 50.000 nacidos vivos
c. La proteína que se altera regula la conductancia transmembrana
d. Ninguna de las tres es correcta

20. NO es un criterio de Ottawa para valorar la necesidad de petición de radiografía en el esguince de tobillo:

a. Imposibilidad de caminar o sostener su peso
b. Dolor a la palpación en maléolo interno y externo
c. Edema o derrame del tobillo
d. Dolor a la presión sobre 5° metatarsiano y/o escafoides

21. En la presentación de metilfenidato de liberación prolongada con tecnología osmótica disponible en España, porcentaje de sus componentes:

a. Acción inmediata 50% y prolongada 50%
b. Acción inmediata 30% y prolongada 70%
c. Acción inmediata 22% y prolongada 78%
d. Acción inmediata 40% y prolongada 60%

22. Test/escala más ampliamente aceptado para despistaje de Trastorno de Espectro Autista:

a. Test de Denver
b. Test de Haizea-Llevant
c. Test de M-CHAT
d. Test de Brunet-Lézine

23. Entre los criterios diagnósticos de la migraña sin aura NO figura:

a. Localización unilateral
b. Carácter opresivo
c. Intensidad moderada a severa
d. Agravamiento con actividades físicas habituales

24. 'Orzuelo externo' es:

a. Infección del borde libre palpebral causada por poxvirus
b. Tumoración benigna capilar del párpado y la órbita
c. Inflamación lipogranulomatosa por obstrucción de una glándula sebácea de Meibomio
d. Absceso estafilocócico de las glándulas de Moll y Zeiss

25. Sobre la incidencia del síndrome nefrótico, señale el número de pacientes que considera que puede atender a lo largo de su vida profesional como pediatra en atención primaria si atiende a un cupo constante de 1.000 niños

a. Menos de 3
b. De 3 a 5
c. De 6 a 9
d. 10 o más

26. NO define una 'convulsión febril':

a. Se producen habitualmente entre los 6 meses y 5 años
b. No presentan datos de infección intracraneal o causa identificable
c. Se asocian datos de alteración hidroelectrolítica
d. Sin presencia de convulsiones previas afebriles

27. Sobre la intoxicación por cáusticos

a. En el tratamiento inmediato se debe inducir el vómito y diluir el tóxico con leche o agua si la ingesta es muy reciente (menos de 30 min)
b. Los álcalis fuertes tienen capacidad de producir lesión a partir de un pH superior a 9
c. Los ácidos fuertes tienen capacidad de producir lesión a partir de un pH inferior a 6
d. En la intoxicación por álcalis fuertes la presencia o ausencia de lesiones en boca o faringe no se correlaciona con la posible lesión esofágica

28. Cuál de las siguientes parasomnias NO es un trastorno del arousal:

a. Terrores nocturnos
b. Pesadillas
c. Despertares confusionales
d. Sonambulismo

29. En pacientes afectos de Síndrome de Rett es FALSO:

a. Presentan aparición gradual de múltiples déficits específicos
b. Tienen las funciones motoras conservadas
c. Tienen un período inicial de funcionamiento normal después del nacimiento
d. Su esperanza de vida es corta

30. Ante un lactante con bronquiolitis Cuál de los siguientes criterios NO es de derivación al hospital:

a. Bronquiolitis leve en prematuro de 28 semanas y edad corregida de 4 meses
b. Bronquiolitis leve en menor de un mes
c. Ingesta menor del 50% de la habitual
d. Saturación de 92% en aire ambiente de forma mantenida

31. Sobre la lengua geográfica, es FALSO:

a. Su etiología es desconocida
b. La lesión afecta al dorso de la lengua y es muy dolorosa
c. No precisa tratamiento activo
d. Las lesiones se corresponden con una pérdida de las papilas filiformes

32. Cuál de las siguientes escalas está más indicada para la valoración de la intensidad del dolor en un niño oncológico de 8 años:

a. Escala conductual
b. Escala facial
c. Escala analógica visual
d. Escala de color

33. Entre las actividades preventivas recomendadas en las personas con síndrome de Down, NO está:

a. FSH, LH y prolactina al inicio de la pubertad
b. Anticuerpos antitiroideos, entre los 9-12 años
c. Examen oftalmológico bianual hasta los 5 años, anual después
d. TSH y tiroxina a los 0-6-12 meses, después bianual

34. En la evaluación inicial de un niño inmigrante, deberemos prestar especial atención a algunos factores que NO son los habituales en pediatría. Señale la INCORRECTA:

a. Antecedentes familiares de riesgo cardiovascular
b. Conocer el país de procedencia y la ruta migratoria
c. Conocer la fecha de entrada en España y viajes recientes
d. Antecedentes familiares relacionados con patologías endémicas por causas genéticas o medioambientales

35. Sobre el diagnóstico de infección del tracto urinario (ITU) en una niña menor de 2 años:

a. El urocultivo positivo obtenido mediante bolsa recolectora confirma el diagnóstico
b. Se ha de pensar siempre en infección urinaria en caso de fiebre sin foco
c. La presencia de nitritos y leucocitos en una tira reactiva de orina hace innecesario el urocultivo
d. La ausencia de nitritos y leucocitos en una tira reactiva permite descartar con seguridad una ITU

36. Sobre la epiglotitis, es FALSO:

a. Se debe evitar la exploración con el depresor lingual, que puede desencadenar una obstrucción respiratoria total
b. El estridor es de aparición tardía, mucho más leve que en cuadros infraglóticos, incluso ausente
c. Se presenta con más frecuencia en el grupo de edad de 6 meses a 3 años
d. Los casos actualmente observados se deben fundamentalmente a estreptococo, neumococo y estafilococo

37. Se considera de declaración obligatoria ordinaria:

a. Botulismo
b. Cólera
c. Legionelosis
d. Fiebre recurrente por garrapatas

38. Para el exantema periflexural asimétrico es FALSO:

a. Erupción maculopapulosa que se inicia en axila o pliegue inguinal
b. Respeta palmas de manos y plantas de pies
c. Se extiende de manera centrífuga de forma unilateral
d. Está causado por el parvovirus B19

39. Sobre el test del reflejo corneal o de Hirschberg, es FALSO:

a. Para su realización se utiliza un foco luminoso manual u oftalmoscopio
b. Está indicado en niños entre 6 meses y 3-4 años
c. Se utiliza para valorar la hipermetropía
d. En condiciones normales el reflejo de la luz está centrado simétricamente en las dos córneas

40. Los ficheros creados con la finalidad de almacenar datos personales que contengan ideología, religión, creencias, origen racial o vida sexual:

a. está permitida su creación pero no su uso
b. está permitida su creación pero no su difusión
c. está prohibida la creación de ficheros con tal fin
d. está prohibida su creación salvo consentimiento del afectado

41. La clasificación de la FDA para agrupar a los medicamentos en función de su riesgo teratogénico es la más frecuente y útil en nuestro medio. Según esta clasificación un fármaco incluido en la categoría A es:

a. Un fármaco que se considera que solamente puede administrarse si el beneficio esperado justifica el riesgo potencial para el feto
b. Un fármaco que en estudios controlados no han demostrado un riesgo para el feto durante el primer trimestre y no existe evidencia de riesgo en trimestres posteriores, por la que la posibilidad de teratogénesis es remota
c. Un fármaco que tiene una clara evidencia de riesgo teratogénico, aunque los beneficios pueden hacerlos aceptables a pesar del riesgo que comporta su uso durante el embarazo
d. Un fármaco cuyo riesgo de utilización en embarazo supera claramente el posible beneficio que se pueda obtener con su utilización

42. Si al auscultar a un niño usted escucha un desdoblamiento amplio y fijo del segundo ruido en que cardiopatía pensaría:

a. Estenosis pulmonar
b. Comunicación interauricular
c. Comunicación interventricular
d. Estenosis aórtica

43. Escala de criterios utilizada para valorar la probabilidad de amigdalitis por estreptococo:

a. Escala de Centor
b. Escala de Wood-Downes
c. Escala de Taussig
d. Escala de Westley

44. Se considera un signo de alerta la ausencia de palabras con sentido a los:

a. 12 meses
b. 15 meses
c. 18 meses
d. 24 meses

45. En la educación sexual en la adolescencia NO es cierto:

a. Se debe fomentar una visión positiva de la sexualidad, y una comunicación clara en las relaciones interpersonales
b. Se informará de los síntomas que pueden alertar de una infección de transmisión sexual (ITS)
c. La elección del método anticonceptivo compete de forma individual al adolescente
d. No transmitir al adolescente los propios prejuicios y preferencias

46. Sobre el estreñimiento crónico:

a. Se estima que más del 50% de la población infantil lo padece
b. La encopresis es un signo de alarma, sugestivo de causa orgánica
c. En todo niño que presente estreñimiento crónico es necesario efectuar pruebas complementarias para descartar etiología orgánica
d. Entre el 5 y el 10 % de los casos de estreñimiento es de causa orgánica

47. Es FALSO que una adolescente se encuentra en situación de alto riesgo en relación a su salud afectivo-sexual y reproductiva cuando presenta:

a. Uso / abuso de sustancias tóxicas
b. Inicio precoz de la actividad sexual (<16 años)
c. Infección de transmisión sexual
d. Abuso sexual previo

48. Sobre el cribado de la displasia evolutiva de cadera:

a. Se debe de realizar en todos los controles de salud hasta los 6 meses de vida
b. El clic de cadera debe ser considerado como un hallazgo normal
c. Ante una exploración clínica dudosa o anormal en un niño de 7 meses se realizará ecografía de cadera para su diagnóstico
d. El sexo masculino es un factor de riesgo para el desarrollo de la displasia evolutiva de cadera

49. La visita preadoptiva de los padres al pediatra de Atención Primaria es importante porque: (Señale la FALSA)

a. Se valoran los informes preadoptivos para aconsejar sobre la adoptabilidad o no del niño
b. Se orienta a la familia sobre los problemas de salud que con mayor frecuencia presentan estos niños
c. Se les asesora sobre los datos médicos y sociosanitarios que deben obtener del menor asignado
d. Se aconseja sobre el viaje y posible necesidades médico-preventivas del menor

50. Educar para modificar o potenciar hábitos y actitudes que conduzcan a formas de vida saludables es:

a. Prevención primaria de salud
b. Tratamiento de los problemas de salud
c. Promoción de salud
d. Prevención secundaria de salud

51. En cuanto a la conservación de las vacunas, es FALSO:

a. El mantenimiento de la cadena de frío de las vacunas es una condición fundamental para garantizar la eficacia del programa de inmunización
b. La temperatura óptima de conservación para lograr el efecto protector y evitar reacciones no deseables se encuentra entre 0ºC y +8 °C
c. Cualquier alteración en la cadena de frío puede ocasionar la pérdida de la capacidad inmunizante que es acumulativa, permanente, no se recupera y se incrementa con el tiempo de exposición
d. Cualquier anomalía de la temperatura que se produzca deberá ser comunicada lo antes posible al responsable del distrito o área sanitaria, quedando dichas vacunas inmovilizadas hasta que se notifique si se pueden utilizar o no

52. Siguiendo las orientaciones del DSM V y en relación al trastorno del aprendizaje:

a. Puede diagnosticarse tras presentar dificultades durante 6 o más semanas o un trimestre completo escolar
b. Deben asociarse dificultades en la lectura y escritura
c. Habitualmente se asocia a discapacidad intelectual
d. Se debe especificar la gravedad actual, clasificándolo en leve, moderado o grave

53. Sobre la detección de hipoacusia infantil:

a. Los niños con factores de riesgo de hipoacusia se les realizará prueba de cribado con potenciales evocados auditivos antes de los 6 meses de vida
b. Los niños con factores de riesgo de hipoacusia que hayan pasado el cribado de OEA será suficiente con vigilar el desarrollo evolutivo de la audición en todas las visitas del programa de salud infantil hasta los 6 años.
c. Tras confirmar la hipoacusia en un niño, sus hermanos son considerados de alto riesgo y se les debe realizar un estudio auditivo
d. La prueba de cribado con OEA tendrá lugar antes del alta hospitalaria, y antes de las 24 horas del nacimiento

54. Manifestación más frecuente de la fibrosis quística:

a. Historia familiar (parientes enfermos)
b. Reflujo gastroesofágico
c. Colelitiasis
d. Anormalidades en sodio y cloro sanguíneos

55. Causa más frecuente de ambliopía:

a. Estrabismo
b. Miopía
c. Hipermetropía
d. Astigmatismo

56. Sobre la obesidad infantil, señale lo INCORRECTO:

a. El Índice de Masa Corporal (Peso/Talla²) es la medida más aceptada para el cribado de obesidad y la comparación entre poblaciones
b. El IMC relacionado con la edad y el sexo es un indicador aceptado para la estimación de la obesidad en niños de 2 a 18 años, tanto para estudios epidemiológicos como para el cribado clínico
c. No se ha observado una asociación positiva (riesgo incrementado de desarrollar obesidad o sobrepeso) en niños con ganancia rápida de peso durante el primer año
d. Los lactantes alimentados con lactancia materna tienen menor riesgo de desarrollar obesidad que los alimentados artificialmente

57. Cuál de las siguientes NO considera una estrategia adecuada para disminuir la hiperfrecuentación:

a. Limitar el uso de la consulta telefónica a las familias hiperfrecuentadoras
b. Procurar una adecuada educación sanitaria de la población
c. Considerar la ansiedad materna como factor potencialmente modificable y, por tanto, reducible
d. Concertar todo lo concertable. Podemos adelantarnos y ofrecer a estos pacientes una cita fija, un día y a una hora que nos interese

58. Sobre la actividad de promoción de la lactancia materna:

a. No se ha demostrado que la educación antenatal que aborda específicamente la lactancia materna aumente las tasas de inicio y duración de la misma
b. El apoyo por parte de la pareja contribuye al éxito de la lactancia materna
c. Va dirigido exclusivamente a madres embarazadas
d. El apoyo madre a madre no es eficaz para el inicio y la duración de la lactancia materna a corto y largo plazo

59. La ley 41/2002, básica reguladora de la autonomía del paciente y derechos y obligaciones en materia de información y documentación clínica establece la obligación de obtener el consentimiento libre y voluntario del paciente:

a. Sólo en caso de intervención quirúrgica
b. Sólo en casos de procedimientos diagnósticos y terapéuticos invasores
c. Sólo en los casos de procedimientos que supongan riesgos o inconvenientes de previsible repercusión negativa sobre la salud del paciente
d. Para toda actuación en el ámbito de la salud de un paciente

60. Sobre las rinitis alérgicas, es INCO-RRECTO:

a. En un paciente con asma, un deficiente control de la rinitis puede agravar los síntomas de asma
b. Se considera que una rinitis es leve cuando los síntomas aunque sean molestos, no alteran el sueño, las actividades cotidianas de ocio y/o deportivas, ni afecta las tareas escolares
c. El diagnóstico de rinitis alérgica es fundamentalmente clínico y se puede confirmar con una determinación de IgE específica frente a aeroalérgenos
d. Debe valorarse la utilidad de la inmunoterapia como herramienta para evitar el progreso de la rinitis alérgica hacia el asma bronquial

61. Las tiñas del cuerpo pueden encontrarse en varias formas clínicas. Señale la INCORRECTA:

a. Ptiriasis rosada
b. Herpes circinado
c. Ptiriasis versicolor
d. Tinea incógnito

62. Sobre los nuevos modelos familiares:

a. Se considera con riesgo social al menor perteneciente a familia monoparental
b. El menor adoptado procedente de otros países no requiere actividades de seguimiento infantil especiales, salvo la valoración inicial
c. Se llama familia monoparental a aquella en la que una pareja de hombres o de mujeres se convierten en padres de uno o más hijos
d. Las patologías importadas por los menores adoptados procedentes de otros países suponen un gran riesgo para la salud del país de acogida

63. Sobre los trastornos del aprendizaje:

a. Se caracterizan por dificultades en la memoria a corto plazo
b. Se caracterizan por dificultades en la memoria a largo plazo
c. La dislexia se conoce también como trastorno del aprendizaje no verbal
d. Entre un 20 y 25% de los alumnos presentan dificultades importantes en el aprendizaje

64. Sobre los accidentes infantiles:

a. Los niños que sufren accidentes repetidamente suelen presentar factores de riesgo social y son frecuentadores del sistema sanitario
b. La depresión materna no actúa como un factor de riesgo para accidentes domésticos infantiles
c. Se dan más accidentes infantiles en las viviendas nuevas que en las antiguas
d. Existen pruebas de que la educación sobre seguridad doméstica es menos efectiva en los niños con mayor riesgo de sufrir accidentes

65. Sobre la participación en los procesos de selección, es FALSO:

a. Sólo podrán participar los españoles
b. Estar en posesión de la titulación exigida
c. Poseer la capacidad funcional necesaria para el desempeño de las funciones
d. Tener cumplidos 18 años

66. NO se considera factor de riesgo biológico perinatal en un RN:

a. Recién nacido de bajo peso para la edad gestacional
b. Recién nacido de menos de 37 semanas de gestación
c. Apgar < 5 al minuto de vida
d. Distocias o problemas en el parto que requieren atención especial en las horas siguientes al parto

67. NO es considerado como grupo de riesgo para padecer enfermedad celíaca:

a. Diabetes mellitus tipo 1
b. Dermatitis atópica
c. Enfermedad hepática
d. Síndrome de Turner

68. Sobre las pruebas complementarias para el estudio de las sibilancias recurrentes en el niño menor de 3 años:

a. Todo niño menor de tres años con sibilancias recurrentes debe tener al menos una radiografía de tórax realizada
b. El estudio de sensibilización a aeroalérgenos no tiene utilidad en menores de dos años
c. En la mayoría de ocasiones las pruebas complementarias requeridas se encuentran disponibles en atención primaria
d. La sensibilización a leche de vaca al año de edad es predictivo de la posterior sensibilización a aeroalérgenos a los tres años

69. Cuando se utiliza un medicamento de forma 'off label' quiere decir que:

a. El medicamento no está en la presentación deseada, pero se puede utilizar como fórmula magistral preparada en la farmacia
b. El medicamento está autorizado en otro país, pero no en el nuestro, por lo que debe solicitarse como medicación extranjera
c. 'Off label' es lo mismo que no autorizado. Se puede usar sólo como fármaco experimental en el contexto de un ensayo clínico
d. El medicamento tiene autorización para uso pediátrico, pero no en la dosis y/o la vía de administración descritas en la ficha técnica

70. Ametropía más frecuente en la edad infantil:

a. Miopía
b. Hipermetropía
c. Astigmatismo
d. Ambliopía

71. Señale lo FALSO sobre la promoción de la parentalidad positiva y apego seguro:

a. La población diana a la que va dirigida es a padres, madres o tutores de todos los menores de 0 a 14 años
b. La promoción de la parentalidad se inicia en la primera visita del programa de salud (entre los 15 días y 1 mes)
c. La promoción de la parentalidad se debe realizar en las consultas de urgencias
d. La promoción de la parentalidad se debe realizar en las consultas a demanda

72. En la talla baja secundaria es FALSO que:

a. Existe la talla baja de causa psicosocial
b. Las causas endocrinológicas son las más frecuentes
c. La desnutrición causa talla baja, especialmente antes de los 2 años
d. Muchas enfermedades crónicas se manifiestan primero con retraso del crecimiento

73. El Decreto 462/96 por el que se modifica el Decreto 105/96 sobre ordenación de la asistencia especializada y órganos de dirección de los Hospitales señala que serán vocales de la Junta Facultativa los siguientes, EXCEPTO:

a. Un representante de los facultativos residentes en periodo de formación postgraduada, si los hubiere
b. Un facultativo de Atención Primaria de Salud de los Distritos que se relacionan asistencialmente con el Hospital
c. Un representante de los facultativos especialistas no jerarquizados del Área hospitalaria, si los hubiere
d. Un representante de los facultativos del cuerpo de plazas docentes universitarias vinculadas con plazas asistenciales, si los hubiere

74. En el diagnóstico diferencial del síndrome FAPA, cuál de los siguientes hallazgos le debe hacer considerar antes otros síndromes autoinflamatorios:

a. Estomatitis aftosa o aftas orales
b. Adenitis cervical
c. Historia familiar de fiebre recurrente
d. Faringitis con amigdalitis exudativa

75. En la promoción de la lactancia materna es INCORRECTO:

a. Promocionar la lactancia materna desde todos los ámbitos asistenciales favorece mejores resultados en salud
b. Recomendar la lactancia materna exclusiva hasta los 6 meses y la prolongación de la misma hasta los 2 años, acompañando a una adecuada alimentación complementaria
c. Recomendar el amamantamiento cada hora y media o 2 horas promueve la producción láctea y disminuye la pérdida inicial de peso
d. Enseñar a los progenitores a reconocer las señales de un amamantamiento eficaz y solicitar ayuda si no hay recuperación del peso después de la semana de vida

76. Sobre el cribado de cardiopatía congénita y valvulopatias en los niños con síndrome de Down, es FALSO:

a. Si se ha llevado a cabo en el periodo neonatal inmediato y está asintomático no se precisan revisiones más adelante
b. Casi el 50% de los recién nacidos con Síndrome de Down presentan una cardiopatía congénita
c. Las cardiopatías congénitas más frecuentes en pacientes con Síndrome de Down son el canal auriculoventricular completo (45-60%) y la comunicación interventricular (3235%)
d. En la adolescencia o juventud, aunque no haya antecedentes de cardiopatía estructural pueden desarrollar una valvulopatía a posteriori

77. El marcador más fiable del inicio de la pubertad en las niñas es la aparición de:

a. Telarquia
b. Pubarquia
c. Axilarquia
d. Acné

78. Sobre las vacunas sistemáticas en los niños portadores de VIH, según el PAI VIH/SIDA

a. Debe posponerse la vacunación con Polio Inyectable, Varicela y Triple Vírica hasta comprobar el contaje de CD4+
b. Puede ponerse Varicela si el contaje de CD4+ es del 50%
c. Está contraindicada la vacunación con Triple Vírica cuando el contaje de CD4+ es del 40%
d. No deben administrarse vacunas combinadas de virus y bacterias (penta o hexavalentes)

79. Se consideran signos de alarma auditivos los siguientes, EXCEPTO:

a. A los 4 meses no disfruta con juguetes musicales
b. No responde a su nombre entre los 7 y 12 meses
c. No realiza combinaciones de 2 palabras entre los 24 y 36 meses
d. Lenguaje ininteligible entre los 36 y 48 meses

80. En la valoración de un niño menor de 3 meses con fiebre sin foco realiza una escala de YIOS, a partir de qué puntuación se considera que existe riesgo de enfermedad bacteriana potencialmente grave:

a. >= 5   b. >= 7
c. >= 11   d. >= 16

81. El grupo PREVINFAD/PAPPS infancia y adolescencia elabora las recomendaciones de salud teniendo en cuenta lo siguiente, EXCEPTO:

a. La magnitud del problema a tratar
b. La efectividad potencial de la recomendación
c. El gasto que supone la puesta en práctica de dicha recomendación
d. La eficacia de la recomendación

82. Para la prevención del sobrepeso y la obesidad infantil:

a. El incremento rápido de peso en los primeros meses de vida es independiente del riesgo de desarrollar sobrepeso u obesidad
b. La lactancia artificial con patrones rígidos favorece el desarrollo de mecanismos de control de la saciedad en el niño
c. Factores prenatales como la desnutrición (bebés nacidos con bajo peso para su edad gestacional) favorecen el desarrollo de sobrepeso u obesidad
d. La lactancia materna favorece un mayor desarrollo de masa magra en los primeros meses aunque no mejora los mecanismos de autorregulación del apetito

83. Ley 55/2003, del Estatuto Marco del personal estatutario de los servicios salud: Cuando un profesional estatutario fijo cesa en el desempeño de sus funciones porque accede a plaza de formación especializada mediante residencia (Especialista Interno Residente), se le ha de declarar en la situación administrativa de:

a. Servicios Especiales
b. Excedencia voluntaria
c. Excedencia por incompatibilidad
d. Nada hay que declarar porque continúa en el servicio activo

84. En la detección de las señales de alerta postneonatales observadas en las visitas del Programa de Salud Infantil es FALSO que:

a. Para la correcta interpretación de las señales de alerta se utilizará la escala del desarrollo de Haizea-Llevant
b. La valoración del desarrollo psicomotor de los niños prematuros se realiza en base a la edad cronológica
c. En niños con peso al nacimiento <1.500 g ,la hipertonía transitoria debe considerarse como una variante de la normalidad
d. Un motivo de derivación a atención especializada lo constituye cuando los recién nacidos con peso <1.500 g no consigue la sedestación a los 9 meses de edad corregida y la marcha sin apoyo a los 16 meses de edad corregida

85. Ante un paciente con una posible neumonía, sería INCORRECTO:

a. No realizar de forma rutinaria radiografías de tórax en atención primaria ante la sospecha de neumonía
b. Determinar criterios de gravedad para derivar a un centro hospitalario
c. Elegir un antibiótico teniendo en cuenta sobre todo la edad
d. Realizar una radiografía de control en los casos de que exista una neumonía redonda a las 2 semanas de la primera radiografía

86. Sobre la Salud Mental La Ley General de Sanidad, Ley 14/1986, establece que: (señale la INCORRECTA)

a. La atención a los problemas de salud mental de la población se realizará en el ámbito comunitario, potenciando los recursos asistenciales a nivel ambulatorio y los sistemas de hospitalización parcial y atención a domicilio
b. Se potenciará el desarrollo de una Red Nacional de Hospitales Psiquiátricos
c. La hospitalización de los pacientes por procesos que así lo requieran se realizará en las unidades psiquiátricas de los Hospitales Generales
d. Se desarrollarán los servicios de rehabilitación y reinserción social necesarios para una adecuada atención integral de los problemas del enfermo mental

87. Sobre la enuresis en la edad pediátrica, señale lo FALSO:

a. En la enuresis monosintomática el niño no presenta otros síntomas relacionados con el tracto urinario inferior (excluyendo la nicturia) y no tiene historia de disfunción vesical
b. La enuresis primaria es la enuresis en un niño que nunca ha permanecido seco durante el sueño por al menos 3 meses
c. La enuresis nocturna primaria se produce por un desequilibrio entre la producción de orina nocturna, la capacidad vesical funcional nocturna y la dificultad en el despertar ante la necesidad de orinar
d. Entre las repercusiones negativas de la enuresis nocturna primaria en el niño se encuentran la baja autoestima y la dificultad en las relaciones sociales

88. En el abordaje de un RN cuya madre presenta una tuberculosis latente o enfermedad tuberculosa:

a. Mientras el mantoux es positivo en la madre debe separarse del recién nacido
b. Aunque la madre se encuentre asintomática y con Rx de tórax normal, el recién nacido debe ser sometido a estudio y recibir isoniazida hasta descartar una tuberculosis congénita
c. En caso de que la madre tenga una enfermedad tuberculosa, debe ser evaluada además para descartar una infección por VIH
d. La vacunación con BCG no tiene utilidad en ningún caso en nuestro medio

89. Caso 1: **Madre primípara de 26 años que acude a consulta con su hijo de 10 días de vida por presentar dolor cuando le da el pecho, sobre todo al inicio de cada toma y le ocurre desde los primeros días. Refiere que el niño se lleva mucho tiempo en cada toma. Su pediatra le comenta que se trata de algo habitual y le recomienda aplicar una pomada en los pezones después de cada toma. Al cabo de unas semanas aparecen grietas sangrantes en el pezón derecho y dolor durante la toma. El bebé presenta cierta regurgitación con un poco de sangre. Ante esta situación solicita a su pediatra suprimir la lactancia materna y que le recomiende una leche de inicio. De las siguientes causas que pueden provocar grietas durante la lactancia natural, señale lo INCORRECTO:**

a. Mala postura del bebé al mamar

b. Tomas prolongadas

c. Lavados frecuentes de los pezones con jabón

d. Aplicaciones de pomadas sobre el pezón

---

90. De las siguientes recomendaciones que usted haría a esta paciente, cuál sería la INCORRECTA:

a. Recomendarle el uso de pezoneras para el tratamiento de las grietas

b. Corregir la mala postura durante la lactancia

c. Secar los pezones al aire libre y mantener los restos de leche

d. Recomendarle iniciar la toma por el pecho menos afectado

---

91. Ante el miedo al dolor, reduce el número de tomas y consulta de nuevo porque le duele mucho el pecho y tiene una zona roja y dura. Sospechamos que se trata de una ingurgitación mamaria ya que no hay un vaciado completo de las mamas. En el tratamiento de la ingurgitación señale lo INCORRECTO:

a. Administrar Ibuprofeno 400 mg/8 h para aliviar el dolor

b. Aplicar calor local (una ducha o baño de agua caliente) para producir vasodilatación y facilitar la salida de la leche

c. Suspender la lactancia materna hasta resolver problema

d. Aplicar frío local para aliviar el dolor por efecto vasoconstrictor y antiinflamatorio

---

92. Ante la sospecha de una mastitis usted decide iniciar tratamiento. El germen que con mayor frecuencia la produce:

a. Staphylococcus sp

b. Streptococcus sp

c. Corynebacterium sp

d. Candida albicans

---

93. Sobre el tratamiento y recomendaciones ante una mastitis, señale lo INCORRECTO:

a. Se debe de iniciar el tratamiento precozmente, en las primeras 24 horas, para reducir el riesgo de complicaciones como abscesos y mastitis recurrentes

b. Administrar paracetamol 650 mg/8 h para aliviar el dolor

c. Al presentar la leche materna una concentración mayor de lo normal de ciertas bacterias se aconseja suspender la lactancia por el riesgo de infección más o menos grave que puede transmitirse al niño

d. Se recomienda un vaciamiento lo más completo posible de las mamas para reducir la tensión y la concentración bacteriana en el interior de la glándula

---

94. Caso 2: **Acude a la consulta un niño de 12 años por detectarle su madre, esta mañana, hinchazón en la zona del ángulo mandibular izquierdo, así como ligero malestar y febrícula. Antecedentes personales: asma desde la época preescolar, actualmente sin tratamiento de fondo por buena evolución. No alérgico a ningún medicamento. Vacunado correctamente incluído 2 dosis de triple vírica. En la exploración destaca buen estado general. Temperatura de 37,5º. Se aprecia tumefacción en la zona pre y subauricular, así como submandibular izquierda, perdiéndose el resalte del ángulo de la mandíbula. Corresponde, por tanto, a la zona parotídea. No signos inflamatorios locales pero si dolor a la palpación de la zona. El resto de la exploración general, incluida zona ORL, es normal. No se conoce contacto previo con persona enferma de parotiditis, pero sí estamos en época epidémica de paperas en nuestra comunidad. Se le realizan estudios complementarios y se hace declaración de EDO (Enfermedad de Declaración Obligatoria) ante la sospecha. Se decide instaurarle tratamiento sintomático, se le recomienda aislamiento domiciliario y se le cita para valoración en una semana:**

a. Debemos pensar en este caso en una parotiditis juvenil, dada la edad y el estado de vacunación correcto con triple vírica

b. Se debe recomendar aislamiento al paciente durante 4 días desde el inicio de la tumefacción parotídea

c. No es importante conocer el estado de vacunación a la hora de realizar estudios complementarios

d. No hace falta realizar declaración obligatoria (EDO)

---

95. Sobre el diagnóstico de la parotiditis, es FALSO:

a. En individuos no vacunados la detección de IgM en suero no es un buen método para el diagnóstico de parotiditis

b. En individuos no vacunados si la IgM es negativa el caso se podría confirmar con un aumento significativo (cuatro veces) en los títulos de IgG en sueros de fase aguda y fase convaleciente

c. La PCR y el cultivo celular son los mejores métodos diagnósticos disponibles actualmente para detectar infección por el virus

d. La infección por el virus de la parotiditis en individuos vacunados produce una respuesta inmune secundaria y puede no tener respuesta de IgM

---

96. Sobre la confirmación de los casos de parotiditis, es FALSO:

a. Se intentarán confirmar todos los casos esporádicos

b. Se confirmarán todos los casos que requieran ingreso en hospital

c. En las personas vacunadas es recomendable utilizar métodos virológicos para el diagnóstico

d. La identificación del ácido nucleico mediante la PCR-transcriptasa inversa en muestras de saliva, orina y LCR tiene una especificidad baja y una sensibilidad inferior al cultivo

---

97. Caso 2-5: Ante este caso de parotiditis se realizarían las siguientes medidas de control, es FALSO:

a. No debe de acudir a la escuela durante el periodo de transmisibilidad, es decir los siete días posteriores al comienzo de la parotiditis

b. Se deben de localizar y seguir a los contactos: personas expuestas a un caso durante su periodo de infectividad

c. Se debe revisar el estado de vacunación con la mayor precisión posible, pidiendo el documento acreditativo de vacunación o comprobando el registro de vacunación

d. No se recomienda la administración de inmunoglobulina humana

98. Caso 3: Irina es una niña de 2 años adoptada de Jabarovsk (Rusia) que acude a la consulta- sin visita previa a la adopción- a los 15 días de llegar a nuestro país. Antecedentes: abandono al nacer en un orfanato, se desconocen datos de la familia y del embarazo. Prematura 1500 grs. Estenosis pilórica intervenida. Ingresada por neumonía grave al año de vida. Bronquitis repetidas. Vacunas incompletas (dos dosis de DTP, dos Polio y una de sarampión). Analítica de los 18 meses: hemograma con anemia ferropénica, bioquímica normal, serologías VIH, hepatitis B, sífilis y citomegalovirus negativas. Retraso del desarrollo psicomotor. Exploración 1ª visita: Longitud 77 cm, Perímetro cefálico 44 cm y peso 8 kg (muy por debajo del P3). Buena coloración. Estrabismo y déficit visual, apreciado porque se acerca a los objetos mucho para explorarlos). Parece responder bien a los sonidos. Auscultación respiratoria normal y soplo cardíaco II/VI para esternal izquierdo. Cicatriz abdominal de 6 cm. No alteraciones de la deambulación. Se rasca la piel pero no presenta lesiones. Facies peculiar: surco nasogeniano grande y plano, labio superior fino. Come y duerme bien, no controla esfínteres, orina y deposiciones de aspecto normal. El desarrollo psicomotor es adecuado a su edad.por qué considera habría sido importante una visita preadoptiva: Señale la INCORRECTA

a. Para asesorar a los padres adoptivos sobre los antecedentes de más interés para identificar posibles factores de riesgo a los que puede haber estado expuesto la niña

b. Para identificar problemas de salud que con mayor frecuencia presentan estos niños y los específicos según la zona y país de origen

c. Para informar a los padres sobre los cuidados y atención del menor en función de la ruta y características del viaje

d. Para disponer de un informe médico del menor con antelación y así poder solicitar las pruebas complementarias en función de los datos registrados y programar la primera visita del menor más adelante para ver los resultados

99. Con los datos de que dispone y tras la exploración física, qué pruebas de laboratorio solicitaría:

a. Hemograma, bioquímica, Ca, P, fosfatasa alcalina, perfil férrico, T4, serologías HBsAg, anti-HBc, anti-HBs, AcVIH, Ac antitreponema, serología hepatitis C, 3 muestras de heces, cultivo y bioquímica de orina, tuberculina

b. Hemograma, bioquímica, Ca, P, fosfatasa alcalina, perfil férrico, TSH, serologías HBsAg, anti-HBc, anti-HBs, Ac VIH, Ac antitreponema, serología hepatitis C, 3 muestras de heces, cultivo y bioquímica de orina, tuberculina. Estudio de hemoglobinopatías, glucosa-6-fosfato-deshidrogenasa, serología de enfermedad de Chagas (Tripanosoma cruzi, IgG)

c. Hemograma, bioquímica, Ca, P, fosfatasa alcalina, perfil férrico, TSH, serologías HBsAg, anti-HBc, anti-HBs, Ac VIH, Ac antitreponema, serología hepatitis C, 3 muestras de heces, cultivo y bioquímica de orina, tuberculina. Función tiroidea (T4 total, T4 libre, TSH), evaluación de la edad cronológica, serología de hepatitis A

d. Hemograma, bioquímica, Ca, P, fosfatasa alcalina, perfil férrico, TSH, serologías HBsAg, anti-HBc, anti-HBs, Ac VIH, Ac antitreponema, serología hepatitis C, 3 muestras de heces, cultivo y bioquímica de orina, tuberculina. Cariotipo o estudio genético. Analizar criterios clínicos de sospecha de síndrome alcohólico fetal

100. Sobre las vacunas de este niño: Cuál le parece la opción más recomendable:

a. Iniciar el calendario vacunal de nuevo a pesar de que aporta documento oficial y los intervalos y fechas de administración están registrados correctamente

b. vacunar de DTP-HIB-VPI y esperar a los 3 años para la triple vírica

c. Programar calendario acelerado con 3ª dosis de DTP, y VPI, 1ª de Triple vírica, Hib, MeC y Hep B

d. Es preciso esperar el resultado de la analítica y la serología para decidir las vacunas a administrar

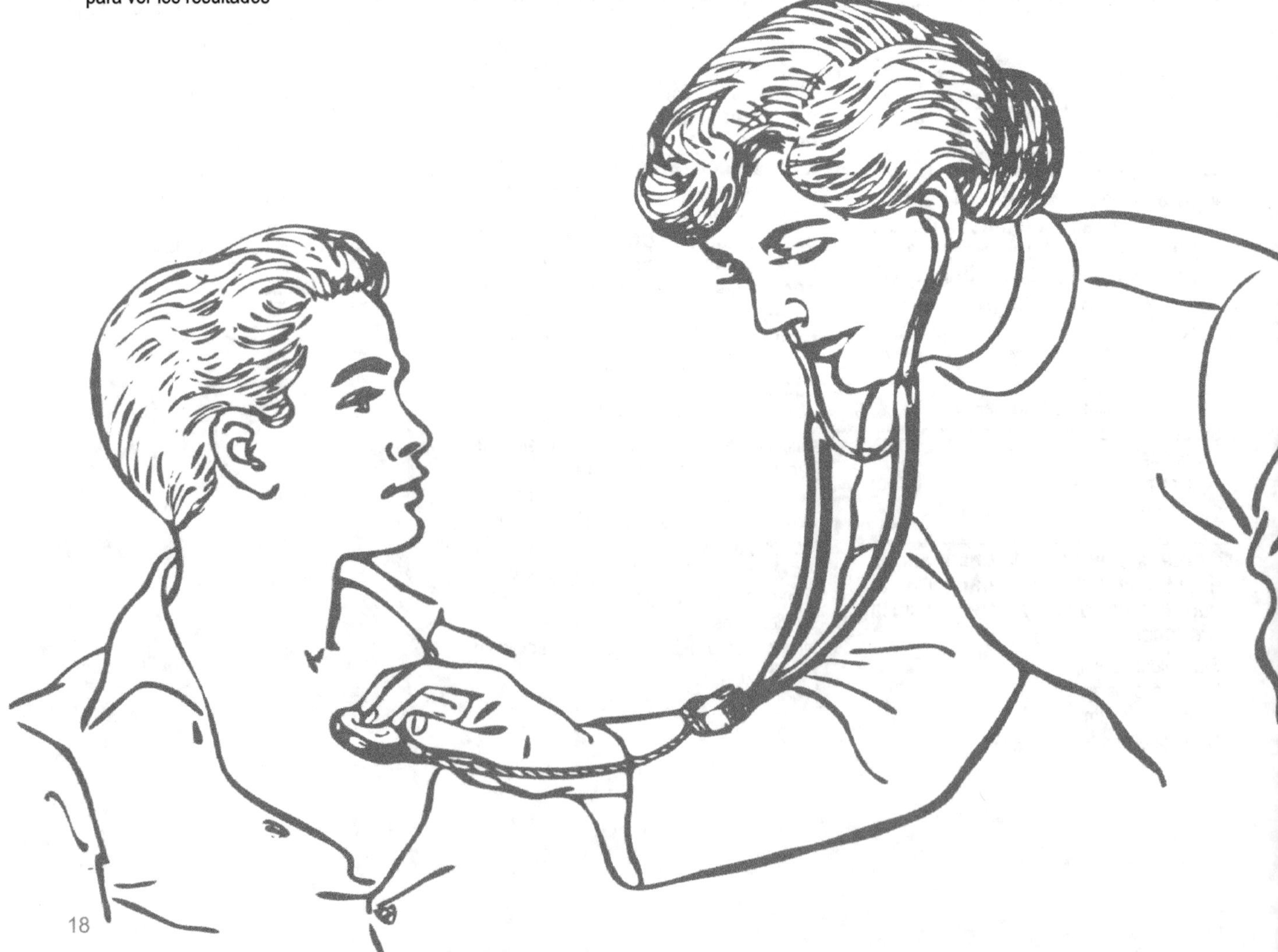

101. La criptorquidia se define como la imposibilidad de encontrar uno o ambos testículos en el escroto. Señale la FALSA

a. El 30% de los lactantes varones prematuros presenta una criptorquidia unilateral; la incidencia en los recién nacidos a término es del 3-4%
b. La mayoría de los testículos criptorquídicos descienden espontáneamente durante los primeros 3 meses de vida, y el que no ha descendido a los 6 meses, ya no lo hará
c. Los testículos criptorquídicos suelen estar en el conducto inguinal. Algunos testículos son intraabdominales
d. El testículo criptorquídico está alterado histológicamente al nacer, y existe un riesgo de tumor maligno 10 a 20 veces superior al existente en la población normal

102. En niños obesos el índice de masa corporal se asocia a un aumento de las siguientes sustancias, EXCEPTO:

a. LDL-c
b. Apo-B
c. Triglicéridos
d. Apo-A

103. Caso 4: Niña de tres meses que acude a Urgencias porque desde tres horas antes, después de la toma del biberón, comienza con eritema e hinchazón progresiva en tobillos, rodillas y codos. Está afebril, con buen estado general, no ha tenido vómitos ni diarrea. No dificultad respiratoria. El embarazo y el parto fueron normales. El peso al nacer fue de 3300 g y había estado con lactancia materna exclusiva hasta hacía cuatro días, en que introdujo fórmula, al pensar que la niña se quedaba con hambre. Exploración física: peso 5700 g (P50), talla 60 cm (P50), perímetro craneal 40 cm (P50). Buen estado general, auscultación cardiopulmonar normal. Edema generalizado eritematoso, pruriginoso. No edema de labios. Las pruebas cutáneas (prick test) fueron positivas para la lactoalbúmina, al igual que la IgE sérica específica, 40 kUA/l para la a-lactoalbúmina y ß-lactoglobulina. Al suspender las proteínas de la leche de vaca, la evolución fue favorable. La forma clínica de presentación más frecuente de la alergia alimentaria es:

a. Respiratoria
b. Cutánea
c. Digestiva
d. Anafilaxia

104. Ante esta lactante de 3 meses:

a. Se recomienda iniciar hidrolizados de proteínas de leche de vaca
b. Se recomienda seguir con lactancia materna y aconsejar a la madre que no tome leche ni derivados
c. Se recomienda retrasar la introducción de los alimento más alergénicos, como el huevo o el pescado
d. Se recomienda la introducción de una fórmula de soja, al ser una alergia IgE mediada

105. De las pruebas utilizadas en el diagnóstico de la alergia a las proteínas de la leche de vaca, cuál es más fiable para el diagnóstico:

a. Historia clínica
b. Pruebas cutáneas tipo prick test
c. IgE específica
d. Prueba de tolerancia oral

106. En el próximo embarazo de esta madre...

a. Se recomienda que no tome leche de vaca durante el embarazo
b. Se informará de los beneficios de la lactancia materna exclusiva durante los primeros 6 meses de vida del bebé
c. Se iniciará con un hidrolizado de proteínas al recién nacido para prevenir la alergia
d. Se realizará una IgE específica en sangre de cordón

107. Caso 5: Acude a la consulta un niño de 5 años con lesiones máculo-papulosas y vesiculosas, rellenas de líquido blanquecino que comenzaron en cara y cuero cabelludo y se han extendido a tronco. Las lesiones comenzaron hace 2 noches y desde entonces han aparecido "muchas". Presenta tambien fiebre escasa (38) desde hace 3 días, prurito intenso en las lesiones, cuadro catarral con moco claro. Sin afectación de mucosas. Cumple el calendario vacunal vigente, incluyendo la vacuna del neumococo. En su historial figura que padece una dermatitis atópica severa y asma bronquial controlado. Pronóstico más probable:

a. Síndrome de Stevens-Johnson
b. Varicela
c. Herpes zoster
d. Enfermedad boca mano pie

108. Con los datos de los que dispone, qué tratamiento inicial prescribiría:

a. Tratamiento sintomático
b. Aciclovir oral
c. Aciclovir tópico
d. Antibiótico oral

109. A los dos días acude de nuevo por presentar una lesión en el tronco, secreción purulenta y lesiones de rascado, sin otros cambios en su estado general. Qué le indica vd.:

a. Antibiótico tópico
b. Antibiótico oral
c. Corticoide tópico
d. Asociación de corticoide y antibiótico tópico

110. Sin tener en cuenta la complicación anterior, cuál es la siguiente complicación en orden de frecuencia de la enfermedad que tiene:

a. Complicaciones neurológicas
b. Infecciones pulmonares
c. Infecciones articulares
d. Púrpura trombocitopénica idiopática

111. En ausencia de vacunación, la tasa de contagiosidad esperable entre contactos familiares susceptibles a esta enfermedad es del:

a. 50 a 60 %
b. 60 a 70 %
c. 70 a 80 %
d. 80 a 90 %

112. Caso 6: Adolescente de 12 años que acude por presentar desde hace una semana dolor en la cara lateral del pie derecho, con ligera inflamación, que aumenta con la actividad deportiva y con el roce del zapato. Juega baloncesto 4 días en semana. Recibió un traumatismo en esa zona al chocar durante un partido con un compañero. En la exploración presenta dolor y leve tumefacción y eritema en la cara lateral del pie derecho. Opción MENOS probable:

a. Traumatismo local   b. Esguince grado I
c. Fisura ósea   d. Linfangitis

113. Se le indica reposo de la actividad deportiva, AINE para el dolor y frío local. Inicialmente mejora, retoma la actividad deportiva y consulta de nuevo a las dos semanas por persistir el dolor, que incrementa el día que hace deporte. No hay traumatismos reciente. Se realiza radiografía AP del pie, y el radiólogo añade una proyección oblicua en la que aparece imagen de fragmentación en la base del quinto metatarsiano. También ha realizado radiología en el otro pie, en el que se aprecia separación de la apófisis, aunque sin dolor actual. Diagnóstico más probable:

a. Fractura de Jones
b. Osteocondroma
c. Osteomielitis de la cabeza del metatarsiano
d. Enfermedad de Iselin

114. En base a la radiología, podemos diferenciar las fracturas de las apofisitis:

a. La radiología simple no sirve para diferenciarlas

b. La radiología es suficiente

c. Se diferencian por la edad de presentación

d. Se necesita una gammagrafía ósea

115. Con el diagnóstico realizado, qué actitud terapéutica recomendaría

a. Inmovilización con férula tres semanas

b. Ningún tratamiento

c. Reposo deportivo, tratamiento analgésico y antiinflamatorio

d. El propio de la fractura de Jones: inmovilización con bota de yeso 6 semanas

116. Evolución más probable de la patología del niño:

a. Podrá reiniciar la actividad deportiva en 2 a 4 semanas

b. Lo más probable es que tenga recidivas y tenga que abandonar el deporte

c. Necesitará fisioterapia intensiva tras la férula de escayola

d. Es muy probable que requiera tratamiento quirúrgico

117. Caso 7: Adolescente mujer de 13 años, que acude acompañada de su madre el lunes por la mañana por haber mantenido relaciones sexuales coitales con su novio de 15 años por primera vez el domingo por la tarde. Ha sido la primera vez para los dos. Utilizaron preservativo, pero se rompió durante la penetración. La FUR fue 14 días antes de la consulta. Desean recibir información sobre la 'píldora del día después'. Entre la información que suministra a la paciente, señale la INCORRECTA:

a. Es un anticonceptivo solo para uso en emergencias

b. No evita el embarazo en todos los casos

c. Es de venta libre en las farmacias sin receta

d. Deberá descartarse embarazo si la menstruación se retrasa más de 10 días

118. Independientemente de las respuestas anteriores, deciden elegir un método anticonceptivo porque la adolescente manifiesta que va a continuar con su actividad sexual. Entre los requisitos para la prescripción señale lo que podría dejar de hacer:

a. Historia clínica para descartar criterios de no elegibilidad

b. Determinación de presión arterial

c. Exploración pélvica y analítica de sangre con perfil hepático y lipídico

d. Consejo pormenorizado sobre su uso

119. Una vez realizadas las pruebas que consideramos necesarias, la adolescente elige un preparado oral que contiene 30 mcg de etinilestradiol y 150 mcg de levonorgestrel. Señale lo INCORRECTO

a. Puede iniciarse en el momento de la consulta (Quick start), con protección adicional

b. Idealmente debería iniciarse el tercer día de la regla

c. Puede iniciarse el 5º día de la regla con protección adicional

d. Puede iniciarse el próximo domingo (Sunday start), con protección adicional

120. Acude de nuevo porque en la tercera semana del segundo envase ha olvidado tomar 2 días seguidos las píldoras correspondientes. Actitud MENOS recomendable:

a. Tomar cuanto antes una de las píldoras olvidadas y continuar con el envase normalmente

b. Recomendar precauciones anticonceptivas los 5 días siguientes

c. Comenzar con el siguiente envase sin respetar el periodo de descanso de una semana

d. Realizar una visita de seguimiento a los 3-6 meses

121. Caso 8: FSC es un niño de 8 años que acude a consulta de su pediatra de Atención Primaria acompañado de sus padres, quienes refieren que desde siempre ha sido muy movido. Regular rendimiento en el colegio, que gradualmente ha ido empeorando. Embarazo, parto y desarrollo madurativo normales. Padeció varicela a los 3 años y sufrió fractura de tibia izquierda a los 4 años tras saltar de una tapia. El abuelo paterno falleció por muerte súbita de causa no precisado a los 40 años. El padre siempre ha sido un poco despistado desde pequeño, dejó los estudios y es carpintero. Sufrió varias fracturas por caídas montando en bicicleta. Peso: 25 kg (P25-50) Talla: 124 cm (P25-50). Buen estado general, con exploración física general sin anomalías. En la consulta toca varios instrumentos y se muestra un poco irritable y algo rebelde cuando sus padres le piden que se esté quieto. En este punto, para el diagnóstico, qué valoración considera más adecuada:

a. Descartaría déficit visual o auditivo, recabando datos de posibles valoraciones previas o indicando la valoración necesaria para ello

b. Indicaría una valoración analítica básica que incluyese hormonas tiroideas, pensando en un hipertiroidismo

c. Indicaría Electroencefalograma, pensando en una disfunción cerebral

d. Indicaría una evaluación neuropsicológica, pensando en un trastorno de la conducta, el aprendizaje o el comportamiento

122. Una vez completada la valoración a la que hace referencia la pregunta anterior, se realiza el test de Du Paul, que se sitúa por encima del punto de corte para su sexo y edad. En base a todo lo anterior:

a. El TDAH es el diagnóstico primario y se debe iniciar su tratamiento psicosocial y farmacológico

b. Necesita confirmar el diagnóstico de TDAH con un test de evaluación validado en la población española, tipo EDAH, basado en el Conners

c. Un cuestionario de psicopatología general puede ayudar a establecer la actitud terapéutica a seguir

d. Una entrevista semiestructurada sería poco útil para el diagnóstico de este paciente

123. Una vez completado el proceso diagnóstico, se llega a la conclusión de que el paciente presenta un TDAH y se establece una intervención multimodal que incluye tratamiento farmacológico. Antes de iniciar la administración de fármacos, cuál de las siguientes medidas se considera innecesaria:

a. Se debe realizar examen físico que incluya medición de la presión arterial, frecuencia cardiaca, peso y talla

b. Se debe pedir hemograma, ionograma, perfil hepático y hormonas tiroideas

c. Se debe realizar un estudio cardiovascular

d. Se debe explorar las preferencias del niño y su familia

124. Al mes de tratamiento farmacológico, el paciente toma metilfenidato de liberación prolongada con tecnología pellets 50-50 a 10 mg/día. Está con ligera mejoría de la sintomatología, come bien, no refiere dolores abdominales ni otros efectos secundarios por la medicación. Cuál sería la mejor opción terapéutica en este momento para obtener mayor control clínico:

a. Añadir metilfenidato de liberación inmediata en tres tomas al día de 5 mg

b. Mantener la misma presentación y duplicar la dosis

c. Cambiar a la presentación de metilfenidato de liberación prolongada con tecnología osmótica a 30 mg/día

d. Mantener la misma presentación y subir la dosis 5 mg

125. Con la nueva dosis establecida de metilfenidato, se nota un beneficio claro en el control de los síntomas en el horario escolar, después del cual se pone muy nervioso, inatento, se enfada y grita si se le pide que haga cualquier cosa:

a. Añadir 5 mg de metilfenidato de liberación inmediata por la tarde

b. Suspender la medicación, que le causa efecto rebote a esta dosis y cambiar a atomoxetina

c. Reducir el metilfenidato hasta la dosis clínica más eficaz que no le cause efecto rebote

d. Asociar atomoxetina para controlar el efecto rebote que le causa esta dosis de metilfenidato

126. Caso 9: En el supermercado del barrio en el que realiza sus compras, observa a una niña de 4 años que está comiendo caramelitos junto a sus padres en la cola de espera de la caja, un poco por delante de usted. Bruscamente, la niña, inquieta y asustada, comienza a toser. Qué debe hacer usted:

a. Maniobra de Heimlich

b. Dar 5 golpes en la espalda

c. Animarla a toser

d. Hacer 5 compresiones torácicas

127. Continúa observándola, pero ya no se le oye, se lleva las manos al cuello, muy nerviosa, con mirada de angustia. Entre sus actuaciones, de las siguientes opciones:

a. Animarla a toser

b. Maniobra de Heimlich

c. 5 golpes en la espalda seguidos de 5 compresiones torácicas

d. 5 golpes en la espalda seguidos de 5 compresiones en el abdomen

128. Cómo se llevaría a cabo la maniobra de Heimlich en este caso:

a. Niño de pie. Reanimador detrás pasando los brazos por debajo de las axilas, rodeando el tronco. Compresión del abdomen con el puño en la línea media por encima del ombligo y por debajo del apéndice xifoides

b. Niño de pie. Reanimador detrás pasando los brazos por debajo de las axilas, rodeando el tronco. Compresión del abdomen con el puño en la línea media por debajo del ombligo

c. Niño de pie. Reanimador enfrente. Compresión abdominal con la mano dominante sobre la boca del estómago

d. Niño de pie. Reanimador detrás pasando los brazos por debajo de las axilas, rodeando el tronco. Compresión en el tercio medio del esternón

129. Las maniobras no son efectivas, no se ve que salga ningún cuerpo extraño y la niña se pone cianótica. Cuando realiza la tercera maniobra de Heimlich, nota que la niña pierde el tono, no responde y no respira. Usted le mira la boca pero no ve cuerpo extraño accesible, cuál sería la mejor actuación ahora:

a. Parar las maniobras para llamar al 112

b. Tumbarla boca arriba en el suelo y abrir la vía aérea. Darle 5 insuflaciones boca a boca

c. Tumbarla en el suelo boca arriba, cabeza ladeada, reanimador a horcajadas. Administrar 5 compresiones abdominales por encima del ombligo

d. Tumbarla en el suelo boca arriba y abrir la vía aérea. Darle 5 insuflaciones boca a boca-nariz

130. Según las recomendaciones de la revisión de 2015 del European Resuscitation Council, cuándo y cómo debería usted iniciar las compresiones torácicas de la RCP en este caso:

a. Si tras las respiraciones de rescate no hay signos de vida (movimientos, tos, respiración espontánea) empezar a dar 30 compresiones torácicas sin realizar ninguna valoración más de la circulación

b. Si tras las respiraciones de rescate no hay signos de vida (movimientos, tos, respiración espontánea) empezar a dar 30 compresiones torácicas tras comprobar que no tiene pulso

c. Si tras las respiraciones de rescate no hay signos de vida (movimientos, tos, respiración espontánea) empezar a dar 15 compresiones torácicas sin realizar ninguna valoración más de la circulación

d. Si tras las respiraciones de rescate no hay signos de vida (movimientos, tos, respiración espontánea) empezar a dar 15 compresiones torácicas tras comprobar que no tiene pulso

131. Caso 10: Un niño de 9 años estaba en una fiesta de cumpleaños en el colegio. Tiene antecedentes conocidos de alergia a las nueces, por lo que dispone de una ficha abierta con el protocolo de actuación ante una reacción alérgica en la escuela. Ha comido con la supervisión de los educadores, a los 45 minutos de tomar tarta de galletas con natillas y chocolate, refiere sensación de picor generalizado, urticaria en tórax y extremidades, tos y dolor abdominal. Sobre la alergia a alimentos:

a. La reacción puede darse en la primera ingesta

b. La sensibilización cruzada entre frutos secos es poco frecuente

c. No se conoce reacción cruzada entre alérgenos inhalados y frutos secos

d. Las nueces no están entre las causas más frecuentes de anafilaxia ocasionada por alimentos

132. El paciente llevaba consigo su kit de adrenalina autoinyectable y se lo autoadministró. Considera correcta la administración de adrenalina precargada en este caso:

a. No, pues el riesgo de anafilaxia es poco probable porque han transcurrido más de 30 min. antes del inicio de los síntomas

b. Sí, pues el riesgo de anafilaxia es muy probable porque hay afectación rápida y aguda de síntomas cutáneos, compromiso respiratorio y síntomas digestivos

c. No, pues el riesgo de anafilaxia es poco probable ante la falta de síntomas de compromiso circulatorio

d. No, pues el riesgo de anafilaxia es poco probable ante la ausencia de desorientación, inquietud, malestar y/o mareo

133. En la administración de adrenalina autoinyectable:

a. Sujetar el autoinyector con la mano no dominante, con el pulgar junto al tapón de seguridad

b. Quitar el tapón de seguridad con la mano dominante

c. Pinchar firmemente en la parte exterior del muslo, a través de la ropa si es necesario

d. No masajear la zona tras la inyección

134. Siguiendo el protocolo de actuación, el centro escolar ha llamado al 112. Al cabo de 15 min llega el equipo sanitario y se encuentra al paciente algo nervioso, FC 110 lpm y TA 95/60 mmHg, con SatO2 al 94% y aumento progresivo de tiraje intercostal, taquipnea y sibilancias bilaterales diseminadas. Qué actuación consideraría INNECESARIA:

a. Vigilar si existe obstrucción de la vía aérea superior, mirar la úvula y la faringe para ver si hay edema

b. Dar oxígeno mediante mascarilla con reservorio y administrar salbutamol nebulizado

c. Nueva dosis de adrenalina 1:1000 i.m. de 0,3 cc

d. Dosis de metilprednisolona a 2 mg/kg i.v. en forma de bolo

135. A los 15 min la SatO2 subió al 98% con desaparición del tiraje y la taquipnea y casi total desaparición de los sibilantes. Una vez estabilizado, se traslada al Hospital de referencia para observación y control. Existe alguna razón para indicar esta observación hospitalaria:

a. Sí, pues en el 20% de los casos la afectación puede ser bifásica con reaparición de los síntomas en las 12 horas siguientes

b. No es importante la observación hospitalaria, ya que las reacciones bifásicas no son graves

c. En principio, no existe razón ninguna y puede volver de inmediato a su domicilio

d. No, pues los pacientes con reacción anafiláctica moderada pueden permanecer en observación domiciliaria

136. En la vacunación de niños inmigrantes o adoptados, es FALSO:

a. En los niños con cartilla de vacunación es preciso realizar serología vacunal, procediendo a la revacunación en aquellos casos en los que no se constatan títulos de anticuerpos protectores

b. Con frecuencia estos niños no reciben vacuna triple vírica sino el preparado monocomponente frente al sarampión antes de los 12 meses de edad, por lo que será recomendable que sean revacunados con la vacuna triple vírica

c. En niños sin cartilla de vacunación deberán iniciar el calendario vigente en el país de llegada

d. Dado que algunos de los países de procedencia de estos niños tienen tasas elevadas de infección por el virus de la hepatitis B, se recomienda realizar serología para descartar la infección y solo proceder a la vacunación de los susceptibles

137. Sobre la vacuna antineumocócica conjugada tridecavalente en mayores de 5 años, es FALSO:

a. No es necesario mantener ningún intervalo mínimo de administración con otras vacunas, gammaglobulinas u otros hemoderivados

b. Está indicada en niños con Síndrome de Down

c. Se puede administrar simultáneamente con la vacuna polisacárida

d. Puede administrarse a pacientes tratados con esteroides o tratamientos inmunopresores

138. Señale la FALSA:

a. El volumen de leche aumenta con el incremento del número y duración de las tomas

b. Llevarse las manos a la boca, girar la cabeza, comenzar a moverse no constituyen señales tempranas de hambre

c. El contenido de grasa de la leche se incrementa a lo largo de la toma, por tanto, para asegurar que el lactante recibe esa leche de mayor contenido calórico debe fomentarse el vaciado completo de cada pecho

d. La respuesta temprana a las primeras señales del lactante de que está dispuesto a mamar facilita el agarre correcto y la succión efectiva

139. Sobre las pruebas de laboratorio para el estudio de las enfermedades reumáticas:

a. El hemograma, bioquímica y sedimento de orina, tienen gran utilidad

b. La PCR, se correlaciona mejor que la VSG con los cambios y la gravedad de la respuesta inflamatoria

c. Los valores normales de la VSG son excluyentes de enfermedad reumática

d. Los ANA, son positivos en el 50% de los niños con L. E. S

140. La clínica de hidrocefalia, calcificaciones intracraneales, convulsiones y coriorretinitis es típica de la infección congénita por:

a. Rubeola

b. Citomegalovirus

c. Sífilis

d. Toxoplasmosis

141. Sobre el tratamiento de una infección de orina febril en un lactante de 5 meses, señale la INCORRECTA:

a. Se puede tratar de forma ambulatoria con una cefalosporina de tercera generación vía oral, si el niño presenta buen estado general

b. En pacientes ingresados se utiliza cefalosporinas de tercera generación o aminoglucósidos IV

c. La duración del tratamiento será de 10 a 14 días

d. Se recomienda que una vez iniciado el tratamiento antibiótico por cualquier vía de administración, el paciente sea evaluado clínicamente en un plazo de 72-96 horas

142. Según el artículo 8 de la Ley 41/2002, de 14 de noviembre, básica reguladora de la autonomía del paciente, el consentimiento del paciente:

a. Será por escrito, por regla general

b. Será verbal, por regla general

c. Será verbal o por escrito, según decisión del paciente

d. Será verbal o por escrito, según decisión del médico responsable del proceso asistencial

143. La diabetes mellitus tipo MODY (Maturity Onset Diabetes of the Young), para la mayoría de los subtipos, se caracteriza por todo lo siguiente, EXCEPTO:

a. Es un trastorno autosómico dominante en todas las formas

b. Se caracteriza por un defecto primario de la secreción de insulina / función de las células beta del páncreas

c. Inicio antes de los 25 años (infancia tardía/adolescencia)

d. Los pacientes presentan una hiperglucemia leve en ayunas

144. La disfunción ciliar primaria se hereda con un patrón:

a. autosómico recesivo

b. autosómico dominante

c. recesivo ligado al cromosoma X

d. no es hereditaria

145. Sobre la evolución de la ginecomastia puberal, es FALSO:

a. Es hacia la resolución espontánea en 2-3 años

b. Siempre es necesario el seguimiento clínico hasta su desaparición

c. No suele haber asociación familiar

d. El diámetro puede ser de hasta de 4 cm

146. NO es un criterio diagnóstico del síndrome de shock tóxico estafilocócico:

a. Afectación de 3 o más sistemas o aparatos

b. Eritrodermia macular difusa

c. Hipotensión arterial

d. Artritis

147. Sobre el Síndrome del lóbulo medio pulmonar es FALSO:

a. Consiste en una serie de síntomas persistentes o recurrentes asociados a una consolidación del lóbulo medio derecho o de la língula en una radiografía, con una anatomía normal

b. Generalmente cursan con tos productiva y en un 50-70% de casos, con sibilancias recurrentes

c. Afecta a niños por debajo de los 2 años, predominantemente en lactantes

d. En ocasiones el bronquio del lóbulo medio derecho aparece obstruido con algún cuerpo extraño inesperado o con un tumor

148. Cuál de las siguientes medidas obtendría MENOS rendimiento diagnóstico en la valoración de un niño asintomático de 6 años, en el que se detecta microhematuria en varias determinaciones:

a. Despistaje de proteinuria

b. Cociente calcio/creatinina

c. Tira reactiva de orina a familiares directos

d. Ecografía abdominal

149. En una madre que está amamantando, si se queda embarazada, señale la FALSA:

a. Se producen cambios en el sabor y volumen de la leche

b. Tras el parto, puede iniciar la lactancia en tándem

c. En la lactancia en tándem el recién nacido pierde más peso los primeros días de vida

d. La succión del pecho puede provocar contracciones

150. Para establecer un pronóstico de talla adulta (PTA), se usan algoritmos matemáticos, cuál es el más frecuentemente usado:

a. Roche-Whitehouse

b. Tanner-Whitehouse

c. Bayley-Pinnaud

d. Greulich-Pyle

151. Neonato de 10 días con regurgitaciones y vómitos desde el nacimiento. Presenta aspecto desnutrido y letárgico. Lactancia artificial desde el nacimiento. En la analítica destaca leucocitosis con desviación a la izquierda. Se indica dieta absoluta y perfusión glucosalina con antibióticos IV. Ante la mejoría clínica se reintroduce la alimentación oral a las 48 horas que es seguida de vómitos repetidos, incoercibles más intensos que los que presentaba al ingreso, reaparición del aspecto letárgico y las mismas alteraciones analíticas. Diagnóstico más probable:

a. Síndrome de enterocolitis inducida por proteínas de leche de vaca
b. Hernia hiatal importante
c. Sepsis
d. Enfermedad por reflujo gastroesofágico

152. Cardiopatía con más riesgo de recurrencia en el caso de que un hermano esté afecto:

a. Ductus arterioso permeable
b. Comunicación interauricular
c. Comunicación interventricular
d. Síndrome de corazón izquierdo hipoplásico

153. Cuál de los siguientes signos NO es sugestivo de Reflujo Gastroesofágico secundario:

a. Distensión abdominal
b. Vómitos biliosos
c. Estreñimiento
d. Síntomas en menores de 6 meses

154. Cuál de estos índices predictivos de asma se considera un criterio mayor:

a. Sensibilidad a frutos secos
b. Diagnóstico médico de eccema atópico
c. Eosinofilia mayor del 10%
d. Sibilancias no relacionadas con los resfriados

155. Sobre vacunas:

a. Las vacunas tetravalentes ACYW135 no están indicadas para vacunación sistemática de adolescentes
b. La inmunogenicidad de la vacuna MCC es mayor en el primer año de vida
c. Un niño de 4 años con asplenia puede ser vacunado con vacuna tetravalente ACWY
d. La vacuna tetravalente ACWY puede utilizarse para vacunación sistemática a partir de los 2 meses

156. Señale la INCORRECTA en relación a la parálisis cerebral:

a. Un elevado porcentaje de casos son debido a factores prenatales
b. La prevalencia global se sitúa en un 5-7/1000 de RN nacidos vivos
c. En el periodo postnatal las infecciones son causa frecuente
d. Las clasificaciones basadas en criterios clínicos son las más utilizadas en la actualidad

157. Cuál sugiere Inmunodeficiencia celular grave:

a. Infección neumocócica de repetición
b. Dermatitis generalizada en las primeras cuatro semanas de vida
c. Abscesos estafilocócicos cutáneos
d. Osteomielitis por Aspergillus sp

158. Según el proceso Anemias cuándo NO estaría indicado la prevención secundaria de anemia en menores de 5 años:

a. Niños alimentados con lactancia materna exclusiva después de los 4 meses de edad
b. Prematuros y nacidos con bajo peso con sospecha carencial
c. Niños pertenecientes a familias en situaciones de desigualdad socioeconómica
d. Niños con procesos infecciosos de repetición

159. Lactante de un mes de edad con vómitos de 24 horas de evolución. Come con apetito y llora entre las tomas. Desde el nacimiento toma biberón y no vomitaba previamente:

a. Es un reflujo gastroesofágico para su edad, por lo que es suficiente con posición semiincorporada tras las tomas
b. Puede ser una gastroenteritis, por lo que se haría gasometría venosa e iones y se administraría hidratación intravenosa
c. Probablemente tenga una estenosis hipertrófica de píloro por lo que se pediría una ecografía
d. Hay que descartar una malformación congénita del tracto digestivo con un tránsito gastroduodenal

160. Sobre el rechazo de los recursos terapéuticos por parte de los padres de un niño, se debe pedir ayuda siempre que se den las siguientes condiciones EXCEPTO una:

a. La enfermedad pone en peligro la vida
b. Existe un tratamiento científico eficaz
c. El médico considera que la vida del paciente debe ser salvada
d. No se verá afectado el futuro físico, psíquico ni social

161. Sobre la talla baja idiopática, es FALSO:

a. Constituye el 60%-80% de la talla baja infantil
b. En > 40% de los casos, no existen antecedentes familiares
c. Los niños con antecedente familiar de retraso constitucional y talla baja familiar, la altura alcanzada es menor que la de sus progenitores
d. La edad ósea puede estar retrasada o acorde a la edad cronológica

162. En España el Sistema de Retención Infantil homologado para los asientos traseros del coche es obligatorio hasta la estatura de:

a. 1,50 m
b. 1,40 m
c. 1,35 m
d. 1,25 m

163. En qué obesidad sindrómica NO existe retraso mental:

a. Bardet-Bield
b. Alström
c. Cohen
d. Prader-willi

164. Sobre la causa de meningitis bacteriana es FALSO:

a. Mayor frecuencia de convulsiones en niños con meningitis por S. Pneumoniae y H. Influenzae tipo b
b. Las erupciones de la piel suceden muy raramente en la meningitis causada por neumococos
c. En la meningitis meningocócica, la presencia de púrpura petequial y/o equimótica es un hallazgo característico y exclusivo
d. Las artralgias y dolores en miembros inferiores se ven en fases iniciales de meningitis meningocó-cocica

165. Qué azúcar de los siguientes es universalmente malabsorbido, si se ingiere en cantidades excesivas:

a. Sacarosa
b. Fructosa
c. Lactosa
d. Sorbitol

166. Sobre la fiebre sin foco en el niño, es FALSO que:

a. La probabilidad de infección bacteriana grave de 3 a 6 años es el doble que la de un niño mayor de esa edad
b. La introducción de las vacunas frente a Haemophilus influenzae tipo b, Neisseria meningitidis y Es-treptococos pneumoniae han reducido la incidencia de bacteriemia oculta al 1%
c. Se define por temperatura rectal mayor de 38° de menos de 72 horas de duración en la que no encontramos causa aparente tras una exploración física exhaustiva
d. La escala de VALE no discrimina correctamente a los niños con infección bacteriana grave

167. Sobre el examen oftalmológico en el niño es FALSO:

a. La secreción lagrimal no suele aparecer en el recién nacido
b. La fotofobia es fisiológica en los tres primeros meses de vida
c. El niño sigue objetos grandes en 180° a partir de los 12 meses
d. En el lactante pequeño el estrabismo suele desaparecer a los 5-6 meses, pero en ocasiones es normal hasta los 8-9 meses

168. Sobre la vulvovaginitis en la época prepuberal, es FALSO:

a. Las vulvovaginitis por micosis son las más frecuentes durante esta época
b. La sintomatología más frecuente de la vulvovaginitis inespecífica es el prurito
c. En las vulvovaginitis inespecíficas los cultivos bacteriológicos son de poca utilidad
d. El prurito ano-vulvar con exacerbaciones nocturnas es característico de los oxiuros

169. Después de hacer el diagnóstico de eritema infeccioso en un niño de 4 años, cuándo deja de ser contagioso y puede asistir al colegio:

a. A partir del momento del diagnóstico
b. A las 72 horas de aparición del exantema
c. A los 7 días del diagnóstico
d. Cuando desaparezca definitivamente el exantema

170. Cuál es el subtipo de A. I. Juvenil que presenta mayor riesgo de afectación ocular en forma de uveítis:

a. A. I. J. Sistémica
b. A. I. J, Poliarticular con FR positivo
c. A. I. J. Oligoarticular con ANA positivo
d. A. I. J. Poliarticular con FR negativo y ANA positivo

171. Sobre el crecimiento de los niños prematuros, es FALSO:

a. El peso, de forma individualizada, es un buen indicador del estado nutricional
b. El desarrollo pondoestatural durante los 3 primeros meses, es especialmente importante por su claro impacto en el desarrollo cerebral
c. El bajo peso al nacer o una ganancia rápida de peso se han asociado con el síndrome metabólico en la edad adulta
d. Estudios recientes señalan el crecimiento postnatal, más que el prenatal, como el principalmente implicado en el neurodesarrollo

172. El ejercicio físico, en el tratamiento de la obesidad, es FALSO que:

a. Es más eficaz que la dieta para conseguir balance energético negativo
b. Disminuye el tejido adiposo periférico
c. Disminuye la insulinorresistencia
d. Aumenta el HDL

173. NO constituye un criterio mayor de Jones para el diagnóstico de fiebre reumática en un primer episodio:

a. Fiebre
b. Carditis
c. Nódulos subcutáneos
d. Eritema marginado

174. Señale el concepto erróneo:

a. Foria: estrabismo latente, tendencia al estrabismo, habitualmente congénito
b. Tropia: estrabismo patente
c. Endotropia: estrabismo convergente
d. Exotropia: estrabismo vertical

175. Sobre los síndromes epilépticos es FALSO que:

a. El síndrome de West se caracteriza por la tríada típica de hipsarritmia, espasmos epilépticos y deterioro psicomotor
b. El síndrome de Dravet debuta habitualmente con crisis febriles atípicas en una edad temprana y cursa típicamente con deterioro de las funciones cognitivas
c. El síndrome de Ottahara, la epilepsia mioclónica precoz y el síndrome de West son epilepsias típicas del periodo neonatal
d. La epilepsia rolándica benigna de la infancia se presenta con crisis motoras que pueden generalizarse secundariamente, de predominio nocturno, y habitualmente con buen pronóstico

176. En los primeros 3 meses de vida, las causas orgánicas más frecuentes de retraso ponderal son las siguientes, EXCEPTO:

a. Reflujo gastroesofágico
b. Fibrosis quística
c. Acidosis tubular renal
d. Estenosis pilórica

177. Localización más frecuente de la metástasis en el Sarcoma de Ewing:

a. Médula ósea
b. Pulmón
c. Hígado
d. Otros huesos

178. Cuál de las siguientes indicaciones de quimioprofilaxis antimeningocócica es FALSA:

a. Personas que hayan pernoctado en la misma habitación del caso índice los 10 días precedentes a su hospitalización
b. Personas que no viven en el mismo domicilio pero que han tenido contactos próximos y repetidos los 10 días anteriores al ingreso
c. Alumnos de centros escolares(primaria y secundaria)un caso en un aula todos los alumnos del aula
d. Alumnos de centros escolares(primaria y secundaríamos casos en dos aulas distintas, todos los alumnos y personal del centro

179. Uno de los siguiente ítems no forma parte de la escala de YIOS

a. Perfusión
b. Afectividad
c. Hidratación
d. Nivel de actividad

180. Tras las enfermedades infecciosas, la causa más frecuente de fiebre de origen desconocido (FOD) es:

a. Artritis Idiopática Juvenil (AIJ)
b. Enfermedad de Kawasaki
c. Leucemia linfoblástica aguda
d. Fiebre facticia

181. En un niño de 15 meses, cuál NO sería un signo de alerta de Trastorno de Espectro Autista (TEA):

a. No responde consistentemente a su nombre
b. No responde a órdenes sencillas
c. No extiende los brazos anticipadamente cuando van a tomarlo en brazos
d. Ausencia de juego simbólico

182. En cuanto a la enfermedad crónica del niño es FALSO:

a. Es multifactorial
b. No tiene cura, pero si un manejo médico que puede disminuir las complicaciones
c. Como factor protector podemos incluir el bajo nivel educativo de los padres
d. Entre las más frecuentes se encuentran el asma y la diabetes

183. Un niño de 8 años presenta enuresis nocturna durante varias noches a la semana. No existen antecedentes de fiebre, poliuria, estreñimiento, enuresis diurna, ni de infecciones urinarias de repetición. Cuál de los siguientes métodos diagnósticos considera más importante realizar:

a. Ecografía abdominal
b. Cistouretrografía miccional seriada (CUMS)
c. Estudio urodinámico
d. Análisis de orina

184. Con respecto a las enfermedades de transmisión sexual, es FALSO:

a. Chlamydia trachomatis y Neisseria gonorrhoeae son los agentes etiológicos más frecuentes en la cervicitis y en la enfermedad inflamatoria pélvica
b. En un niño de 15 años, la presencia de disuria, secreción purulenta uretral y de diplococos gram negativos intracelulares, sugiere el diagnóstico de uretritis gonocócica
c. La sífilis es la principal causa de condilomas acuminados en el adolescente
d. La educación sexual es una medida de prevención primaria de las enfermedades de transmisión sexual

185. Paciente de 8 años que practica habitualmente atletismo, asmático. Suele padecer unas 6-7 crisis por año, está asintomático entre crisis, nunca tiene síntomas nocturnos y hace deporte y esfuerzos sin presentar, normalmente, sibilancias. Según estos datos, lo clasificaríamos según la GEMA, en:

a. Persistente grave
b. Episódica ocasional
c. Episódica frecuente
d. Persistente moderada

186. Señale la INCORRECTA en relación a la Esquistosomiasis:

a. Se denomina también Billarziosis
b. Afecta sobre todo a la vejiga urinaria
c. Nunca cursa con artralgias
d. Se trata con Paraziquantel

187. En la exploración física de un recién nacido se objetiva una tumoración convexa en la planta del pie. Diagnóstico más probable:

a. Pie equino varo
b. Pie valgo
c. Pie calcáneo valgo
d. Pie astrágalo vertical congénito

188. Cuál es la localización más frecuente de la invaginación intestinal:

a. Yeyuno-ileal
b. Íleo-ileal
c. Íleo- cólica
d. Cólico rectal

189. Desde el punto de vista del laboratorio, cuál de estas pruebas NO es característica de la Infección VIH pediátrica:

a. Anergia cutánea
b. Trombopenia
c. Hipergammaglobulinemia policlonal
d. Linfomonocitosis

190. Signos de alarma para sospechar una inmunodeficiencia primaria (IDP). Señale la propuesta FALSA:

a. t 2 meses de tratamiento antibiótico con poco efecto
b. t 2 neumonías graves en un año
c. t 3 otitis medias en un año
d. Fallo de medro

191. De las siguientes enfermedades indique la que NO está relacionada con una infección por enterovirus:

a. Pseudoangiomatosis eruptiva
b. Enfermedad boca-mano-pie
c. Edema agudo hemorrágico del lactante
d. Conjuntivitis hemorrágica aguda

192. Sobre el neuroblastoma, señale la FALSA:

a. La localización más frecuente es a nivel abdominal
b. La mayoría de los diagnósticos se realizan en menores de 5 años
c. Es más frecuente en pacientes afectados de neurofibromatosis
d. En los niños menores de un año tienen peor pronóstico

193. Fármaco NO indicado como profilaxis en las migrañas en un niño con antecedentes de asma:

a. Ciproheptadina
b. Flunaricina
c. Propranolol
d. Amitriptilina

194. Indique qué enfermedad está causada por un defecto de NADPH-oxidasa en fagocitos:

a. Inmunodeficiencia combinada severa
b. Síndrome de Wiskott-Aldrich
c. Enfermedad granulomatosa crónica
d. Hipogammaglobulinemia

195. Para la exploración de la agudeza visual disponemos de varios métodos, adaptados a la edad y nivel de desarrollo del niño, señale la FALSA:

a. Test de mirada preferencial (test de Teller y Cardiff) en lactantes y niños preverbales
b. Optotipos de dibujos como los de Pigassoon o Allen en niños de 2-3 años
c. Los test de círculos abiertos en niños de 3-4 años
d. La agudeza será explorada aproximadamente a unos 3 metros con los optotipos de números o letras a partir de los 5 años

196. Sobre el tratamiento con antirretrovirales en los niños infectados por el VIH, señale la FALSA:

a. La terapia antirretroviral de gran actividad (TARGA), continúa siendo el pilar fundamental en el que se sustenta el tratamiento de los niños infectados por el VIH
b. La mejor manera de prevenir las infecciones oportunistas, es mediante la TARGA
c. En los niños en estadio 3 inmunológico, la TARGA debe administrarse de 'manera intermitente' (se-gún recuento de CD4+), con el objetivo de evitar complicaciones
d. La TARGA combina 3 o más fármacos antirretrovirales

197. Tratamiento que se ha mostrado eficaz en las bronquiolitis:

a. Oxigeno
b. Corticoides sistémicos
c. Agonistas ß12
d. Anticolinérgicos

198. Señale la INCORRECTA en relación a los periodos de la edad pediátrica:

a. Recién nacido desde el nacimiento hasta el final de la cuarta semana
b. Lactante: entre los 28 días de edad y el final del primer año
c. Niño pequeño de 2 a 3 años
d. Preescolar: de 4 a 6 años

199. Entre los criterios de calidad del Proceso Otitis media (OM) se encuentran los siguientes EXCEPTO:

a. Se deben utilizar analgésicos y antitérmicos para el control de los síntomas en el manejo de los niños con OM aguda
b. Si esta indicada la antibióterapia, la amoxicilina debe ser el fármaco de primera elección cuando no existan contraindicaciones
c. En la OM recurrente se debe realizar estudio inmunológico
d. Se debe realizar una impedanciometría antes del mes en niños con OM secretora

200. Subtipo más frecuente de Trastorno de Déficit de Atención e Hiperactividad (TDAH):

a. Subtipo inatento
b. Combinado
c. Predominio hiperactivo
d. Grave

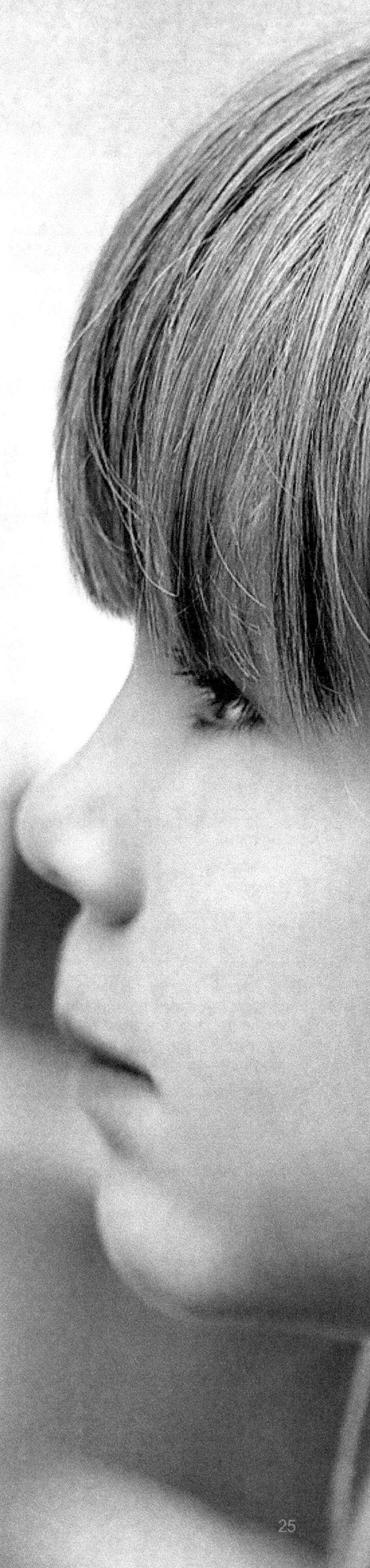

201. Ante la evidencia de fracaso terapéutico de una OMA con el tratamiento inicial de amoxicilina a altas dosis, qué germen estaría más frecuentemente implicado en esta situación:

a. Moraxella catarralis betalactamasa+
b. Hemophillus influenza B betalactamasa
c. Hemophillus influenza no tipable betalactamasa+
d. Neumococo con sensibilidad intermedia a la penicilina

202. La forma clínica de parálisis cerebral infantil que presenta mayor incidencia de epilepsia es:

a. Diplejia espástica
b. Tetraplejia espástica
c. Parálisis cerebral atáxica
d. Parálisis cerebral discinética

203. En la laringitis aguda en el niño, son signos de gravedad de la misma, EXCEPTO:

a. Estridor en reposo
b. Retracción de la pared torácica
c. Alteración del estado mental
d. Disfonía

204. Se considera de riesgo de cadera inestable:

a. Polihidramnios
b. Embarazo único
c. Sexo masculino
d. Rodilla en posición extendida dentro del útero

205. Tras un primer episodio de convulsión febril, de entre los siguientes datos de la anamnesis, cuál considera de mayor riesgo para el desarrollo de posibles recurrencias:

a. Cuadro febril de un día de evolución antes de la aparición de la convulsión febril
b. Primer episodio de convulsión febril en un lactante de 12 meses
c. Fiebre de 40ºC cuando apareció la convulsión febril
d. La falta de asistencia a la guardería por parte del niño

206. Una prueba estadística es a demanda para la comparación de dos muestras independientes:

a. Los sujetos de ambas muestras son diferentes
b. Los sujetos de ambas muestras son los mismos
c. No existen diferencias significativas
d. La prueba puede utilizarse independientemente de las condiciones de aplicación

207. NO es indicación de amigdalectomía según el proceso cínico amigdalectomía-adenoidectomía:

a. Ocurrencia de tres o más episodios de dolor de garganta al año
b. Síntomas que persisten al menos un año
c. Los dolores de garganta son debidos a amigdalitis agudas bacterianas
d. Los episodios de dolor de garganta son incapacitantes

208. Con respecto a las taquicardias en los niños:

a. Las más frecuentes son las ventriculares
b. Las más frecuentes son las supraventriculares por automatismo atrial
c. La fibrilación auricular es más frecuente que en adultos
d. Las más frecuentes son supraventriculares por vías accesorias, aurículoventriculares anormales

209. Sobre el diagnóstico de la tuberculosis en niños:

a. Una prueba de tuberculina negativa en presencia de un cultivo de esputo negativo, descarta enfer-medad pulmonar activa
b. La etiología de una adenitis pre-auricular unilateral subaguda con granulomas necrotizantes en un niño español de 2 años inmunocompetente será excepcionalmente tuberculosa
c. Un 10% de las meningitis tuberculosas presentan prueba de tuberculina negativa
d. Los IGRAs no producen falsos positivos por vacunación BCG, por infección previa por la mayoría de las micobacterias atípicas, ni falsos negativos en inmunodeprimidos

210. Cuál de las siguientes pruebas de laboratorio permite diferenciar la hemofilia A de la enfermedad hemorrágica por deficiencia de vitamina K:

a. Tiempo de tromboplastina parcial activado
b. Recuento plaquetario
c. Tiempo de protrombina
d. Productos de degradación del fibrinógeno en sangre (PDF)

211. En el Síndrome hipertensión endocraneal las medidas farmacológicas son todas EXCEPTO:

a. Corticoesteroides 0,5 a 1 mg por Kg y dosis intravenoso o intramuscular como dosis de ataque
b. Manitol 0,8 mg por Kg en bolo
c. Diuréticos a dosis de 1 mg por Kg cada 6-8 horas
d. Barbitúricos a 5-10 mg por Kg

212. Con respecto a los esquemas vacunales 2 + 1 (dos dosis en primovacunación más una dosis de refuerzo) con las vacunas neumocócicas conjugadas:

a. No se deben utilizar fuera del marco de la vacunación universal
b. Las dos primeras dosis no se pueden separar más de 1 mes
c. Son menos eficientes que los esquemas 3+1
d. Las dos primeras dosis solo se pueden dar a los 2 y 4 meses

213. En un recién nacido, la presencia de hipoplasia de miembros y lesiones cicatriciales cutáneas sugiere infección congénita por:

a. Parvovirus
b. Toxoplasmosis
c. Citomegalovirus
d. Virus varicela-Zoster

214. La Sociedad Española de Neonatología, recomienda que todos los niños que nacen con un peso < 1.500gr o menos de 32 semanas de gestación, pasen a formar parte de un programa de seguimiento estandarizado al menos hasta la edad de:

a. 2 años
b. 4-5 años
c. 6-7 años
d. 3 años

215. Según los valores obtenidos en varios estudios hematológicos de diferentes niños, cuál es más probable que presente una anemia:

a. Niño de 15 días de vida con una hemoglobina de 12 g/dl, un hematocrito de 40%, un 2 % de reticulocitos y un VCM de 97 fl
b. Niño de 3 meses con una hemoglobina de 9,5 g/dl, un hematocrito de 33%, un 1 % de reticulocitos y un VCM de 80fl
c. Niño de 12 meses con una hemoglobina de 12 g/dl, un hematocrito de 35%, un 1 % de reticulocitos y un VCM de 75fl
d. Niño de 10 años con una hemoglobina de 12 g/dl, un hematocrito de 40%, un 1 % de reticulocitos y un VCM de 97fl

216. Niña de 6 años. Consulta porque ha desarrollado botón mamario y ha empezado a presentar vello en la región púbica desde hace 3 meses; a la exploración presenta estadio II de Turner y una velocidad de crecimiento acelerada en el último año. Tras las pruebas complementarias se determina una edad ósea equivalente a 9 años, una LH y FSH elevadas así como 17 OH progesterona y estradiol también altos:

a. Es obligatorio la realización de un TAC o RMN craneal

b. En un alto porcentaje se debe a quistes foliculares

c. En el caso de los niños la etiología suele ser idiopática

d. Se trata de un cuadro de pseudopubertad precoz, ya que el desarrollo puberal no ha sido completo

217. La estrategia del 'nido' consiste en vacunar...

a. a los padres de un recién nacido

b. a los abuelos que cuiden de un recién nacido

c. a los cuidadores principales de un recién nacido

d. a todo el entorno de un recién nacido

218. Sobre el hallazgo electrocardiográfico de un intervalo QT alargado (QTL):

a. De los dos fenotipos de síndrome de QTL, el más común, de herencia autosómica recesiva, es el síndrome de Romano-Ward

b. Síndrome de Jervell Lange-Nielsen se asocia con SQTL y sordera neurosensorial, y tiene un curso clínico más benigno

c. El Síndrome de QT largo congénito tipo Romano-Ward tiene un fenotipo puramente cardiaco

d. Siempre precisará implante de desfibrilador

219. Sobre la infección perinatal por VIH, es FALSO:

a. Generalmente son asintomáticas al nacer

b. La afectación es multisistémica con afectación neurológica en forma de encefalopatía

c. El pronóstico es mejor que en los niños mayores o adultos

d. Las infecciones bacterianas recurrentes por gérmenes encapsulados suelen ser severas y más frecuentes que las infecciones oportunistas

220. En la Entrevista clínica, qué característica alude a la capacidad para solidarizarse y comprender las emociones del paciente:

a. Calidez   b. Asertividad

c. Empatía   d. Concreción

221. Qué patrón de la espirometría se considera patrón oro en la infancia por su reproducibilidad:

a. CVF

b. FEV1

c. FEF25-75%

d. FEV1/CVF

222. Sobre la valoración del estado nutricional, es INCORRECTO:

a. Anamnesis

b. Proteínas

c. Estado hormonal

d. La prueba dinámica del metabolismo proteico no es valorable

223. Niño de 8 años diagnosticado de asma episódica frecuente. Tratamiento de mantenimiento de elección:

a. Glucocorticoides inhalados a dosis bajas

b. Antagonistas de los receptores de los leucotrienos

c. Glucocorticoides inhalados a dosis media

d. Glucocorticoides inhalados a dosis baja más agonista β2 adrenérgico de larga acción

224. Un niño de 2 años con fiebre, rinitis seromucosa, faringe eritematosa, adenopatía cervical y costras nasales sugiere como agente etiológico responsable:

a. Estreptococo peumoniae

b. Estreptococo pyogenes

c. Virus de Epstein Barr

d. Adenovirus

225. Sindactilia de manos; cuándo está indicado derivar a traumatología:

a. Al nacimiento

b. A los seis meses

c. Al año de vida

d. Nunca

226. Sobre la corea familiar benigna, es FALSO:

a. Herencia Autosómica dominante

b. Se inicia en la edad preescolar con trastornos en la marcha

c. Presentan un hipotiroidismo no clínico

d. Presentan infecciones pulmonares

227. Niña de 6 meses. Primera hija de una pareja consanguínea sin antecedentes familiares de interés. Acude a Urgencias en invierno por fiebre elevada (39-40,5 °C) de 3 días de evolución, postración, pérdida de apetito y marcado distrés respiratorio. En la exploración se ve un importante retraso ponderal, ausencia de sombra tímica en la radiografía de tórax y en el hemograma un nivel de linfocitos circulantes de 920/mm3:

a. Se debe sospechar una agammaglobulinemia ligada al cromosoma X y se debe solicitar urgente-mente la cuantificación de los linfocitos B circulantes

b. Se trata de una infección respiratoria típica de la época del año, que requiere tratamiento antibiótico sin necesidad de realizar pruebas adicionales

c. Se debe sospechar una inmunodeficiencia común variable y se debe solicitar la capacidad de producción de anticuerpos mediante ensayos funcionales in vitro

d. Se debe sospechar una inmunodeficiencia severa combinada y solicitar la cuantificación de las sub-poblaciones linfocitarias T, B y NK

228. En el recién nacido, si no disponemos de la edad gestacional, se puede realizar una estimación clínica de esta, con el test de Ballard, con una variabilidad de ± 2 semanas, que evalúa cuántas características:

a. 4 físicas y 3 neurológicas

b. 6 físicas y 6 neurológicas

c. 5 físicas y 5 neurológicas

d. 4 físicas y 4 neurológicas

229. Sobre la artritis séptica es FALSO:

a. Es más frecuente en menores de 3 años

b. Hay un ligero predominio en mujeres (2:1)

c. Las tres articulaciones más frecuentemente afectadas son la cadera, rodilla y tobillo

d. En neonatos los gérmenes más frecuentes son el estreptococo B y Eschericia coli

230. Sobre la pubertad retrasada:

a. La mayoría son idiopáticas

b. Se define como: ausencia de telarquia con 15 años en las niñas o volumen testicular menor de 4cc a los 14 años en el varón

c. Es más frecuente en mujeres

d. En el 20% de los casos de retraso constitucional del crecimiento y desarrollo, existen antecedentes familiares de retraso puberal

231. Sobre la Toxoplasmosis adquirida señale la INCORRECTA:

a. La infección se adquiere entre las edades de 2 a 12 años

b. Cursa con fiebre prolongada de duración variable

c. Puede haber hepatitis intersticial

d. Puede haber coriorretinitis

232. En un niño roncador habitual (más de 3 noches/semana y más de 3 semanas sin presencia de IVRS), según el documento de consenso publicado por la Sociedad Española de Sueño (2011), se propone como uno de los criterios mayores para evaluar la derivación del niño a una Unidad de sueño:

a. Asma o rinitis alérgica

b. Historia familiar de síndrome de apnea-hipopnea del sueño

c. Historia de prematuridad

d. Enuresis resistente al tratamiento

233. En la erupción dentaria del niño, es FALSO:

a. Alrededor de los 3 años existe sobremordida que se ira resolviendo

b. Los diastemas en dentición temporal, deben estar siempre presentes

c. La inclinación 'en abanico' de los incisivos laterales en torno a los 9-10 años es factor pronóstico de maloclusión

d. Poco antes de su exfoliación, los incisivos temporales suelen mostrar cierto grado de abrasión

234. Con relación al exantema de la fiebre botonosa mediterránea:

a. Aparece al mismo tiempo que la fiebre
b. Suele comenzar en primer lugar en la cara
c. No suele ser pruriginoso
d. No afecta a las palmas ni a las plantas

235. En la salud bucodental:

a. La salud de los niños es 100% responsabilidad de los adultos que están a su cuidado
b. La higiene bucal se inicia cuando aparezcan los primeros dientes
c. Alrededor de los 3-4 años, el niño es capaz de cepillarse adecuadamente
d. Existe evidencia científica, en que los cepillos eléctricos son más eficaces

236. Los retos actuales en Atención Primaria son todos EXCEPTO:

a. Evaluación de los planes y protocolos que están en marcha
b. Desarrollar un sistema de monitorización de indicadores de la atención al niño por áreas sanitarias
c. Protección del espacio madre-bebe
d. No remodelar el actual proyecto de troncalidad

237. En la epidemiología de la laringitis aguda:

a. Es más frecuente en el sexo femenino
b. El área supraglótica es la más afectada habitualmente
c. Los antecedentes familiares de crup aumentan el riesgo de la misma
d. Es más frecuente en primavera

238. Sobre la evolución de los parámetros de crecimiento según la edad, señale la FALSA:

a. Durante el primer año de vida, se triplica el peso al nacimiento, aumenta la longitud unos 25 cm/año
b. En el 2º año de vida, se incrementa la talla 7-8 cm
c. La ganancia ponderal durante el 3º año, suele ser 2-3 kg/año
d. Durante el 2º y 3º año, el perímetro craneal suele aumentar 3 cm

239. Ante un niño con cojera, las características del dolor orientan al diagnóstico:

a. Dolor en ingle, muslo, rodilla: patología de la cadera
b. Rechazo de la sedestación: miositis aguda benigna
c. Rigidez tras el reposo: dolores de crecimiento
d. Dolor de gemelos o marcha de puntillas: espondilodiscitis

240. Sobre la traquioniquia (estriaciones longitudinales de aspecto áspero y deslustrado):

a. Todas las uñas presentan el mismo grado de afectación
b. Se recomienda realizar biopsia de la matriz ungueal para el diagnóstico
c. Puede ser la manifestación de un liquen plano, psoriasis o ser idiopática
d. La evolución es a la distrofia permanente de las uñas

241. Vacuna que NO tiene como antígeno un polisacárido capsular conjugado a una proteína transportadora:

a. Meningococo serogrupo C, MCC, (Menjugate)
b. Meningococo serogrupo A, MenA, (MenAfriVac)
c. Meningococo serogrupo B, 4CMenB, (Bexsero)
d. Meningococo serogrupos ACWY, Men ACWY, (Menveo)

242. Sobre los trastornos de déficit de atención con hiperactividad (TDAH) es FALSO que:

a. Estudios de genéticas implican diversos genes como los receptores de dopamina DRD4 y DRD5
b. Existe evidencia científica de una alteración del funcionamiento cerebral en las áreas del córtex temporal
c. Mediante neuroimagen se ha comprobado disminución de la sustancia blanca y gris
d. Influyen factores biológicos no genéticos como: consumo de alcohol, tabaco y stress durante el embarazo

243. Sobre los signos meníngeos: las siguientes entidades pueden cursar con rigidez de nuca, EXCEPTO:

a. Osteoatritis cervical
b. Neumonía del lóbulo superior izquierdo
c. Absceso retrofaríngeo
d. Cuerpo extraño esofágico

244. Sobre la Ig E específica frente a un determinado alérgeno, señala la FALSA:

a. Permite detectar el grado de sensibilización frente a un determinado alérgeno
b. Es más sensible que las pruebas cutáneas en el diagnóstico de alergia
c. Puede seguir siendo positiva una vez desaparecida la sintomatología clínica
d. No es muy específica en presencia de Ig E sérica elevada

245. La edad media de inicio del consumo de alcohol en nuestra comunidad, según el programa Argos de la Consejería de Sanidad es:

a. A partir de los 15 años
b. Entre 15 y 20 años
c. 13.7 años
d. Es muy variable, dependiendo de múltiples factores

246. Un niño de 4 años que acude a consulta con carnet de vacunas incompleto, si lleva dos dosis de vacuna hexavalente Cuántas dosis habría que administrarle para completarlo:

a. 1
b. 3
c. Ninguna
d. 2

247. Cuál sería una causa de proteinuria persistente de origen tubular:

a. Nefropatía IgA
b. Síndrome nefrótico
c. Síndrome de Dent
d. Síndrome de Alport

248. Sobre la enfermedad inflamatoria intestinal crónica, señale la asociación que NO le parezca frecuente:

a. Colitis ulcerosa-rectorragia
b. Enfermedad de Crohn-afectación del íleo
c. Colitis ulcerosa-masa abdominal
d. Enfermedad de Crohn-lesiones perianales

249. Dosis de vacuna del Papiloma necesarias para una niña de 14 años:

a. 1   b. 2   c. 3   d. 4

250. Escolar que ha presentado una caída desde un tobogán con altura de 1,5 metros. Lo han encontrado tumbado en suelo y somnoliento con un vómito. Cuando lo recibimos en el CS, se comprueba estabilidad circulatoria y en la valoración neurológica se detecta respuesta lenta al dolor y midriasis derecha arreactiva. Qué actitud NO adoptaríamos:

a. Se aspiran secreciones y se instaura oxigenoterapia
b. Voy solicitando material de vía aérea y fármacos de secuencia rápida de intubación
c. Administro 5 ml/Kg de suero hipertónico (SSF 3%) en 5 minutos
d. Administro perfusión de glucosa por si el nivel de conciencia alterado es producido por hipoglucemia

251. Las siguientes entidades, además de la anemia ferropénica, son causa de anemia hipocromamicrocítica, EXCEPTO:

a. Enfermedad crónica
b. Talasemia mayor
c. Hipotiroidismo
d. Anemia sideroblástica

252. Qué proceso infeccioso requiere un periodo de exclusión del centro escolar:

a. Impétigo
b. Síndrome boca-mano-pie
c. Infección por citomegalovirus
d. Oxiurasis (lombrices)

253. Sobre la Encopresis, es FALSO:

a. La causa más frecuente es el estreñimiento crónico

b. Se asocia a enuresis nocturna y dolor abdominal recurrente

c. Raramente existe encopresis en el Hirschsprung

d. El tratamiento más eficaz en la encopresis funcional fisiológica, son los laxantes

254. Sobre el consentimiento informado:

a. El consentimiento informado es una moda pasajera

b. Los consentimientos genéricos son perfectamente válidos

c. Los niños de 12 años pueden otorgar consentimiento válido

d. El consentimiento no puede ser revocado nunca

255. En la valoración de la malnutrición según Shukla, que índice tendría un niño normonutrido:

a. Índice 90-110

b. Índice 110-120

c. Índice 85-90

d. Índice >120

256. A qué situación de fracaso respiratorio corresponde la determinación de los gases arteriales siguientes: pH 7,35, PaCO2 (mm Hg) 60, PaO2 (mm Hg) 50, HCO3 (mEq/L) 34:

a. Fallo respiratorio agudo

b. Fallo respiratorio crónico

c. Fallo respiratorio crónico reagudizado

d. Situación de normalidad

257. En un niño que presenta eosinofilia, causa MENOS probable:

a. Enfermedad asmática

b. Toxocara canis

c. Giardia lamblia

d. Áscaris lumbricoides

258. Sobre el modelo biopsicosocial y psicología, señale la INCORRECTA:

a. La psicoterapia es un procedimiento utilizado

b. El psicólogo debe formar parte del equipo de atención primaria

c. Las intervenciones que han sido clínicamente validadas son los psicofármacos y la psicoterapia

d. Implica que hay determinantes generales que influyen en la edad

259. Una niña con cuello corto y movilidad cervical restringida por la fusión de varias vértebras cervicales probablemente padecerá:

a. Artrosis cervical

b. Osteomielitis cervical

c. Tortícolis congénita bilateral

d. Síndrome de Klippel-Feil

260. Son métodos de cribado de los trastornos del desarrollo psicomotor en Atención Primaria todos EXCEPTO:

a. Tabla de desarrollo 'Haizea-Llevant'

b. Prueba de cribado de Denver (DDST-II)

c. Batería de evaluación PROLEC-R

d. Escala de Bayley

261. En la exploración física de un niño con talla baja, la envergadura o braza, permite diferenciar entre talla proporcionada y desproporcionada, señale la FALSA:

a. En el recién nacido, está reducida unos 2,5 cm respecto a la longitud

b. En la infancia suelen coincidir

c. En el adolescente varón está unos 5 cm por encima de la talla

d. En el adolescente mujer, 4 cm por encima de la talla

262. Sobre el diagnóstico de la TDAH es FALSO que:

a. Es un diagnóstico clínico

b. Hay que hacer diagnóstico diferencia con epilepsia, síndrome X frágil e intoxicación por plomo entre otros

c. Es posible la remisión clínica antes de llegar a la adolescencia

d. Está indicada la realización de análisis, estudios neurofisiológicos y de neuroimagen

263. La uropatía obstructiva más frecuente en la infancia es:

a. Válvulas de uretra posterior

b. Estenosis pieloureteral

c. Duplicidad ureteral

d. Displasia renal multiquística

264. La diabetes mellitus tipo I del niño se caracteriza por todo lo siguiente EXCEPTO:

a. La alteración poligénica y los factores ambientales conducen a la destrucción autoinmune de los islotes del páncreas

b. Precisa administración diaria de insulina exógena

c. Los pacientes tienen requerimientos nutricionales diferentes a los de la población general

d. Las complicaciones a largo plazo se relacionan con la hiperglucemia

265. Aunque la mayoría de los grandes prematuros, tienen al nacer un peso adecuado para su edad gestacional, con frecuencia presentan una restricción del crecimiento postnatal. El orden de recuperación de las variables de crecimiento es:

a. Peso, perímetro cefálico, talla

b. Talla, peso, perímetro cefálico

c. Perímetro cefálico, peso, talla

d. Perímetro cefálico, talla, peso

266. En la pubertad:

a. El mecanismo especifico que conduce a la secreción pulsátil de GnRH por el hipotálamo, está delimitado por la maduración ósea

b. El primer signo de desarrollo puberal en el varón suele ser el inicio de vello púbico

c. El pico de máxima velocidad de crecimiento, es previo a la menarquia

d. El estirón puberal en el niño corresponde al estadio de desarrollo testicular GII-GIII

267. Un RN a término de adecuado peso es atendido en la sala de partos, nace impregnado de líquido amniótico espeso presenta hipotonía, bradicardia severa y apnea. Medida inicial de elección en su reanimación:

a. Intubación y ventilación manual

b. Intubación y aspiración de la vía respiratoria

c. Aspiración orofaríngea y ventilación con bolsa

d. Aspiración orofaríngea y masaje cardiaco

268. Sobre los medicamentos off-label (fuera de ficha técnica) en pediatría. Qué medicamento de los siguientes supuestos está autorizado en ficha técnica (no uso off-label):

a. El Aciclovir es un medicamento autorizado en una gingivitis herpética en un niño de 3 años

b. Budesonida inhalada para un episodio de 'sibilancias' en un lactante de 5 meses

c. Dexametasona en una laringitis aguda en un niño de 2 años

d. Desloratadina para una urticaria en un lactante de 13 meses de edad

269. En el déficit selectivo de IgA es FALSO:

a. Se asocia a mayor riesgo de enfermedades autoinmunes, alergia y celiaquía

b. 90% asintomáticos

c. La inmunidad celular esta siempre disminuida

d. No se suele confirmar el diagnóstico antes de los 4 años

270. La epilepsia parcial benigna de la infancia con paroxismos rolándicos:

a. Se acompaña de déficit neurológico e intelectual

b. Tiene mal pronóstico, ya que en la mayoría de los casos continúan en la edad adulta aumentando la intensidad y frecuencia de las crisis

c. La exploración neurológica es habitualmente patológica

d. El EEG presenta actividad paroxística de puntas focales en zona centro temporal que aumentan en el sueño no REM

271. Tumor cardíaco primario más frecuente en la infancia:

a. Fibroma
b. Mixoma
c. Teratoma
d. Rabdomioma

272. Sobre el tratamiento en las miocardiopatías:

a. En la miocardiopatía hipertrófica los IECAS y diuréticos son el tratamiento fundamental
b. En las miocardiopatías dilatadas, los antiarrítmicos no forman parte de su tratamiento
c. El tratamiento de base de una miocardiopatía metabólica puede ser la dieta y la carnitina
d. Los inotrópicos, como el levosimendán, son la piedra angular en el tratamiento de la miocardiopatía hipertrófica

273. Las crisis de ausencias las clasificaríamos dentro de la clasificación internacional de las crisis epilépticas:

a. Crisis parcial simple motora
b. Crisis parcial simple psíquica
c. Crisis generalizada
d. Espasmos infantiles

274. Sobre las endotropias acomodativas, señale la FALSA:

a. Comienza a los 3-4 años
b. Comienza de manera intermitente
c. Suele asociarse con hipermetropía
d. No suele producir ambliopía

275. Cuál de los siguientes patrones de las quemaduras sugiere malos tratos infantiles:

a. Escaldaduras en un lado de la cara, cuello y hombro
b. Quemaduras en la palma de la mano
c. Distribución en guante de las quemaduras (ambas manos y muñecas)
d. Quemaduras en la pantorrilla y muslo de una pierna

276. De las condiciones clínicas siguientes, en la adolescente, todas contraindican la anticoncepción hormonal combinada, EXCEPTO:

a. Tumores hepáticos benignos
b. Migrañas con aura
c. Hepatitis aguda
d. Tratamiento con antifúngicos

277. En la talla baja familiar idiopática, señale la FALSA:

a. Talla baja igual o inferior al P3 para la edad cronológica y la edad ósea
b. Crecimiento normal, entre el P3 al P10. o incluso inferior al P3. Velocidad de crecimiento igual o inferior al P25, sólo en escasas ocasiones se mantiene ligeramente por encima del P25
c. La pubertad aparece retrasada, y el 'estirón' no es tan intenso como el de la población media
d. Su predicción de Talla adulta da resultados inferiores al P3

278. Niño de 8 años diagnosticado de asma episódica frecuente. Tratamiento de mantenimiento de elección:

a. Glucocorticoides inhalados a dosis media
b. Antagonistas de los receptores de los leucotrienos
c. Glucocorticoides inhalados a dosis bajas
d. Glucocorticoides inhalados a dosis baja más agonista β2 adrenérgico de larga acción

279. Sobre las características anatómicas y funcionales de la piel del recién nacido respecto a la del adulto, es FALSO:

a. La dermis es más fina
b. Las glándulas sudoríparas ecrinas son normales, aunque ineficaces en el control de la temperatura
c. La secreción sebácea es muy baja
d. Tiene más células de Langerhans

280. En la Ataxia vestibular es FALSO que:

a. Es fácil de distinguir de la cerebelosa
b. Generalmente se acompaña de náuseas y vértigo
c. Su cuadro clínico suele ser breve
d. Las pruebas de función vestibular pueden ser útiles para el diagnóstico diferencial

281. Cuál de las siguientes sustancias tiene una adsorción mínima o nula por el carbón activado:

a. Paracetamol
b. Anfetaminas
c. Etanol
d. Diazepam

282. Sobre cómo se comprueba la eficacia del tratamiento con hierro en las anemias ferropénicas según el proceso Anemias:

a. Verificación de la elevación de los niveles de hemoglobina tras dos semanas de tratamiento
b. Control de reticulocitos a los 10 días de iniciado el tratamiento
c. Control de la elevación de los niveles de hemoglobina a los dos meses del tratamiento
d. Controles sucesivos cada 6 meses durante el primer año

283. Un niño con tos ferina durante cuántos días ha de seguir en aislamiento después de iniciado el tratamiento antibiótico:

a. 7 días
b. 5 días
c. 3 días
d. 24 horas

284. En la enfermedad de Scheuermann:

a. Es la causa más frecuente de hipercifosis dorsal
b. Existe acuñamiento anterior de 5º de al menos 3 cuerpos vertebrales consecutivos
c. Se corrige activamente con la hiperextensión de la columna dorsal
d. No suele asociar dolor

285. La diarrea, presenta determinadas características según la causa:

a. Frecuentes, pequeñas, mucosas, con pujo y tenesmo –> Diarrea secretora
b. Predominio nocturno –> Diarrea funcional
c. Muy liquidas y abundantes, sin respuesta al ayuno –> Diarrea secretora
d. Liquidas, explosivas y olor agrio –> Insuficiencia exocrina del páncreas

286. En un niño con anemia de células falciformes, el germen que más probablemente origina osteomielitis es:

a. Streptococcus pneumonie
b. Salmonella sp
c. Staphilococcus aureus
d. Bacteroides frágilis

287. En las siguientes situaciones el pediatra debe enviar al niño al ortopeda excepto en:

a. Recién nacido en el que con la maniobra de Ortolani aparece un resalto
b. Recién nacido con limitación de la abducción de la cadera
c. Niño de 5 años con genu valgo y distancia intermaleolar de 4 cm
d. Niño de 10 años con pie plano doloroso

288. En el Kala-azar es FALSO que:

a. Es una forma visceral de leishmaniosis
b. Es una enfermedad infecciosa producida por la lehismaniadonovani
c. Se presenta de tres formas diferentes
d. Es endémico en los países de la cuenca mediterránea

289. De los siguientes síndromes hereditarios de fiebre periódica, es FALSO:

a. La Fiebre mediterránea familiar es de herencia autosómica recesiva y asocia fiebre recurrente
b. El síndrome de Muckle-Wells se inicia en la niñez con fiebre moderada y urticaria no pruriginosa
c. El Síndrome de hipergammaglobulinemia D con fiebre periódica es de herencia autosómica dominante
d. El Síndrome crónico, infantil, neurológico, cutáneo y articular (síndrome CINCA) es de herencia autosómica dominante

290. Si se ha interrumpido la pauta de vacunación durante un periodo prolongado, es necesario reiniciar toda la pauta:

a. Sí
b. Vacuna puesta, vacuna válida
c. Continuar siempre que se hayan respetado los periodos entre dosis mínimas
d. No, pero se debe poner una dosis extra

291. Se ha descrito la asociación con riñón de herradura en el Síndrome de

a. Noonan
b. Down
c. Turner
d. Marfan

292. Sobre las medidas epidemiológicas de asociación e impacto es FALSO:

a. El riesgo relativo es útil en investigación etiológica
b. El riesgo relativo depende de la frecuencia de la enfermedad
c. La diferencia de incidencias es útil en salud pública
d. La diferencia de incidencias depende de la frecuencia de la enfermedad

293. Según el artículo 26 de la Ley 31/1995, de prevención de Riesgos Laborales, de 8 de noviembre la situación de riesgo durante la lactancia natural se extiende hasta que el hijo cuenta con:

a. 16 semanas
b. 18 semanas
c. 12 meses
d. 9 meses

296. Sobre los medicamentos off-label (fuera de ficha técnica) en pediatría. Qué medicamento de los siguientes está autorizado en ficha técnica (no uso off label):

a. Acetilcisteína para un lactante de 20 meses intoxicado por Paracetamol
b. Ebastina para una urticaria en un niño de 3 años
c. Mebendazol para tratar una oxiurasis en un niño de 23 meses de edad
d. Ácido acetilsalicílico en niño de 5 años con Enfermedad de Kawasaki

297. Alteraciones hormonales en el hipotiroidismo. Es FALSO:

a. T4 libre baja con TSH normal: Hipotiroidismo central de origen hipotalámico
b. T4 libre baja con TSH baja: Hipotiroidismo central de origen hipofisario
c. T4 libre normal con TSH elevada: Hipotiroidismo primario compensado (subclínico)
d. T4 libre elevada con TSH normal o elevada: Hipertirotropinemia transitoria del recién nacido

298. Probabilidad de que aparezca una hipoacusia neurosensorial progresiva asociada a una infección congénita por citomegalovirus en un recién nacido:

a. 10 – 20 %
b. 30 – 40 %
c. 50 – 70 %
d. 80 – 90 %

299. Sobre la ginecomastia puberal:

a. El 90% se resuelve en dos años
b. El diámetro es menor de 4 cm
c. Si la evolución es mayor de 2 años, suele existir hiperplasia ductal e inflamación
d. Tiene asociación familiar

300. Entre las inmunodeficiencias congénitas se encuentra el síndrome de Wiskott-Aldrich, en el que se da lo siguiente, EXCEPTO:

a. Herencia autosómica recesiva
b. Eccema
c. Trombopenia
d. Elevada la IgA e IgE, baja la IgM y normal la IgG

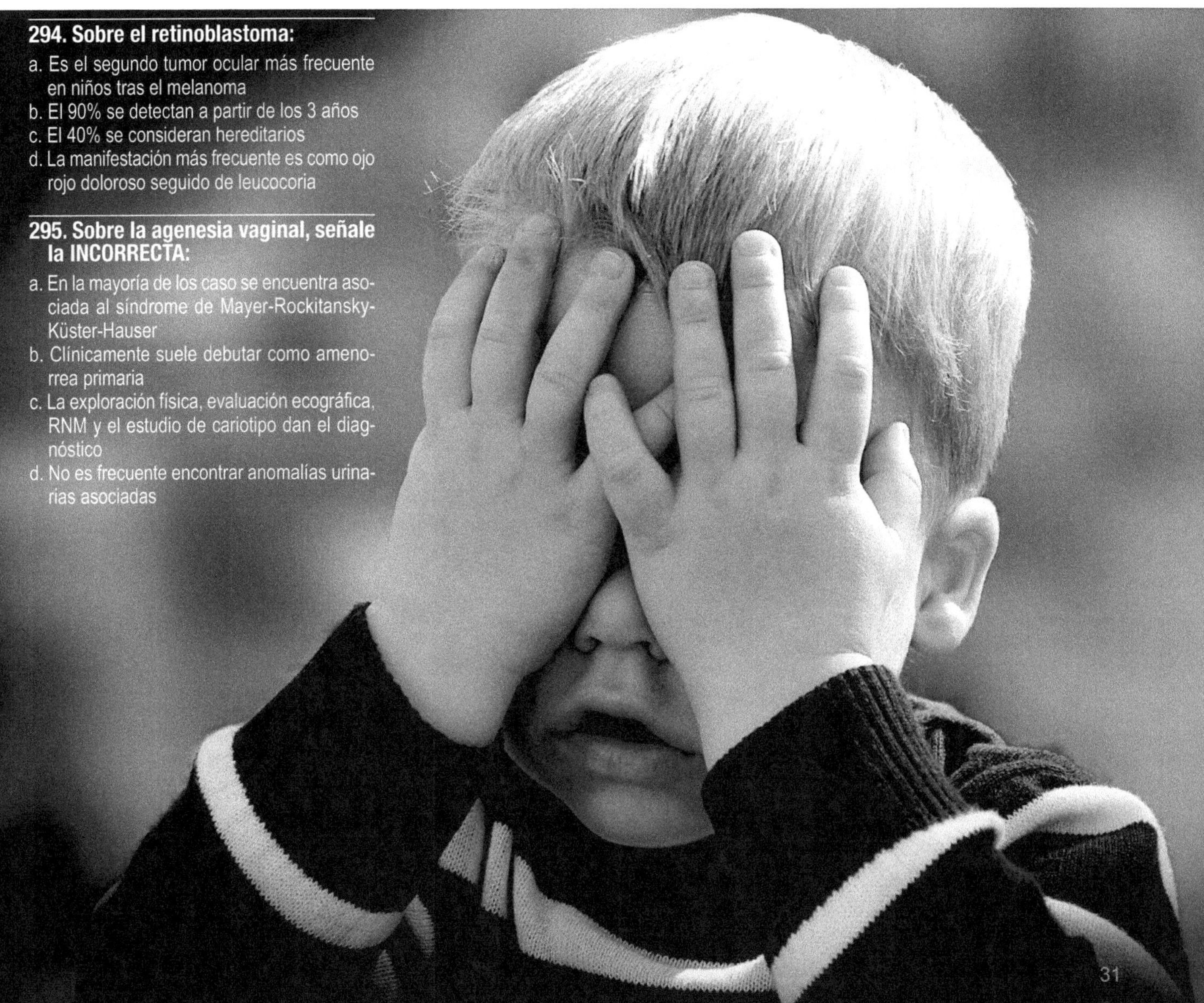

294. Sobre el retinoblastoma:

a. Es el segundo tumor ocular más frecuente en niños tras el melanoma
b. El 90% se detectan a partir de los 3 años
c. El 40% se consideran hereditarios
d. La manifestación más frecuente es como ojo rojo doloroso seguido de leucocoria

295. Sobre la agenesia vaginal, señale la INCORRECTA:

a. En la mayoría de los caso se encuentra asociada al síndrome de Mayer-Rockitansky-Küster-Hauser
b. Clínicamente suele debutar como amenorrea primaria
c. La exploración física, evaluación ecográfica, RNM y el estudio de cariotipo dan el diagnóstico
d. No es frecuente encontrar anomalías urinarias asociadas

301. Sobre las leucemias, es FALSO:
a. Son las neoplasias ms frecuentes en el niño
b. En el 90 – 95 % de los casos se trata de leucemias agudas
c. La incidencia de leucemia aguda linfoblástica es mayor en niños entre los 3 – 5 años
d. La leucemia aguda mieloide es menor en el primer año de vida

302. En el Síndrome de Gilles de la Tourette, es FALSO:
a. Frecuencia de 1/2000
b. Se hereda con carácter autosómico dominante
c. Se inicia entre los 2 y 21 años
d. Alrededor del 20% de los pacientes presentan síntomas obsesivos compulsivos

303. En la Enfermedad de Perthes es FALSO:
a. Aparece en niños varones, entre los 3 – 9 años
b. La Rx debe hacerse en dos proyecciones
c. Evoluciona en cinco fases
d. La duración global del proceso está en alrededor del año y medio

304. Sobre la alimentación en el paciente con diabetes mellitus (DM), señale la INCORRECTA:
a. La distribución de macronutrientes de la dieta del paciente con DM debe ser muy similar a la de niños sanos de la misma edad y sexo
b. El ascenso de la glucemia postprandial se evita habitualmente gracias a la insulina basal
c. Es posible flexibilizar la cantidad de raciones de hidratos de carbono utilizando el ratio insulina/ración, pero el manejo suele ser más fácil si existe regularidad en la ingesta
d. Las comidas muy ricas en grasas y proteínas pueden influir en la glucemia

305. Cuál de estos síndromes epilépticos es más propio del periodo neonatal:
a. Síndrome de Ohtahara
b. Epilepsia mioclónico-astática (Síndrome de Doose)
c. Síndrome de Lennox-Gastaut
d. Deficiencia del transportador de la glucosa tipo 1

306. Sobre el crecimiento normal del niño, es FALSO:
a. Hay una velocidad máxima prenatal y en los dos primeros años de vida
b. Fase estable desde los tres años hasta el comienzo de la pubertad
c. El modelo que mejor lo representa es el de Darling ICP
d. Hay una nueva fase correspondiente al estirón puberal

307. Sobre los accidentes infantiles es FALSO:
a. 20.000 muertes/año por accidentes en los menores de 15 años
b. Hasta el 60% de las visitas a los servicios de urgencias son motivados por un accidente
c. El 25% de ingresos en UCI pediátrica son motivados por accidentes involuntarios
d. Son más frecuentes en niños que en niñas

308. Los niños deben ser excluidos de la guardería en las siguientes ocasiones EXCEPTO:
a. Faringitis estreptocócica hasta 24 horas después de iniciado el tratamiento
b. Piojos de la cabeza (pediculosis), hasta después del primer tratamiento
c. Exantema sin fiebre y sin alteraciones de la conducta
d. Diarrea ó deposiciones que contienen sangre ó moco

309. El test de Denver:
a. Es un test de valoración cuantitativa del desarrollo infantil
b. Es una prueba de cribado de desarrollo madurativo
c. Está Indicado para niños de 0-10 años
d. Tiene poca sensibilidad (20-30%) y escasa especificidad (30-40%)

310. Un niño de 4 años ha sufrido un accidente de tráfico. Ha salido despedido por la ventanilla del automóvil. Usted ve el accidente y acude a auxiliarle, cuál es la primera maniobra que debe realizar:
a. Examinar su boca por si hubiera cuerpos extraños
b. Comprobar si responde al llamarle o tocarle
c. Iniciar ventilación boca a boca
d. Moverle de la postura en que esté a la postura de seguridad

311. En las lesiones de la cavidad oral
a. El frenillo labial, se suele seccionar alrededor de los 4-5 años
b. El frenillo lingual, siempre requiere tratamiento quirúrgico
c. La ránula puede extenderse hacia la zona cervical y requiere extirpación
d. El quiste de erupción dentaria suele precisar tratamiento

312. Sobre la Leucemia Linfoblástica aguda (LLA) en la edad pediátrica, señale la FALSA:
a. Es el tipo de leucemia más frecuente en la edad pediátrica, con una incidencia máxima entre los 2 y 6 años
b. Cuando un gemelo enferma con leucemia, el riesgo de su gemelo idéntico puede llegar a ser del 100%, si se ha desarrollado en el primer año de la vida
c. Afecta con mayor frecuencia a niños con determinados trastornos cromosómicos (Síndrome de Down, síndrome de Bloom, etc.)
d. Tiene mejor pronóstico cuando afecta a niños mayores de 10 años y el recuento leucocitario es > 50.000

313. En un niño con espasmofemia (tartamudez):
a. Hay que descartar una hipoacusia como causa más probable
b. Hay que hablarle de forma alta y clara y corregirle para dar ejemplo
c. Hay que insistir en que se relaje, deje de tartamudear y no se hable del problema
d. Hay que demostrarle que lo importante es que se haga entender, no que pronuncie de forma correcta

314. Niño de 12 años con dolor abdominal, acompañado de pérdida de peso, astenia y fiebre mantenida la última semana a la exploración. Se objetiva en la exploración una masa en flanco derecho y en la ecografía se confirma la presencia de una invaginación intestinal. Diagnóstico más probable:
a. Tumor de Wilms
b. Neuroblastoma
c. Malformación urológica
d. Linfoma no Hodgkin

315. Cuál de estos virus produce más frecuentemente meningitis virales:
a. Citomegalovirus
b. Rotavirus
c. Virus de Epstein-Barr
d. Enterovirus

316. En la Enfermedad de Köhler NO es cierto:
a. Es una osteocondritis del escafoides tarsiano
b. Aparece entre los 3 – 7 años
c. Se da sobre todo en el sexo femenino
d. La evolución es hacia la curación espontánea

317. Según el consenso del grupo de expertos sobre la Enfermedad por Reflujo gastroesofágico (ERGE) en la edad pediátrica es FALSO:

a. Los IBP (inhibidores de la bomba de protones) o los antagonistas de los receptores H2 (H2RA) son el tratamiento de elección para los síntomas típicos (pirosis, dolor retroesternal o epigástrico)

b. No se usa alginatos, antiácidos, domperidona, metoclopramida ni otros procinéticos como tratamiento de primera línea

c. No utilizar H2RA o IBP en pacientes con síntomas extraesofágicos (tos, sibilancia, asma) sin síntomas digestivos asociados

d. Aconsejan usar H2RA o IBP para el tratamiento del llanto/irritabilidad en lactantes o para el tratamiento de la regurgitación visible en niños sanos

318. En las cefaleas es FALSO que:

a. Son motivo frecuente de consulta en la práctica pediátrica

b. Es un síntoma común habitualmente banal y de naturaleza benigna

c. Las cefaleas agudas generalizadas se acompañan de un proceso febril hasta en un 70 – 80 % de casos

d. El prototipo de cefalea aguda generalizada es la migraña

319. En el síndrome de Bartter encontraremos:

a. Acidosis metabólica

b. Hiperpotasemia

c. Hipercalciuria

d. Ninguna de las tres

320. En qué circunstancia NO se recomienda cribado lipídico selectivo en niños y adolescentes:

a. Padre o madre con colesterol total >200 mg/dl

b. Antecedente de enfermedad cardiovascular prematura en los abuelos

c. Si existen datos asociados de HTA

d. Si existen datos asociados de Obesidad y Diabetes Mellitas

321. Sobre la Enfermedad de Kawasaki, es FALSO:

a. Suele tener elevado: PCR, VSG, PCT, ALT, Albúmina, leucocitosis con neutrofilia y piuria estéril

b. Los niveles de Calproctectina suelen estar elevados

c. El tratamiento estándar es con Inmunoglobulina humana IV (IGIV): 2 gr/Kg y ácido acetil salicílico (AAS) vía oral: 30-50 mg/Kg/día

d. La conjuntivitis es bilateral, bulbar y no supurativa

322. Sobre la endocarditis infecciosa, es FALSO:

a. Es poco frecuente: 0,3 casos por 100.000 niños y año

b. Los cocos Gram + constituyen más del 80 % de las bacterias aisladas

c. No hay lesión de verruga o vegetación

d. La fiebre es la manifestación más frecuente

323. El cuerpo extraño en la vías aéreas inferiores se puede manifestar menos habitualmente por:

a. Neumonía recurrente

b. Hemoptisis

c. Asma rebelde al tratamiento

d. Tos, fiebre séptica y dificultad respiratoria si el cuerpo extraño es vegetal

324. En la Corea familiar benigna es FALSO:

a. Se inicia en el periodo de lactante

b. La inteligencia es normal

c. Tiene una herencia AR

d. En sangre se aprecia un nivel elevado de TSH

325. Manifestación hemorrágica NO frecuente en las púrpuras trombocitopénicas:

a. Petequias

b. Epístaxis

c. Hemartros

d. Gingivorragias

326. Ante un recién nacido que presenta labio leporino, dedos flexionados y polidactilia, hipertelolismo ocular, nariz bulbosa, cráneo anormal y pequeño, microstalmía y costillas hipoplásicas, pensaremos en:

a. Síndrome de Pateau

b. Síndrome de Edwards

c. Trisomía 8

d. Síndrome de Angelman

327. En el tratamiento de la Otitis media aguda en un niño alérgico a la penicilina (reacción inmediata)se pueden usar los siguientes antibióticos, EXCEPTO:

a. Clindamicina

b. Levofloxacino

c. Cefpodoxima

d. Claritromicina

328. La aniridia se asocia a todo lo siguiente salvo:

a. Tumor de Wilms

b. Anomalías genitourinarias

c. Delección parcial del brazo corto del cromosoma 10

d. Retraso mental

329. Dato de laboratorio NO típico de la anorexia nerviosa:

a. Hipoglucemia

b. Hipocolesterolemia

c. Leucopenia

d. Trombopenia

330. Cuál de las siguientes insulinas NO es un análogo de acción rápida:

a. Humalog®

b. Actrapid®

c. Apidra®

d. Novarapid®

331. Para evaluar la eficacia de una nueva vacuna contra el Neumococo se seleccionaron 4.000 niños menores de 2 años, asignándoles de manera aleatoria a 2.000 de ellos la vacuna frente a 13 serotipos y a los otros 2.000 la vacuna frente a 7 serotipos. Qué tipo de diseño es:

a. Estudio de cohortes

b. Ensayo comunitario de intervención

c. Ensayo clínico aleatorizado

d. Ensayo de campo

332. Es poco frecuente en la enfermedad de Crohn:

a. Dolor abdominal

b. Masa abdominal

c. Retraso del crecimiento

d. Pioderma gangrenoso

333. Qué factores de la coagulación son vitamina K dependientes:

a. II, VII, IX y XII

b. II, VII, IX y X

c. V, VII, XI y XII

d. I, VII, IX y X

334. Qué fármaco EVITARÍA como profilaxis ante un paciente malnutrido afecto de cefalea primaria:

a. Topiramato   b. Flunarizina

c. Promanolol   d. Amitriptilina

335. Sobre la Tiroiditis Linfocitaria Autoinmune, es FALSO:

a. Es la causa más frecuente de enfermedad tiroidea en niños y adolescentes. Es también la causa más frecuente de hipotiroidismo adquirido, con o sin bocio

b. La presencia en sangre de anticuerpos antiperoxidasa tiroidea es patognomónico de la tiroiditis linfocitaria autoinmune

c. Es más frecuente en niñas y durante la adolescencia. La mayoría de los niños afectados son clínicamente eutiroideos y están asintomáticos

d. La incidencia en los hermanos o los padres de los niños afectados puede ser del 25%

336. Nervio craneal más habitualmente afectado en la enfermedad de Lyme:

a. Nervio óptico

b. Nervio facial

c. Nervio oculomotor

d. Nervio trigémino

337. En el tratamiento de la epilepsia:

a. Es preferible la politerapia sobre todo en los casos en los que se prevé dificultad en el control de las crisis

b. La monoterapia es el tratamiento de elección en la epilepsia, y se recomienda probar, al menos, tres fármacos aislados antes de pasar a politerapia, salvo excepciones

c. En todos los pacientes en los que no se controlen las crisis con fármacos antiepilépticos, se recomendará una cirugía de la epilepsia

d. La dieta cetógena es de muy fácil instauración y manejo, puede prescribirse desde Atención Primaria como medida de soporte sin necesidad de colaboración por parte de neurología ni gastroenterología /nutrición

338. Todas las siguientes son contraindicaciones para la lactancia materna en países desarrollados, EXCEPTO:

a. Madre portadora de VIH
b. Madre portadora de hepatitis C
c. Galactosemia del niño
d. Madre consumidora de heroína

339. Sobre los tumores cardíacos de la infancia, es FALSO:

a. Son casi siempre benignos
b. Los mixomas se localizan con más frecuencia en los ventrículos
c. La mayoría de los rabdomiosarcomas se ven en niños menores de un año
d. El tumor cardíaco maligno más frecuente es el sarcoma

340. En un recién nacido con lagrimeo, se debe descartar lo siguiente, EXCEPTO:

a. Glaucoma
b. Estenosis importante de coanas
c. Retinoblastoma
d. Oftalmia neonatorum

341. En la Duplicidad ureteral, es FALSO:

a. El diagnóstico de una duplicidad ureteral se realiza habitualmente por ecografía
b. El DMSA ayuda a conocer la función del ambos pielones
c. La urografía intravenosa suele realizarse antes de la cirugía para conocer la anatomía
d. La cistografía miccional es útil para descartar presencia de reflujo en estos pacientes

342. Sobre el dolor abdominal agudo, las causas más frecuentes en la infancia son todas EXCEPTO:

a. Gastroenteritis aguda
b. Infección urinaria
c. Invaginación intestinal
d. Apendicitis aguda en menores de 4 años

343. Sobre el impétigo:

a. La forma no bullosa se produce únicamente por el estrectococo pyogenes
b. La forma bullosa se produce únicamente por el estrectococo pyogenes.
c. En caso de precisar tratamiento sistémico, el fármaco de primera elección en el impétigo bulloso es la amoxicilina
d. En caso de infección superficial con mala respuesta al tratamiento tópico con mupirocina, la retapamulina puede ser una opción terapéutica válida

344. Sobre la adopción es FALSO:

a. Son más difíciles de adoptar en España los niños con minusvalías físicas y psíquicas
b. Se exige el certificado de idoneidad para las parejas que quieran adoptar
c. La espera en España es de 12 a 15 años
d. En Europa, solo Holanda y Suecia reconocen el derecho a la adopción de menores por homosexuales

345. En el tratamiento de la depresión infantil es FALSO:

a. Los ISRS suelen ser útiles
b. La fluoxetina y paroxetina se administran a dosis de 50 – 60 mg al día
c. La sertralina y fluvoxamina se inicia a 50 mg/día pudiendo llegar a los 200 – 300 mg/día
d. En todos los casos se precisa intervención psicoterápica y psicosocial desde el inicio del tratamiento

346. El consentimiento informado de un psicofármaco debe:

a. Firmarse solo por el niño o adolescente
b. Ser utilizado siempre que lo prescribamos
c. Ser firmado sólo por los padres
d. Ser utilizado cuando se utilizan psicofármacos para indicaciones fuera de la ficha técnica

347. Acude la consulta un varón de 4 años en el que sospechamos una infección del tracto urinario (ITU). Solicitamos una tira reactiva de orina. Qué actitud sería la más recomendable ante los siguientes hallazgos:

a. Nitritos y Esterasa leucocitaria (+): ITU muy probable. Se iniciará antibioterapia
b. Nitritos (+) y esterasa leucocitaria (-), ITU muy probable. Se iniciará antibioterapia previa recogida de urocultivo
c. Nitritos (-) y esterasa leucocitaria (+). Probable ITU. Se iniciará antibioterapia
d. Nitritos y esterasa leucocitaria (-), aunque prácticamente excluiría la ITU, iniciaríamos antibioterapia

348. Todas son causa de Hidrocefalia comunicante, EXCEPTO:

a. Acondroplasia
b. Impresión basilar
c. Malformación de Dandy-Walker
d. Meningitis

349. Sobre la Organización de la Atención Primaria es FALSO:

a. Estructura física y humana
b. Proceso (lo que se hace o se manda hacer)
c. Prevención
d. Resultado

350. Cuál de los siguientes alimentos NO está habitualmente implicado en el síndrome de latex-frutas:

a. Aguacate
b. Plátano
c. Cacahuete
d. Castaña

351. La pubertad precoz está influida por algunos factores EXCEPTO:

a. Raza
b. Niñas hijas de madres con menarquia precoz
c. Pacientes con peso alto al nacimiento
d. Después de la exposición a estrógenos

352. Ante un diagnóstico de restos cartilaginosos braquiales, cuándo se deriva a cirugía:

a. Al nacimiento
b. Al cuarto mes de vida
c. Nunca
d. A partir del año

353. Sobre el RN prematuro es FALSO:

a. Pretérmino moderado entre 31 – 36 semanas
b. Pretérmino extremo entre 28 – 30 semanas
c. Pretérmino muy extremo, edad gestacional inferior a 28 semanas
d. Actualmente se considera como límite de viabilidad un peso entre 300 – 400 gr. al nacimiento y edad gestacional de 20 semanas

354. Niña de 2 años con diarrea persistente y cambios en la piel periorificial que consisten en placas bien delimitadas brillantemente eritematosas. También se refiere caída del cabello. Se destetó a la lactante satisfactoriamente a los 5 meses de edad. Su hermano de mayor edad tuvo el mismo trastorno a los 3 años:

a. Este trastorno se transmite como un trastorno autosómico dominante
b. Cursa con déficit de fosfatasa alcalina
c. Las uñas siempre son normales en este trastorno
d. El análisis de la leche materna no puede ayudar al diagnóstico

355. Entre las causas de malnutrición NO se encuentra:

a. Fibrosis quística
b. Insuficiencia renal crónica
c. Cardiopatía congénita
d. Abandono precoz de la lactancia materna

356. La vacuna neumocócica conjugada 13-valente incluye los siguiente serotipos EXCEPTO uno:

a. 6B   b. 8F   c. 18C   d. 19F

357. Ante un lactante de 5 meses de edad con fiebre sin foco de 48 horas de evolución, con buen estado general y tira reactiva de orina mediante bolsa adhesiva con reacción leucocitaria. Qué actitud adoptaría:

a. Solicitaría un cultivo de orina recogido mediante bolsa adhesiva y trataría con antibióticos, ya que la sospecha de ITU es alta
b. Recogería una muestra de orina mediante una técnica más estéril y si la tira reactiva resulta positiva solicitaría cultivo e iniciaría tratamiento con antibióticos
c. Realizaría una analítica de sangre pues es obligada para descartar aumento de reactantes de fase aguda y valorar la función renal
d. Pondría tratamiento antibiótico sin necesidad de cultivo, ya que en este caso la presencia de infección urinaria es clara

358. En cuanto a la Historia Clínica en Atención Primaria, señale la FALSA:

a. Es un documento fundamental de todo el sistema de registro

b. Es necesario para asegurar y evaluar la calidad asistencial

c. La documentación puede guardarse en varios expedientes

d. Debería permitir la integración de los informes de distintas especialidades

359. Los recién nacidos prematuros adquieren la memoria inmunológica similar a los nacidos a término a los:

a. 3 meses de vida postnatal

b. 6 meses de vida postnatal

c. 9 meses de vida postnatal

d. A partir de los 12 meses de vida postnatal

360. Las infestaciones por Giardia lamblia son más frecuentes en:

a. Inmunodeficiencias combinadas (T)

b. Inmunodeficiencias humorales (B)

c. Déficit de la función fagocitaria

d. Déficit del complemento

361. En el bloqueo auriculoventricular de segundo grado Tipo I (Wenckebach):

a. Todos los impulsos auriculares se conducen a los ventrículos

b. El intervalo PR se alarga hasta que una onda P no conduce

c. No existe alargamiento PR, súbitamente una onda P no conduce

d. Siempre degeneran en tercer grado

362. Sobre el tratamiento de la faringoamigdalitis aguda, es FALSO que:

a. La penicilina V durante 10 días, es el tratamiento más indicado en Pediatría

b. La azitromicina se debe utilizar en los casos de alergia a la penicilina

c. Los portadores del EBHGA no requieren tratamiento

d. El trimetoprim-sulfametoxazol puede ser útil en la faringoamigdalitis aguda estreptocócica

363. Los atributos básicos de la Atención Primaria son todos EXCEPTO:

a. Accesibilidad

b. Coordinación

c. Integralidad

d. Verticalidad

364. Sobre el hipotiroidismo congénito, es FALSO:

a. Los programas de cribado neonatal detectan la mayoría de los casos

b. Un porcentaje de casos no mayoritario (en torno al 10%) son transitorios

c. Las dishormogénesis tiroideas son las causas más frecuentes

d. Las disgenesias tiroideas son alteraciones en el desarrollo embrionario de la glándula tiroides

365. En la Histiocitosis de Células de Langerhans en la infancia, es FALSO:

a. Se han descrito algunos virus como probable causa desencadenante de la enfermedad

b. Se puede presentar a cualquier edad, pero la mayor frecuencia entre el primer y cuarto año de vida

c. La lesión cutánea básica suele localizarse en cuero cabelludo y grandes pliegues, especialmente en lactantes

d. Edad mayor de 1 año, trombocitopenia y disfunción respiratoria, son índices de mal pronóstico

366. El virus respiratorio sincitial:

a. Ocasiona el 40% de las bronquiolitis de los lactantes

b. No deja inmunidad permanente

c. Responde bien al tratamiento con ribavirina

d. El mejor método de prevención es la inmunoglobulina específica

367. Qué mide el test de Fagerström:

a. Motivación para dejar de fumar

b. La dependencia de los fumadores a la nicotina

c. La capacidad para superar circunstancias de especial dificultad

d. Dependencia alcohólica

368. El método diagnóstico de elección en la alergia alimentaria es:

a. Determinación de IgE frente al alimento sensibilizante

b. Determinación de IgE total

c. Test de provocación oral a doble ciego con placebo

d. Pruebas cutáneas, prick frente al alérgeno alimentario

369. El Real Decreto que creó las Estructuras Básicas de Salud y la incorporación de los pediatras a los equipos de Atención Primaria se promulgó en:

a. 1982   b. 1984   c. 1986   d. 1988

370. En un adolescente con TDAH y epilepsia:

a. Nunca tratar con psicoestimulantes

b. No tener en cuenta los efectos secundarios conductuales de los fármacos pues en esta edad es menos frecuente

c. Los síntomas de TDAH son debidos a los fármacos, es raro que se asocien epilepsia y TDAH

d. Usar sólo los fármacos propios del TDAH cuando el tratamiento conductual no se haya demostrado efectivo

371. Son pilares de la entrevista motivacional todas las propuestas, EXCEPTO:

a. Expresar empatía

b. Aceptar la ambivalencia

c. Manejar las resistencias

d. No reforzar la autoeficiencia

372. El agente sensibilizante más importante en el asma es:

a. Polvo y dermatofagoides

b. Pólenes

c. Epitelio de animales

d. Leche de vaca

373. En la enfermedad de Lyme, señale la FALSA:

a. Existen diferencias entre las cepas de Borrelia identificadas en Europa y en America

b. Presentan 4 estadios

c. En la fase inicial localizada el antibiótico de elección en niños mayores de 8 años es la Doxiciclina y en menores de esta edad Amoxicilina

d. Puede cursar con acrodermatitis crónica y afectación neurológica crónica

374. Qué malformación broncopulmonar NO lo es por exceso:

a. Secuestro pulmonar

b. Secuestro intralobar

c. Secuestro extralobar

d. Aplasia pulmonar

375. Las siguientes son características del síndrome de Landau-Kleffner, EXCEPTO:

a. Comienzo entre los 3 y los 8 años

b. Afasia adquirida de tipo receptivo

c. Retraso mental moderado-severo

d. Crisis epilépticas que suelen ceder en la adolescencia

376. Lo más importante o definitivo para identificar una pseudocrisis es:

a. La historia clínica

b. Registro EEG crítico

c. Neuroimagen

d. Analítica para descartar hipoglucemia

377. Cuál de las siguientes asociaciones con respecto a la enfermedad de Lyme es FALSA:

a. Estadio 1 de la enfermedad /eritema migratorio anular

b. Estadio 2 de la enfermedad /oligoartritis asimétrica de grandes articulaciones

c. Estadio 3 de la enfermedad /meningitis aséptica

d. Amoxicilia o doxiciclina /tratamiento de elección en la fase precoz

378. El hallazgo de un timpanograma plano es sugestivo de:

a. Otitis media aguda

b. Otitis media con efusión

c. Miringitis

d. Otitis media crónica

379. En la Disforia de género, la terapia hormonal en niños debe iniciarse:

a. A los 11 años en las chicas y a los 12 años en los chicos

b. En estadio III de Tanner

c. En estadio II de Tanner

d. A los 16 años

380. En el Síndrome de West es FALSO:

a. Es una encefalopatía epiléptica relacionada con la edad
b. Cursa con crisis en forma de espasmos
c. Responde bien a los tratamientos convencionales
d. El EEG es característico con trazado intercrítico de hipsarritmias

381. Los siguientes escenarios clínicos pueden asociarse a una tira reactiva positiva para sangre y hematuria real, EXCEPTO:

a. Quemaduras extensas de tercer grado
b. Traumatismo abdominal
c. Anemia
d. Infección urinaria por Proteus mirabili

382. Entre los motivos esgrimidos por los jóvenes para justificar el consumo de drogas, destaca por su mayor frecuencia:

a. Curiosidad
b. Presión de grupo
c. Búsqueda de emociones
d. La existencia de conflictividad familiar

383. Causa más frecuente de pubertad precoz central en las niñas:

a. Hamartoma hipotalámico
b. Idiopática
c. Pubertad precoz central secundaria a pubertad precoz periférica
d. Tumor secretor de GnRH

384. Causa más frecuente de anafilaxia en un niño:

a. Látex
b. Medicamentos
c. Alimentos
d. Idiopática

385. En la ataxia es FALSO que:

a. Forma parte del complejo sindrómico de muchas enfermedades
b. Puede originarse por alteraciones de los cordones medulares posteriores
c. Según su forma de presentación se presentan cuatro grupos
d. Hay disminución del tono muscular

386. Un niño de 4 meses que va a viajar a un país endémico de meningitis W y acude a su centro de salud para revisión y vacuna de 4 meses, qué vacunas se le pondrían:

a. Las correspondientes por calendario
b. Nimenrix más las de los 4 meses
c. No se haría nada puesto que es menor de un año
d. Bexsero más las de los 4 meses

387. En las distonías de torsión es FALSO que:

a. Hay ausencia de afectación intelectual
b. Historia perinatal normal
c. Desarrollo psicomotor patológico
d. Los exámenes de laboratorio y neuroimagen son normales

388. Cuándo hay que derivar al cirujano una diastasis de rectos:

a. Al nacer
b. En el momento del diagnóstico
c. A los dos años
d. No derivar

389. En los tumores Neuroblásticos es FALSO que:

a. Son los más frecuentes en los dos primeros años de la vida
b. Después de los tumores del SNC son los tumores sólidos más frecuentes en el niño
c. En conjunto, representan el 20 – 30 % de los tumores pediátricos
d. La edad media al diagnóstico es de dos años

390. El derecho a la protección de la salud se reconoce en la Constitución Española en el artículo:

a. 43   b. 47   c. 53   d. 57

391. De las siguientes cardiopatías congénitas en un niño con Síndrome de Down, cuál es la más frecuente:

a. Defecto septal interventricular
b. Osteum Secundum
c. Tetralogía de Fallot
d. Ductus persistente

392. Todas son características del buen entrevistador clínico EXCEPTO:

a. Reactividad alta
b. Empatía
c. Calidez
d. Asertividad

393. Sobre la coartación aórtica, es FALSO:

a. Más frecuente en mujeres
b. Puede ser una característica del Síndrome de Turner
c. Anomalías de la válvula mitral son lesiones asociadas
d. La mayoría aparece justo por debajo del origen de la arteria subclavia izquierda

394. Los secuestros broncopulmonares se caracterizan por lo siguiente, EXCEPTO:

a. Su vascularización procede directamente de la aorta
b. Los secuestros extralobares disponen de una pleura propia
c. El drenaje venoso de los secuestros intralobares se realiza a través de la circulación general
d. Puede haber comunicación del secuestro con el esófago

395. En el autismo es FALSO:

a. El niño se comporta como si fuera sordo
b. Resistencia a cualquier aprendizaje
c. Actividad física exagerada
d. Casi nunca existe deficiencia mental

396. Un niño de 4 años acude a Urgencias Pediátricas tras la ingestión accidental de lejía de las siguientes pruebas diagnósticas, cuál NO aporta beneficio en el momento agudo:

a. Exploración física de la cavidad orofaríngea
b. Rx simple de abdomen
c. Endoscopia alta
d. Transito digestivo baritado

397. Señale la INCORRECTA respecto al síncope neurocardiogénico:

a. Es la causa más frecuente de síncope en la infancia
b. La historia clínica asociada a una exploración física y ECG normal no es suficiente para su diagnóstico
c. Está producida por un mecanismo reflejo mediado por el sistema vegetativo y no completamente conocido, que tiene como resultado la aparición de hipotensión o/y bradicardia
d. Puede repetirse hasta en un 30% de los pacientes

398. De conformidad con el artículo 9.1 de la Ley 31/1995, de 8 de noviembre, de prevención de Riesgos Laborales, la función de la vigilancia y control de la normativa sobre prevención de riesgos laborales corresponde a:

a. El Instituto Nacional de Seguridad e Higiene en el trabajo
b. La Organizaciones Sindicales
c. Al Instituto Nacional de la Seguridad Social
d. A la Inspección de Trabajo y Seguridad Social

399. En el caso de intoxicación por benzodiacepinas, antídoto específico:

a. Pralidoxima
b. Flumazenilo
c. Piridoxina
d. Dimercaprol

400. Los cuatro componentes principales de la historia clínica son todos EXCEPTO:

a. Datos obtenidos de la exploración física y complementaria
b. Diagnóstico
c. Tratamiento
d. Datos objetivos proporcionados por el paciente

401. La proteína C reactiva es un reactante de fase aguda que se eleva en las infecciones bacterianas:

a. Su normalidad excluye una infección bacteriana
b. En el caso de existir complicaciones evolutivas, sus niveles séricos suelen permanecer aumentados
c. Sus niveles séricos sólo aumentan en las infecciones bacterianas
d. Son ciertas B y C

402. Pueden intercambiarse los preparados comerciales de la vacuna del Papiloma para completar vacunación:

a. No hay ningún problema
b. Debe respetarse la marca comercial
c. En caso de no estar disponible la misma marca, se podría utilizar otra, para asegurar la vacunación
d. Se pueden administrar indistintamente

403. En el hipocrecimiento armónico se incluyen todos EXCEPTO:

a. Tallas que se sitúan por debajo de – 2 desviaciones estándar para la edad, sexo y etnia
b. Niños que crecen con una VC inferior a – 1 desviación estándar para su edad y sexo de forma mantenida
c. Tallas que se sitúan en un carril de crecimiento alejado más de 4 desviaciones estándar al correspondiente a su TD
d. Niño en los que la expectativa de talla adulta se sitúa al menos 2 desviaciones estándar por debajo de su TD

404. Se asocia con una prolongación del intervalo QT:

a. Síndrome de Cokayne
b. Progeria
c. Síndrome de Leopard
d. Síndrome de Werner

405. En el Síndrome de Müncheusen por poderes es FALSO:

a. Es una forma de maltrato infantil
b. La incidencia es menor en niños pequeños
c. Es de difícil diagnóstico
d. La valoración de la conducta materna adquiere carácter prioritario

406. La inmunodeficiencia primaria más frecuente es:

a. Inmunodeficiencia celular
b. Inmunodeficiencia humoral
c. Déficit de complemento
d. Inmunodeficiencia combinada

407. Sobre la Artritis Idiopática Juvenil, señale la FALSA:

a. Es una de las enfermedades crónicas más frecuente de la infancia, con prevalencia 1%
b. La inflamación articular está presente en todas las categorías
c. La uveítis, es la manifestación extraarticular más importante, y aparece en el 10%-20% de los casos
d. Puede persistir en la edad adulta en el 40-50% de los casos

408. Cuándo se considera útil realizar una impedanciometría combinada con Phmetría en un niño:

a. Esofagitis péptica evidente por la clínica
b. Para descartar alteraciones anatómicas del tracto gastrointestinal superior
c. Lactantes con irritabilidad persistente, en los que se ha descartado APLV (alergia a proteínas LV)
d. Estudio de trastornos esofágicos motores

409. En la Mononucleosis Infecciosa es FALSO:

a. En los países en vías de desarrollo la infección primaria suele tener lugar después de los 10 años de vida
b. La principal forma de trasmisión es a través de la saliva
c. El virus puede permanecer en las secreciones orofaríngeas hasta los 18 meses
d. Se desaconseja donar sangre hasta 6 meses después de la fase aguda

410. Sobre la tosferina:

a. Es poco contagiosa, con unas tasas de ataque inferiores al 20% en personas susceptibles
b. Es un motivo frecuente de tos prolongada en adolescentes y adultos
c. Los individuos vacunados y los que han pasado la enfermedad adquieren inmunidad permanente
d. Los niños menores de dos años con sospecha de tosferina requieren ingreso hospitalario por riesgo de complicaciones

411. Las intoxicaciones por todas las siguientes sustancias producen midriasis salvo una:

a. Anfetaminas
b. Cocaína
c. Simpaticomiméticos
d. Opiáceos

412. Causa conocida más frecuente de las cataratas congénitas bilaterales:

a. Disgenesia del segmento anterior
b. Hereditarias
c. Infección materna
d. Enfermedades genético-metabólicas

413. Se hereda de forma dominante ligada al cromosoma X:

a. Esferositosis
b. Esclerosis tuberosa
c. Distrofia muscular de Duchenne
d. Raquitismo hipofofatémico

414. Serotipo del neumococo más frecuentemente asociado a resistencia con los antibióticos:

a. Serotipo 3
b. Serotipo 19A
c. Serotipo 5
d. Serotipo 7E

415. En cuanto a los índices de calidad asistencial identifique la FALSA:

a. Se identifican basándose en el consenso de paneles de expertos
b. Se utilizan documentos oficiales y webs tanto de organismos nacionales como internacionales
c. Tras identificarlos se elabora un listado agrupándolos en diferentes áreas
d. En Atención Primaria se revisaran en primer lugar los indicadores internacionales

416. Se derivará a cirugía una ránula (quiste de glándula sublingual):

a. Al nacimiento
b. Al momento del diagnóstico
c. A partir del año de vida
d. Si existen complicaciones

417. Sobre la técnica in vitro denominada IGRA (interferón-gamma reléase assys) en el diagnóstico de la tuberculosis es FALSO:

a. Mejoran el diagnóstico de la infección tuberculosa dada su mayor sensibilidad y especificidad
b. Su mayor especificidad permite seleccionar a los falsos positivos de la PT, evitando tratamientos innecesarios y posibles efectos secundarios
c. Ambos IGRA (Quantiferón®-TB Gold in tube y T-SPOT. TB®) pueden distinguir entre infección laten-te y enfermedad
d. La mayor utilidad de los IGRA en niños se encuentra en el diagnóstico Infecciones por micobacterias no tuberculosas y en niños con inmunodeficiencia o factores de riesgo de falsos negativos de la PT (neonatos y niños pequeños, malnutridos, infecciones concomitantes, etc.

418. Cuál de estas enfermedades NO evoluciona hacia curación espontánea:

a. de Osgood-Schlatter
b. de Köhler
c. de Sever
d. de Scheuermann

419. Valorar si hemos prescrito adecuadamente un tratamiento es un tipo de dato de:

a. Resultado
b. Proceso
c. Estructura
d. Satisfacción

420. Señale la definición INCORRECTA:

a. Disforia de género: malestar, angustia causada por una discrepancia entre la identidad de una persona y su sexo asignado al nacer
b. Transexualidad en la infancia: menores con sensación persistente, insistente y consistente de no pertenencia al sexo de asignación y de identificación con el otro género
c. Hombre transexual: personas que al nacer fueron asignadas con un sexo masculino pero que, sin embargo, se identifican con el género femenino
d. Identidad de género: sensación innata de un individuo de sentirse mujer, varón, ninguno de ellos o una combinación de ambos

421. Un estudio de cohortes es:

a. Analítico, longitudinal
b. Observacional, descriptivo
c. Transversal, analítico
d. Experimental, longitudinal

422. En una niña en la que observamos como hallazgo casual una masa mediastínica anterior en una radiografía lateral de tórax, debemos pensar en todas las siguientes neoplasias dentro del diagnóstico diferencial, EXCEPTO unal:

a. Linfoma linfoblástico
b. Neuroblastoma
c. Timoma
d. Tumor de tiroides

423. Es un hallazgo característico del Síndrome de maullido de gato:

a. Hipotelorismo
b. Facies alargada
c. Microcefalia
d. Los tres

424. La entrevista clínica más adecuada para Atención Primaria sería:

a. La entrevista estructurada
b. La entrevista no estructurada
c. La entrevista semiestructurada
d. La entrevista libre

425. Sobre la fibrosis quística, es FALSO:

a. La ictericia prolongada es una manifestación frecuente en el periodo neonatal
b. La deshidratación hiponatrémica con alcalosis metabólica puede ser una forma de manifestación de la enfermedad
c. El defecto bioquímico básico es un fallo en el canal del cloro activado por el AMPc, en el borde apical de las células epiteliales respiratorias
d. La cirrosis biliar focal es la complicación hepática más importante

426. En cuanto a la clasificación clínico-practica de las disritmias todas son variantes de la normalidad EXCEPTO:

a. Arritmia respiratoria fisiológica
b. Ritmo del seno coronario
c. Variaciones en el sueño
d. Displasia arritmogénica del ventrículo derecho

427. En la Guía de práctica clínica sobre depresión mayor en la infancia de Guía Salud figuran como factores protectores frente al suicidio todos los siguientes EXCEPTO:

a. Cohesión social alta
b. Sexo masculino
c. Creencias religiosas
d. Nivel educativo medio alto

428. Sobre la realización del prick-test:

a. Si el niño está tomando difenhidramina se dejará de tomar el mismo día de realización de la prueba
b. El tratamiento con Ketotifeno se suspenderá una semana antes de la prueba
c. No es necesario suspender los antidepresivos tricíclicos
d. Los corticoides sistémicos a dosis de 30 mg / día de prednisona o equivalente en pauta corta no inhiben la reacción

429. Sobre el test rápido de detección de antígeno estreptocócico:

a. Normalmente es suficiente recoger muestra de una amígdala
b. Debería realizarse siempre ante sospecha de faringoamigdalitis aguda (FAA) estreptocócica en paciente con antecedente de fiebre reumática
c. No está indicado en un paciente inmunodeprimido con sospecha de FAA
d. Debe realizarse en pacientes con sospecha de FAA viral para evitar las complicaciones de no hacer un diagnóstico de una FAA estreptocócica

430. La proteinuria no patológica se caracteriza por lo siguiente, EXCEPTO:

a. La cantidad de proteinuria es mayor de 1gr/m2 al día
b. Suele presentarse en relación a procesos febriles
c. No presenta edemas
d. La proteniuria ortostática desaparece en muestras recogidas en decúbito supino

431. Sobre la luxación de cadera es FALSO:

a. El diagnóstico precoz de la luxación de cadera es fundamental para conseguir una cadera normal
b. La maniobra de Barlow positiva indica una cadera reductible
c. Las deformidades del pie y el oligoamnios influyen en la producción de una luxación
d. Ambas maniobras: Barlow y Ortolani si son positivas precisan tratamiento

432. El Test de desarrollo de Denver valora lo siguiente, EXCEPTO:

a. Desarrollo motor fino
b. Desarrollo motor grosero
c. Lectura
d. Lenguaje

433. En cuanto a la intoxicación por paracetamol en pediatría es FALSO:

a. Es la intoxicación accidental más frecuente en pediatría
b. En los niños la dosis tóxica es de 150mg/Kg
c. El mejor indicador de toxicidad son los niveles plasmáticos realizados después de las 4 horas de la ingestión
d. Si dentro de las primeras 24 horas, el paciente se encuentra clínicamente asintomático, podemos suspender la administración de N-acetilcisteina

434. Son pilares de la entrevista motivacional todos EXCEPTO:

a. Escucha reflexiva
b. Aceptar la ambivalencia
c. Hacer preguntas cerradas
d. Reforzar la autoeficiencia

435. Una de las siguientes NO es característica de las quemaduras de tercer grado:

a. Se lesiona dermis y apéndices dérmicos
b. Son muy dolorosas
c. Aspecto blanquecino
d. No tienen capacidad para reepitelizarse por sí solas

436. En la Artritis Idiopática Juvenil de inicio sistémico uno de estos criterios hace improbable el diagnóstico:

a. Linfadenopatías generalizadas en dos o más cadenas ganglionares
b. Presencia de psoriasis en un familiar de primer grado
c. Hepatomegalia
d. Serositis

437. En cuanto a las infecciones intercurrentes que pueden presentar los pacientes con diabetes mellitus tipo 1 es FALSO:

a. Las necesidades de insulina pueden aumentar unos días antes del inicio de la enfermedad, durante el periodo de incubación, y persistir elevadas unos días después de la resolución del cuadro por la resistencia a insulina
b. Los vómitos deben considerarse secundarios a un déficit de insulina hasta que se demuestre lo contrario
c. La presencia de hidratos de carbono entre los excipientes del fármaco contraindica su uso
d. Hay que aumentar el número de controles de glucemia capilar al día (hasta cada 1-2 horas) y cuerpos cetónicos en sangre u orina para un mejor manejo

438. Sobre el metilfenidato de liberación prolongada:

a. Su absorción se ve influida por las comidas
b. Se puede masticar sin que se modifique su efectividad
c. Es clorhidrato de metilfenidato
d. Mantiene niveles eficaces unas 12 horas

439. Niño de 7 años nacido en España, de padres gaboneses, que acude a su consulta por fiebre de 24 horas de evolución, hiporexia, malestar general, decaído y presenta rinorrea. Hace 12 días regresó de vacaciones del país de origen de sus padres. La madre dice que el niño tomó profilaxis antipalúdica:

a. Administraría antitérmicos y lo reevaluaría en 48 horas
b. Solicitaría hemograma, bioquímica general y gota gruesa
c. Solicitaría hemograma y bioquímica general
d. Investigaría parásitos en orina

440. Lactante de 9 meses que acude al Centro de salud con carácter urgente por presentar cambio de coloración de la piel con tono cianótico azul grisáceo generalizado, no disnea, taquipnea, ni taquicardia, buen estado general, afebril y resto de exploración normal. No ha estado en estancia con estufas ni calefactores. Ingesta de un puré de borrajas cocinado 12 horas antes. Causa más probable:

a. Intoxicación por organofosforados
b. Intoxicación por organoclorados
c. Intoxicación por gases de flúor
d. Intoxicación por nitratos

441. Entre las causas de hipoacusia neurosensorial NO se encuentra:

a. Síndrome de Alport
b. Síndrome de Patau
c. Hiperbilirrubinemia neonatal
d. S. Treacher Collins

442. En un niño que ha aspirado un cuerpo extraño, cuál sería el hallazgo radiológico más frecuente:

a. Derrame pleural
b. Neumomediastino
c. Neumotórax
d. Atrapamiento aéreo localizado

443. Indique la correcta:

a. La fiebre faringoconjuntival está producida por adenovirus
b. La mononucleosis producida por citomegalovirus suele presentar menos clínica que la producida por el virus de Epstein-Barr, la faringitis es más leve y las transaminasas se elevan menos
c. La primoinfección herpética puede dar lugar a onicomadesis al cabo de varias semanas
d. Los enterovirus siempre dan lugar a cuadros clínicos leves y autolimitados

444. Niño de 18 meses procedente de India, cuyo calendario vacunal se desconoce. Acude a consulta con un cuadro de neumonía adquirida en la comunidad. En la radiografía de tórax aparece una condensación tobar. Tratamiento antibiótico empírico más adecuado:

a. Amoxicilina
b. Amoxicilina/clavulánico
c. Azitromicina
d. Claritromicina.

445. Todas EXCEPTO una son causas de adenopatía cervical:

a. Ingesta de cefalosporinas
b. Ingesta de quinidina
c. Ingesta de fenitoína
d. Ingesta de ibuprofeno

446. En el triángulo de evaluación pediátrico una apariencia anormal, sin trabajo respiratorio y circulación normal, indicaría:

a. Crup
b. Asma grave
c. Disfunción neurológica
d. Shock descompensado

447. Programa de Educación para la Salud (EpS) más efectivo y eficiente:

a. El de EpS en el medio laboral
b. El de EpS en la comunidad
c. El de EpS de pacientes
d. El de EpS en la escuela

448. Cuál de estas asociaciones de parásitos y su tratamiento es FALSA:

a. Trichuris trichuría y mebendazol
b. Hymenolepis nana y prazicuantel
c. Strongyloides stercolaris y metronidazol
d. Ascaris lumbricoides y albendazol

449. Una de estas enfermedades NO tiene sistema específico de vigilancia epidemiológica:

a. SIDA
b. Rubéola congénita
c. TBC
d. Lepra

450. Sobre las medidas de control ante un caso de tosferina y sus contactos, es FALSO:

a. Se debe realizar quimioprofilaxis postexposición a todos los familiares y contactos estrechos independientemente de la edad o situación vacunal
b. La azitromicina es el tratamiento de elección
c. Se debe realizar aislamiento durante 3 días tras iniciar el tratamiento antibiótico
d. El tratamiento antibiótico debe instaurarse siempre que se sospeche la enfermedad tras recogida de cultivo

451. Según el test de desarrollo psicomotor Haizea-Llevant, la asimetría de manos se considera signo de alerta a partir de qué mes de edad:

a. 2   b. 3   c. 4   d. 6

452. Qué vía elegiría en primer lugar en una situación de reanimación cardiopulmonar avanzada en un niño de 4 años:

a. La vena femoral
b. La vía intraósea en la tibia proximal
c. La vía intraósea en la tibia distal
d. Una vena periférica del pie o del antebrazo

453. Sobre la endocarditis infecciosa (EI) señale la FALSA:

a. La profilaxis de la EI pretende evitar el desarrollo de la enfermedad en pacientes de riesgo cuando son sometidos a procedimientos que pueden originar una bacteriemia
b. Hay evidencia de que la bacteriemia que resulta de procedimientos de los tractos gastrointestinal o genitourinario, así como procedimientos dermatológicos o traumatológicos pueden causar EI, por lo que es necesario hacer profilaxis en pacientes de riesgo
c. Una buena higiene oral y la necesidad de ser extremadamente cuidadosos en la asepsia durante la manipulación de catéteres y otros procedimientos invasivos, es más útil que la administración profiláctica de antibióticos
d. No se recomienda la profilaxis después de la extracción de dientes deciduos o de traumatismo labial y de mucosa oral

454. Es una característica del neuroblastoma:

a. Los síntomas iniciales son claramente diferentes a los de una leucemia
b. Los niños menores de 6 meses es raro que presenten una progresión rápida de la enfermedad intraabdominal
c. La proptosis puede ser un signo de sospecha
d. Los nódulos cutáneos son frecuentes en niños mayores de 3 años

455. Son características de la depresión infantil todas las siguientes EXCEPTO:

a. En niños menores de 7 años predomina más la ansiedad que en niños mayores
b. En niños mayores de 7 años pueden aparecer síntomas somáticos como cefalea o dolor abdominal
c. La prevalencia en la adolescencia es mayor en el sexo masculino que femenino
d. Los síntomas en niños son muy variables e inespecíficos

456. El organismo más frecuentemente implicado en infecciones de pacientes con alteración en la función de los neutrófilos es:

a. Staphylococcus aureus
b. Pseudomona aeruginosa
c. Candida albicans
d. Pneumocistis carinii

457. Indique la correcta:

a. La sensibilidad es la capacidad que tiene una prueba de dar resultado negativo en sanos

b. La especificidad es la capacidad que tiene una prueba de dar resultado positivo entre los enfermos

c. Si la sensibilidad es baja habrá un alto porcentaje de falsos negativos

d. Si la especificidad es baja habrá un porcentaje bajo de falsos positivos

458. Señale la FALSA con respecto al diagnóstico de la ITBL (Infección tuberculosa latente) en nuestro medio:

a. En los pacientes inmunodeprimidos el rendimiento de los IGRA (test de liberación de Interferon) es peor que el de la Tuberculina (PT)

b. Los IGRA parecen mostrar menos falsos positivos causados por vacunación de BCG

c. Los IGRA parecen mostrar menos falsos positivos causados por infección de micobacterias atípicas que la PT

d. En niños menores de 5 años los IGRA tienen mayor sensibilidad que la tuberculina

459. Lactante de 9 meses que acude a su consulta del centro de salud por presentar, desde el día anterior, 4-5 deposiciones líquidas, ha vomitado dos veces y ha tenido fiebre de 38,5°. Ha realizado tomas de lactancia materna rechazando otros alimentos. Exploración física: afebril, buen estado general, buena coloración, turgencia cutánea normal. Mucosa de lengua algo pastosa. Faringe ligeramente hiperémica, abdomen y exploración neurológica normales. Qué recomendaría:

a. Suspender alimentación durante 4 horas y administrar solución de rehidratación oral (SRO)

b. SRO y fórmula adaptada sin lactosa hasta que cese la diarrea

c. Dieta astringente y SRO

d. SRO de forma progresiva, lactancia materna a demanda y seguir con la alimentación habitual del niño

460. Sobre el manejo de la infección tuberculosa (TBC) latente señale la INCORRECTA:

a. A los niños adoptados procedentes de países de alta incidencia de TBC se les debería realizar la prueba de tuberculina y, si es negativa, repetirla pasados unos meses

b. Los niños asintomáticos no vacunados con BCG, con tuberculina positiva y radiografía de tórax normal recibirán tratamiento de la infección TBC latente

c. El tratamiento del niño con infección TBC latente se realizará con isoniazida. Si el caso inicial fuera resistente a este fármaco se usará rifampicina

d. A los niños que reciben tratamiento para la infección TBC latente se les realizará control de transaminasas periódicamente a lo largo del tratamiento

461. En la exploración ortopédica del niño:

a. Durante el primer año de vida, los niños presentan un varo en los miembros inferiores que desaparece al año y medio; posteriormente, desarrollan un valgo, máximo a los 3 años, que disminuye hasta los 8 años

b. La marcha en intratorsión puede deberse a una anteversión femoral persistente, a una torsión tibial interna o a un metatarso adducto. No es necesario evaluar el perfil rotacional, sólo es necesaria la inspección de la planta del pie

c. El hallazgo en la exploración física de una giba en la prueba de Adams no define la escoliosis

d. En la evaluación del pie plano es fundamental explorar la flexibilidad comprobando la aparición del arco plantar al realizar la prueba radiológica de Jack

462. Uno de los siguientes fármacos NO es causante de orina oscura sin hematuria:

a. Metilfenidato

b. Metronidazol

c. Rifampicina

d. Ibuprofeno

463. La prevención primaria:

a. Abarca todas las actuaciones destinadas a disminuir la incidencia de una enfermedad en la población, reduciendo la aparición de casos nuevos

b. Engloba todas las actuaciones destinadas a disminuir la prevalencia de una enfermedad en una población y la duración de esta

c. Se refiere a todas las actuaciones destinadas a disminuir la prevalencia de las incapacidades crónicas en una población, reduciendo al mínimo las invalideces funcionales consecutivas a la enfermedad

d. Ninguna de las anteriores es correcta

464. Sobre el Programa de Salud Infantil (PSI) es FALSO que:

a. Los estándares de crecimiento de la OMS son los más adecuados

b. Existen pruebas científicas que avalan que las revisiones de salud tienen en términos de salud un impacto elevado

c. Las pruebas de más impacto sobre la salud son la vacunación, el cribado neonatal y el cribado de hipoacusia

d. Las visitas del PSI deben adaptarse a los recursos de cada equipo y a las necesidades de la población

465. En el cuadro clínico DEBONEL/TIBOLA acrónimos de Dermatocentorborne-necrosis-erytema-lynfadenopatia y de Tick-borne-lynfadenopatía es FALSO que:

a. La escara producida por la picadura de la garrapata se localiza principalmente en extremidades inferiores

b. Es una rickettsiosis

c. El tratamiento de elección es la doxiciclina

d. Es más frecuente en los meses fríos del año

466. Sobre la parte exploratoria de la entrevista semiestructurada es FALSO:

a. Es la parte de la entrevista dirigida a averiguar el problema del paciente

b. Una de sus tareas es delimitar y clarificar la demanda

c. Pretende lograr el cumplimiento de las medidas propuestas

d. Pretende orientar y ejecutar la exploración física

467. Cuál de los siguientes hallazgos NO es habitual en el Síndrome Nefrótico:

a. Proteinuria superior a 40mg/m2/h

b. Niveles séricos elevados de colesterol y triglicéridos

c. Albúmina sérica menor de 2.5gr/dl

d. Niveles de C3 y C4 disminuidos

468. NO es una característica de la ictericia fisiológica del recién nacido:

a. Predominio de bilirrubina directa

b. Aparece después de las 24 horas de vida

c. Velocidad de incremento menor de 0,5 mg/dl/hora

d. Con lactancia materna puede prolongarse hasta 40-60 días de vida

469. Con relación a la hipoglucemia (glucemia menor de 50 mg/dl) en el niño es FALSO que:

a. La causa más frecuente es la hipoglucemia cetósica benigna de la infancia

b. Es más frecuente en los prematuros, bajos pesos para la edad gestacional o hijos de madre diabética

c. Cuando con la hipoglucemia no hay cetosis debemos descartar el hiperinsulinismo

d. El tratamiento es la administración de suero glucosado al 33% 0,5 gr/ kg en todos los casos

470. A propósito de las lesiones del plexo braquial en el momento del nacimiento:

a. En mayor o menor grado se dan en el 4% de los niños a término

b. Entre las menos frecuentes está la de Klumpke que tiene su origen en la lesión de las raíces C7, C8 y T1

c. La parálisis de Duchenne-Erb puede alcanzar al simpático torácico añadiendo a la clínica un síndrome de Horner

d. La parálisis de Erb es de peor pronóstico que la de Klumpke y la presencia de Síndrome de Horner aun lo empeora más

471. Todas las siguientes son características del angioedema EXCEPTO:

a. Afecta a la dermis profunda

b. Se asocia con prurito

c. Afecta sobre todo a región periorbitaria, labios, lengua y genitales

d. En la edad pediátrica los alimentos son los principales agentes etiológicos

472. Sobre el abuso de sustancias:

a. Los programas preventivos en la escuela han demostrado su efectividad para aumentar los conocimientos sobre tabaco, alcohol y drogas, y favorecer en los adolescentes actitudes negativas ante el consumo de estas sustancias, teniendo efecto comprobado en la disminución de su consumo

b. Actualmente en nuestro país la edad media de inicio del consumo de alcohol está entre 13-14 años

c. Existen múltiples trabajos que demuestran la eficacia de la intervención breve antialcohol en adolescentes desde las consultas de pediatría de AP

d. No se ha demostrado que la adicción al tabaco sea mayor entre los que empezaron a consumirlo a edades más tempranas

473. Paciente de 22 meses de edad que asiste a guardería. Consulta porque tras 24 horas de fiebre y cuadro catarral, hace 5 días, ha desarrollado una erupción de elementos máculo-papulosos de localización peribucal y en zonas más bien distales de ambas extremidades superiores e inferiores. En las últimas 48 horas se han extendido las lesiones de forma severa e importante alcanzando a tronco, ingles y axilas. Hay también aftas en lengua y pilares anteriores de ambas amígdalas. Diagnóstico:

a. Síndrome de Gianotti-Crosti

b. Eccema coxsackium

c. Megaloeritema

d. Exantema periflexural asimétrico

474. Señalar la FALSA sobre pruebas diagnósticas:

a. A menor prevalencia de una enfermedad, menor valor predictivo positivo

b. Elegiremos test sensibles para detectar enfermedades graves pero tratables

c. Elegiremos test sensibles cuando el ser falso positivo conlleve un trauma psicológico y económico para el individuo examinado

d. Elegimos un test con alto valor predictivo positivo cuando el tratamiento de los falsos positivos conlleva graves consecuencias

475. Sobre los principios de inmunización de personas que conviven con pacientes inmunodeprimidos, señale la INCORRECTA:

a. Debe evitarse la administración de la vacuna oral de poliovirus atenuados (VPO)

b. Todos los miembros de la familia, convivientes domiciliarios, deben ser inmunizados con la vacuna triple vírica para evitar la exposición del paciente

c. Todos los convivientes, adultos y niños, deben ser vacunados anualmente frente a la gripe

d. Las personas susceptibles a la varicela que tienen un contacto estrecho con pacientes inmunodeprimidos no deben ser inmunizados frente a esta enfermedad

476. Señale la FALSA con respecto a la distrofia miotónica (Enfermedad de Steinert):

a. Se hereda como rasgo autosómico recesivo

b. Se afecta el músculo estriado y el músculo liso

c. Asocia alteraciones endocrinológicas

d. Las concentraciones séricas de creatinfosfoquinasa (CK) pueden ser normales o estar moderadamente elevadas

477. Sobre la evaluación del desarrollo psicomotor de un recién nacido prematuro menor de 1500 gr. o menor de 32 semanas de gestación, señale la INCORRECTA:

a. La incidencia de parálisis cerebral en estos niños es de aproximadamente el 15%

b. Los prematuros con buena evolución motora pueden alcanzar la sedestación y la marcha más tarde que los niños a término, aun considerando la edad corregida

c. Los niños con parálisis cerebral que a los 12 meses de edad corregida hubiesen alcanzado la sedestación tienen una alta probabilidad de alcanzar la marcha

d. Los metaanálisis más recientes señalan que la herramienta con la mejor evidencia y mayor fortaleza para predecir parálisis cerebral, es la evaluación de los movimientos generales de Prechtl

478. Sobre el juego simbólico, es FALSO:

a. Es el juego en el que se aplica al objeto las funciones convencionales, los juguetes se usan como se espera que se haga

b. Aparece, propiamente establecido, entre los 2 y los 4 años

c. Representa las características del pensamiento mágico preconceptual

d. El juego simbólico colectivo aparece a los 5-6 años

479. Todas las siguientes son actividades preventivas a realizar en los niños, EXCEPTO:

a. Vacunaciones

b. Cribado metabólico neonatal

c. Cribado del desarrollo psicomotor

d. Corrección con lentes de defectos visuales

480. Sobre la intoxicación por paracetamol es FALSO:

a. En nuestro medio es la causa más frecuente de intoxicación medicamentosa en niños pequeños

b. La administración repetida de dosis por encima del rango terapéutico tiene menos riesgo de hepatotoxicidad que la ingesta accidental de una dosis tóxica única

c. Si han transcurrido menos de 90 minutos desde la ingesta todavía es útil administrar carbón activado

d. Si el niño ha ingerido una dosis tóxica o ésta es desconocida debemos derivarlo al hospital para determinar niveles

481. En la valoración del desarrollo puberal es FALSO que:

a. El estadio II de Tanner corresponde con el inicio de la pubertad

b. El tamaño testicular de 3-4 cc corresponde al inicio de la pubertad en los varones

c. La pubarquia aislada es un criterio válido de inicio de la pubertad

d. Si la menarquia no se produce antes de los 5 años de iniciada la pubertad requiere estudio adicional

482. En el seguimiento en Atención Primaria de un niño con síndrome de Down, qué es FALSO:

a. Hay que controlar el crecimiento físico con gráficas estándar para niños con Síndrome de Down

b. Su calendario vacunal debe ser como el resto de niños

c. Aún en ausencia de clínica sugestiva de enfermedad celiaca se determinarán a la edad de 2-4 años los anticuerpos antitransglutaminasa y una cuantificación de IgA

d. Realizaremos radiografía lateral cervical en posición neutra, flexión y extensión, entre los 3 y 5 años

483. Aspecto más importante en el manejo de la gastroenteritis aguda en el lactante y el niño pequeño:

a. La administración precoz de probióticos para recuperar la flora intestinal

b. Utilizar antibióticos para evitar la diseminación de la infección

c. Vigilar el estado de hidratación e iniciar rehidratación oral con suero

d. Recomendar dieta absoluta hasta que ceda la diarrea

484. Señale la FALSA con respecto a las cardiopatías congénitas:

a. Ante un síndrome de Einsenmenger, los pacientes no pueden ser intervenidos de su cardiopatía de base

b. La válvula aórtica bicúspide es una cardiopatía que puede pasar desapercibida hasta la edad adulta

c. Actualmente se prefiere posponer al máximo la intervención quirúrgica de las cardiopatías congénitas ya que la corrección tiene mejores resultados cuanto mayor es el niño

d. La coartación de aorta puede ser un hallazgo dentro del estudio de una hipertensión arterial sistémica

485. La maniobra de Fabere es útil en la exploración de la articulación:

a. Temporomandibular

b. Sacroiliaca

c. Lumbosacra

d. De cadera

486. Sobre las fracturas obstétricas del recién nacido es FALSO que:

a. Son más comunes en partos de nalgas
b. La fractura de clavícula se da en un 3% de los recién nacidos a término, aunque en el 40% de los casos el diagnóstico se hace tras el alta hospitalaria
c. Al ser 'en tallo verde' el callo de fractura no comenzará a ser perceptible hasta la tercera semana de vida en las fracturas de clavícula
d. Son más frecuentes las de húmero que las de fémur

487. El tratamiento preventivo con corticoide inhalado en el asma infantil:

a. Puede evitar la evolución a asma de los sibilantes recurrentes
b. A dosis bajas mantenidas se ha asociado a defectos en la mineralización ósea
c. Está indicado en el asma episódica ocasional
d. Es más eficaz que montelukast en el control de la enfermedad

488. En un lactante con bronquiolitis, cuál de las siguientes circunstancias le haría pensar que debe remitirlo para ingreso hospitalario con carácter de urgencia:

a. Antecedentes de edad gestacional inferior a 34 semanas
b. Frecuencia respiratoria de 58 respiraciones por minuto
c. Apneas referidas u observadas
d. Edad inferior a 3 meses

489. Acude a su consulta un lactante de 4 meses que presenta epífora del ojo izquierdo y frecuente secreción mucopurulenta en las pestañas desde las dos semanas de vida. En cuál de las siguientes circunstancias derivaría a este niño a su oftalmólogo de referencia:

a. Si la sintomatología sólo aparece si presenta catarro de vías altas
b. Si el test de la desaparición de la fluoresceína es positivo
c. Si presenta fotofobia y frotamiento persistente del ojo
d. Si presenta dermatitis secundaria del párpado

490. Para la definición del Síndrome Metabólico en el adolescente, cuál de los siguientes parámetros séricos NO es útil:

a. Glucosa
b. Colesterol HDL
c. Transaminasas
d. Triglicéridos

491. Una de las siguientes características NO es propia de la urticaria:

a. Lesiones fijas durante un mínimo de 7 días
b. El centro de la urticaria es piel normal
c. Puede asociar angioedema
d. Puede desencadenarse por cambios de temperatura

492. Sobre el crecimiento de los niños prematuros de menos de 1500 gr. y/o menos de 32 semanas de gestación, es FALSO:

a. Aunque la mayoría presentan al nacer un peso adecuado para su edad gestacional, con frecuencia presentan una restricción del crecimiento posnatal
b. El orden de recuperación de las variables de crecimiento es: perímetro cefálico (PC), peso y talla
c. La ventana para recuperar el retraso del crecimiento suele ser de 3 meses para el PC
d. La ventana para recuperar el retraso del crecimiento suele ser de 3 años para la talla

493. Sobre las decisiones sanitarias a tomar con menores:

a. La evaluación de la madurez del menor debe realizarla el profesional que lo atiende en cada caso
b. La evaluación de la madurez del menor corresponde siempre al sistema judicial
c. La evaluación de la madurez del menor corresponde siempre a los padres
d. Con carácter general en menores de 16 años no debe tenerse en cuenta la opinión del menor

494. Son características de la cefalea tensional las siguientes EXCEPTO:

a. Bilateral
b. Pulsátil
c. Intensidad leve-moderada
d. No se agrava con la actividad física

495. Sobre la parotiditis es FALSO que:

a. Es una enfermedad de declaración obligatoria numérica
b. Es una enfermedad de declaración obligatoria individualizada
c. Si hemos solicitado serología y/o cultivo declararemos el caso cuando tengamos el resultado
d. Siempre que sea posible se intentará confirmar el caso índice por medio de pruebas de laboratorio

496. En el seguimiento de una niña diagnosticada de Síndrome de Turner es FALSO:

a. Se debe descartar patología cardiaca asociada
b. Es más frecuente la displasia de cadera y la osteoporosis en la edad adulta
c. Hay que vigilar la función tiroidea a partir de los 4 años
d. Se debe valorar la indicación del tratamiento hormonal con GH a partir de los 10 años

497. Sobre la Educación para la Salud mediante el diálogo-entrevista es FALSO que:

a. En los enfermos la principal motivación es la recuperación de la salud
b. En la población sana la credibilidad del médico es el principal factor de motivación
c. Los mensajes deben ser sólo informativos
d. El lenguaje estará adaptado a la edad, sexo y nivel de instrucción del educando

498. Lactante de 18 meses, varón en el que se sospecha una infección del tracto urinario por tener nitritos positivos en tira de orina recogida correctamente. Actuación a realizar en primer lugar:

a. Recogida de orina para una segunda tira 24 h después
b. Recogida de orina mediante sondaje para confirmar hallazgos
c. Antibioterapia guiada por antibiograma
d. Tratamiento antibiótico empírico tras remitir muestra para cultivo

499. Acude a su consulta un niño de seis años con hábito estreñido porque desde hace seis meses mancha con heces la ropa interior con una frecuencia de 3 ó 4 veces al mes. Intervención más apropiada que debería realizar en primer lugar:

a. Tranquilizar a la familia y explicarles que forma parte del desarrollo evolutivo de algunos niños
b. Tratar el estreñimiento
c. Derivarlo a Consultas de Gastroenterología Pediátrica
d. Derivarlo al equipo de Salud Mental Infanto Juvenil

500. Virus de la gripe: Es FALSO:

a. El virus de la gripe es RNA con dos principales tipos: A y B
b. El periodo de contagiosidad en niños puede alargarse más de 7 días
c. La tasa de ataque en periodos epidémicos en niños es significativamente más alta que la de la población adulta
d. Los test rápidos de detección de antígenos de gripe tienen una alta sensibilidad

501. Según La Asociación Española de Pediatría, con respecto a la faringoamigdalitis estreptocócica:

a. Posiblemente la penicilina deje de ser el antibiótico de elección, ya que se están empezando a encontrar Streptococcus pyogenes resistentes

b. Es necesario evitar la vuelta al colegio al menos las primeras 72 h tras el inicio del tratamiento para evitar contagios

c. Cada vez más guías consideran correcta una pauta corta de tratamiento de entre 5-7 días

d. Se deben tratar las faringoamigdalitis en el contexto familiar cuando se confirma origen estreptocócico en alguno de los convivientes, con independencia de los resultados microbiológicos

502. En un reflujo vesicoureteral primario grado III:

a. Se recomienda profilaxis antibiótica durante 1 año y valorar después

b. No se recomienda la profilaxis antibiótica de forma generalizada

c. No se considera indicado el estudio de disfunción vesical a pesar de las infecciones de tracto urinario recurrentes

d. No se considera la intervención quirúrgica a pesar de las infecciones de tracto urinario recurrentes

503. En el tratamiento de la crisis de asma aguda moderada en el centro de salud es FALSO que:

a. La evaluación de la gravedad de la crisis se realiza midiendo la frecuencia respiratoria, el uso de la musculatura accesoria, las sibilancias y la saturación de oxígeno

b. Debemos dar broncodilatador de acción rápida y corticoide oral de forma precoz

c. La nebulización ha demostrado ser superior al inhalador con cartucho presurizado de dosis medida (MDI) con cámara para administrar broncodilatadores de acción rápida

d. El número de pulsaciones de salbutamol a administrar depende de la gravedad de la crisis, no de la edad del niño

504. Sobre la mancha mongólica o de Baltz:

a. Se trata de un nevus localizado en dermis superficial por lo que tiende a desaparecer

b. Su localización exclusivamente lumbosacra permite reconocerla con facilidad

c. Es más frecuente en niños de raza negra y asiáticos

d. Si no desaparece antes de los 3 años existe riesgo de malignización en la edad adulta

505. Todas EXCEPTO una son condiciones necesarias para considerar un medicamento como equivalente terapéutico de otro:

a. Tener las mismas indicaciones aprobadas

b. Efecto farmacológico similar

c. Coste económico similar

d. Eficacia terapéutica y seguridad equivalentes

506. Sobre la clínica del paciente con esofagitis eosinofílica:

a. Predomina un cuadro malabsortivo como consecuencia de la inflamación difusa del tubo digestivo (gastroenteropatía eosinofílica)

b. Las formas de presentación más frecuentes en escolares son la disfagia y la impactación de alimentos

c. Presenta buena respuesta al tratamiento con medidas antirreflujo (antagonistas de la bomba de protones, antiácidos y antisecretores)

d. Coincide con episodios de bronquitis asmática desencadenados por diferentes aeroalergenos

507. En cuál de estos trastornos NO es frecuente encontrar hirsutismo:

a. Síndrome de Prader-Willi

b. Hipotiroidismo

c. Síndrome de ovarios poliquísticos

d. Hiperplasia suprarrenal congénita

508. En la encefalopatía mioclónica temprana es FALSO:

a. Debuta en el periodo neonatal (Primera/segunda semana de vida)

b. Evoluciona de forma favorable con remisión del cuadro a los 2 años

c. Las crisis son mioclonias migratorias

d. Suele deberse a enfermedades metabólicas

509. Una de estas vacunas NO contiene microorganismos vivos atenuados:

a. Vacuna frente a la fiebre amarilla

b. Vacuna antirrábica

c. Nueva vacuna en desarrollo frente a la tuberculosis MTBVAC

d. Vacuna antitífica de la cepa Ty21a

510. Sobre la ingesta de zumo de fruta natural en la dieta de los niños, según el documento de consenso de la Asociación Española de Pediatría de Atención Primaria de 2017:

a. Debe recomendarse una cantidad mínima de 250 ml. diarios

b. Es equivalente al consumo de fruta entera

c. Debe recomendarse sólo en niños ferropénicos

d. Debe limitarse a una ración diaria como máximo

511. La migraña común o sin aura: Señale la FALSA:

a. Es el tipo de migraña más importante y frecuente en la población infantil Las niñas desarrollan migraña común sobre todo en la adolescencia, mientras que los niños son el grupo mayoritario entre los menores de 10 años con cefaleas migrañosas

b. La distorsión de la imagen corporal puede predominar como preludio de una cafalea migrañosa común

c. Los niños en edad escolar con migraña común refieren con mayor frecuencia dolor en la nuca, en el abdomen, en la espalda u otalgia que los que tienen una cefalea no migrañosa

d. La migraña común en los niños, suele ir acompañada de náuseas y vómitos, y también puede existir palidez extrema, fotofobia, mareo, osmofobia y parestesias en las manos y en los pies

512. Una pareja con su recién nacido en la consulta nos explica que tuvieron un hijo anterior que falleció de muerte súbita a los 2 meses. Qué actuación de las siguientes NO tiene efecto protector:

a. Alimentarlo con lactancia materna

b. Compartir la habitación con cuna aparte

c. Usar mantitas para envolverlo durante el sueño

d. Mantener objetos blandos fuera de la cuna

513. NO se considera un uso de la Epidemiología:

a. Diseñar pruebas de diagnóstico precoz

b. Evaluar la eficacia de medidas preventivas y terapéuticas

c. El conocimiento de la historia natural de la enfermedad

d. Identificar las causas de las enfermedades

514. Sobre los patrones del sueño en los niños, es FALSO:

a. En los niños de 0 a 3 meses, existen períodos de sueño de 1 a 4 horas seguidos de períodos de 1 a 2 horas de vigilia

b. Los que reciben lactancia materna tienen períodos de sueño más cortos

c. La diferenciación día/noche aparece entre las 4 y 6 semanas

d. En los niños de 1-3 años aparecen los terrores nocturnos; los objetos transicionales y las rutinas al acostarse son importantes

515. Sobre la otitis media aguda (OMA):

a. Cerca del 90% de los casos pueden ser considerados enfermedad autolimitada

b. El antibiótico de elección es amoxicilina a dosis de 80 mg/kg/día, salvo que se trate de un neumococo productor de betalactamasas, en cuyo caso el tratamiento de primera elección será amoxicilina-ácido clavulánico

c. La complicación grave más frecuente es la OMA con exudado

d. En los lactantes menores de 6 meses afebriles, con OMA y otorrea reciente, no se recomienda iniciar de forma precoz tratamiento antibiótico, sino tratamiento analgésico y seguimiento

516. Sobre la artritis reactiva es FALSO:

a. Aparece después de infecciones gastrointestinales por Yersinia enterocolítica, Shigella, Salmonella y Campylobacter

b. Generalmente se afectan un número pequeño de articulaciones

c. Es más frecuente en varones

d. Los pacientes no suelen expresar el HLA-B27

517. Sobre la fiebre en el niño es FALSO:

a. Es una elevación de la temperatura corporal mayor de 38°C rectal como respuesta a una noxa, en la que hay un desplazamiento del punto de ajuste del termostato hipotalámico con conservación de la termorregulación

b. El método de referencia es la temperatura axilar u oral

c. Los termómetros de un solo uso que toman la temperatura frontal son muy sensibles y específicos

d. No existen estudios suficientes que nos permitan aconsejar los métodos físicos para el manejo de la fiebre

518. Son posibles complicaciones del Síndrome de Apnea- Hipopnea del Sueño en niños todas EXCEPTO:

a. Hipotensión arterial sistémica

b. Trastorno por Hiperactividad con o sin Déficit de Atención

c. Retraso en el crecimiento somático

d. Hipertensión pulmonar

519. Pauta de elección de quimioprofilaxis de la enfermedad meningocócica en un niño de 18 meses:

a. Ceftriaxona intramuscular 125 mg una dosis

b. Rifampicina oral 10 mg/Kg cada 12 horas durante 2 días

c. Penicilina oral 200 U/ Kg dosis durante 2 días

d. Ninguna de las respuestas anteriores

520. Son signos de alarma en las adenopatías los siguientes, EXCEPTO:

a. Adenopatías dolorosas

b. Adenopatías mayores de 2 cm

c. Adenopatías acompañadas de malestar general, fiebre y pérdida de peso

d. Adenopatías axilares en ausencia de signos de infección local o dermatitis

521. Sobre la pubertad:

a. La adrenarquia es el resultado del aumento de la producción de andrógenos ováricos

b. En las niñas, por término medio, transcurren 2 años desde el inicio del botón mamario y la menarquía

c. En los varones la edad media del comienzo del desarrollo puberal es 10-11 años

d. En los varones el primer signo puberal es el crecimiento de vello púbico

522. Cuál de estos aminoácidos es preceptivo administrar en las soluciones de nutrición parenteral en prematuros extremos:

a. Arginina

b. Tirosina

c. Triptófano

d. Los tres

523. La inducción al vómito en caso de ingestión reciente del tóxico se realiza con jarabe de ipecacuana, señale la FALSA:

a. La dosis recomendada es de 10 ml en lactantes de 6 a 12 meses

b. La emésis suele comenzar a los 20-30 minutos de la administración y se consigue en el 90-95% de los casos

c. Sólo debe utilizarse en la ingestión de cáustico si han pasado menos de 30 minutos

d. Contraindicado si existe disminución del nivel de conciencia

524. Entre los gestos más habituales en la comunicación no verbal, los gestos ilustradores son:

a. Los gestos que subrayan lo hablado, amplificándolo o matizándolo

b. Los gestos que tienen un significado en sí mismos, siendo inteligibles para todos los miembros de una comunidad

c. Los gestos que sirven para ordenar los turnos de intervención

d. Los gestos no intencionales que desvelan estados emocionales del interlocutor

525. Juan tiene una diabetes tipo I, ha cambiado de colegio y la dirección y su profesor nos solicita una orientación sobre cómo actuar en el colegio. Es INCORRECTO:

a. Debe tener disponible en el colegio glucómetro, insulina rápida y glucagón

b. Si sufre una pérdida de conciencia y no podemos medir la glucemia el profesor debe actuar como si fuese una hipoglucemia

c. El glucagón se debe administrar por vía subcutánea, no por vía intramuscular

d. Se debe explicar al profesorado que la asistencia al niño se engloba en el deber global de socorro

526. En un niño previamente sano que presenta una neumonía adquirida en la comunidad y la evolución clínica es buena, cuándo solicitaría una radiografía de tórax de control:

a. Si el niño es menor de 2 años

b. En caso de alergia a betalactámicos

c. Si presentó una neumonía redonda

d. Niños no vacunados de neumococo

527. El objetivo de la prevención terciaria es:

a. La educación para la salud

b. Tratar las complicaciones que se deriven de la enfermedad

c. Evitar la enfermedad antes de su comienzo

d. La detección precoz de las enfermedades

528. Sobre la bronquitis aguda, indique la FALSA:

a. La bronquitis aguda es principalmente una infección bacteriana primaria de la vía aérea

b. La radiografía de tórax habitualmente no es necesaria para el diagnóstico

c. En general no se debe prescribir antibióticos para el tratamiento de la bronquitis aguda

d. Los antitusígenos no deben emplearse porque no se ha demostrado que sean eficaces

529. En el momento actual y en nuestro medio, para el tratamiento antibiótico empírico de la infección de tracto urinario febril, cuál de los siguientes fármacos sería el más adecuado:

a. Cefalosporina de 2a-3a generación

b. Fosfomicina

c. Nitrofurantoína

d. Trimetroprim-sulfametoxazol

530. Cuál es el fármaco inicial de elección en la reanimación cardiopulmonar pediátrica:

a. El bicarbonato si existe acidosis

b. La glucosa, sobre todo en recién nacidos y lactantes

c. La adrenalina, sea cual sea la origen de la parada

d. El cloruro cálcico en la disociación electromecánica

531. Sobre el consumo de tabaco:

a. Es un factor de riesgo el consumo por parte de los padres y más aún de los hermanos

b. Entre los 14-18 años, la proporción de fumadores, tanto ocasionales como regulares, es mayor entre los chicos

c. El inicio precoz puede comportar con el tiempo un mayor consumo de tabaco y una mayor dependencia, aunque esto no influye en un peor pronóstico para dejar el consumo

d. El tabaquismo no está asociado a un incremento del consumo de otras drogas

532. La monitorización cardiorrespiratoria es una actividad controvertida en cuanto a su capacidad preventiva para el síndrome de muerte súbita del lactante (SMSL), pero estaría indicada en:

a. Hermanos de victimas de SMSL hasta 6 meses después de la edad del fallecimiento del hermano

b. Prematuros extremos no afectos de patología cardíaca que no han presentado apneas

c. Antecedentes de episodio aparentemente letal

d. Displasia broncopulmonar que no precisa oxígeno

533. El test de Fagerström para adolescentes valora la dependencia de:

a. tabaco
b. alcohol
c. cannabis
d. anfetaminas

534. Es motivo de alarma no decir frases de tres palabras a los 2 años:

a. No, si en todos los demás aspectos vemos que es un niño normal
b. Sí, hay que descartar hipoacusia
c. Sí, a esta edad ya deben decirse frases sencillas
d. Sí, hay que derivar a atención temprana

535. Entre las indicaciones para tratamiento con hormona de crecimiento autorizadas en España se encuentran estas situaciones, EXCEPTO:

a. Síndrome de Turner
b. Déficit clásico de GH
c. Deficiencia de crecimiento debida a alteración del gen SHOX
d. Baja talla idiopática con pronóstico de crecimiento bajo

536. Las enfermedades de declaración obligatoria numérica se notifican semanalmente. Cuándo empieza la semana a efectos epidemiológicos:

a. El domingo, y finaliza el sábado a las 24 h
b. El lunes, y finaliza el domingo a las 24 h
c. El miércoles, y finaliza el martes a las 24 h
d. El viernes, y finaliza el jueves a las 24 h

537. En un niño de 10 años con cojera que empeora con el ejercicio y ante la sospecha de enfermedad de Perthes, es FALSO que:

a. La enfermedad de Perthes se produce por una isquemia de la parte ósea de la cabeza femoral (epífisis, fisis y metáfisis), que ocurre antes de la aparición de los primeros síntomas
b. Cuando se diagnostica, todo el proceso posterior en lo que a extensión de la necrosis y duración de la enfermedad se refiere, está ya predeterminado
c. La etiología no ha podido ser concretada aunque se han invocado diversos factores como una sinovitis previa, pequeños traumatismos repetidos, factores genéticos, constitucionales o ambientales
d. La prevención de la aparición de la enfermedad es posible en niños con riesgo claro de padecerla

538. Qué fármaco es de mayor riesgo para una madre que alimenta a su bebé con lactancia materna:

a. Anticonceptiva combinado: estrógeno más progestágeno
b. Prednisona oral 40 mg diarios durante 5 días
c. Ciprofloxacino oral
d. Ibuprofeno

539. Los estudios de casos y controles se consideran:

a. Estudios descriptivos de prevalencia
b. Estudios analíticos observacionales
c. Estudios cuasi-experimentales
d. Estudios ecológicos

540. Sobre la alimentación del niño prematuro de menos de 1.500 gramos y/o de menos de 32 de semanas de gestación:

a. Se recomienda que todos los que sean alimentados con lactancia materna la suplementen con fortificantes
b. Si el niño prematuro está tomando fortificante se debe ajustar la dosis de vitamina D
c. El método canguro tiene muchos beneficios sobre el recién nacido, pero no ha demostrado aumentar la producción de leche materna
d. La OMS recomienda utilizar las fórmulas de prematuros hasta la 40a semana de edad corregida

541. Respecto a un niño cuya madre desea amamantar:

a. Los recién nacidos que sufren una pérdida de peso superior al 7% requieren suplementar con leche de fórmula hasta que la madre tenga una buena subida de leche
b. El consenso general es que el peso al nacer debe ser recuperado a los 8 días de vida
c. La insuficiencia glandular primaria ocurre en un 10% de madres
d. La retención de fragmentos de placenta puede ser causa de retraso de la lactogénesis

542. Sobre los agentes etiológicos del resfriado común en pediatría indique la FALSA:

a. El rinovirus es el más frecuente y es posible encontrarlo todo el año, predominando en otoño y primavera
b. Virus respiratorio sincitial, coronavirus y parainfluenza producen inmunidad duradera y las reinfecciones se deben a serotipos diferentes
c. El número de episodios clínicos es muy elevado en la infancia, llegando a 4-8 al año
d. Los virus ejercen un efecto tóxico sobre los mecanismos de aclaramiento mucociliar, provocando destrucción de cilios de varias semanas de duración

543. En la comunicación no verbal, la proxémica hace referencia a:

a. Los gestos y posición corporal
b. Elementos relacionados con el orden y la distancia de los sujetos que se están comunicando
c. La apariencia física del médico
d. Características vocales del habla (tono, intensidad, vacilaciones, velocidad...)

544. Atendemos a un niño de 4 años con sospecha de intoxicación medicamentosa. Presenta hipertensión, hipertermia, diaforesis y midriasis. Grupo al que, más probablemente, pertenece el medicamento causa de la intoxicación:

a. Muscarínicos
b. Anticolinérgico
c. Opiáceo
d. Simpaticomimético

545. Cuál de éstos, NO es un factor de riesgo para el embarazo no deseado y las enfermedades de transmisión sexual en la adolescencia:

a. Cambios frecuentes de pareja por parte de los progenitores
b. Precocidad en las relaciones sexuales en los hermanos
c. Alto nivel educativo de los progenitores
d. Actividad sexual de los iguales

546. En un niño de 5 años con síndrome miccional y tira de orina negativa para leucocitos y nitritos es FALSO:

a. Recomendar el aumento de ingesta de líquidos
b. Valorar la existencia de estreñimiento
c. Recoger urocultivo e iniciar antibioterapia
d. Repetir tira de orina ante la recurrencia de los síntomas

547. Sobre la educación sanitaria y los hábitos alimentarios de niños y adolescentes, señale la FALSA con respecto a la estrategia NAOS (Nutrición, Actividad física y prevención de la Obesidad):

a. Es una iniciativa del Ministerio de Educación
b. Se dirige al ámbito familiar y escolar
c. Se dirige al ámbito empresarial y sanitario
d. Su lema inicial fue '¡Come sano y muévete!'

548. Sobre el Programa de Salud Infantil (PSI) es FALSO:

a. Los exámenes de salud deben ser individualizados
b. El ámbito de las actividades preventivas es revisable
c. Es conveniente aportar a los padres documentación escrita a modo de guías anticipatorias de las necesidades infantiles hasta la próxima visita
d. En la actualidad existen evidencias de que el número de revisiones de salud a realizar durante la infancia y adolescencia debe ser un mínimo de 10

549. Sobre el consejo de prevención de embarazo en la adolescencia en atención primaria:

a. Hay pruebas de su elevada efectividad en población de riesgo social
b. Los resultados sobre la efectividad del consejo son poco consistentes y heterogéneos
c. El consejo está contraindicado ya que se correlacionan con incrementos en la tasa de embarazo en la adolescencia
d. Los costes económicos del consejo en atención primaria hacen desaconsejable el consejo individual

550. Factor de riesgo de mayor importancia para predecir que un preescolar con sibilantes recurrentes tenga asma en la vida adulta:

a. El inicio de los sibilantes se debe a una bronquiolitis por virus respiratorio sincitial
b. Tiene episodios que requieren hospitalización
c. Inicio de los sibilantes en los primeros 6 meses
d. Tener una madre con asma alérgica

551. En la enfermedad de Gilles de la Tourette, la vulnerabilidad genética predispone también a qué trastorno:

a. Trastorno obsesivo-compulsivo
b. Tics crónicos motores y vocales
c. Ambas son correctas
d. Ninguna lo es

552. De los siguientes signos clínicos, cuál es el que más nos aproxima al diagnóstico de otitis media aguda:

a. Hiperemia membrana timpánica
b. Presencia de exudado en oído medio
c. Abombamiento de la membrana timpánica
d. Pérdida de brillo de la membrana timpánica

553. NO es una etapa fundamental del método epidemiológico:

a. Elaboración de hipótesis
b. Observación y descripción de la realidad
c. Aplicar tratamientos preventivos en poblaciones expuestas
d. Verificación de la hipótesis

554. Cuál de los siguientes trastornos no estaría asociado a oligohidramnios:

a. Agenesia renal
b. Hipoplasia pulmonar
c. Retraso del crecimiento intrauterino
d. Atresia duodenal

555. Edema agudo hemorrágico del lactante:

a. Es una vasculitis de pequeños vasos relacionada con infecciones, fármacos e inmunizaciones
b. El virus del herpes humano-6 es el responsable de la mayoría de los casos
c. Es frecuente la onicomadesis como complicación tardía
d. Las lesiones predominan en tronco

556. Síntoma o signo cuya ausencia obliga a replantear el diagnóstico en el caso de dermatitis atópica:

a. Prurito
b. Pápulas eritematosas
c. Placas de liquenificación
d. Exudación y costras

557. En el seguimiento de los niños nacidos con bajo peso para la edad gestacional, es FALSO que:

a. Presentan mayor probabilidad de trastornos metabólicos en la edad adulta
b. Deben de completar el catch-up (crecimiento recuperador) de la talla antes del año
c. Presentan mayor probabilidad de pubertad adelantada y ovario poliquístico en la edad adulta
d. Presentan una mayor probabilidad de trastornos de atención

558. En qué patología del canal inguinoescrotal sería necesaria la indicación de intervención quirúrgica al diagnóstico:

a. Hernia inguinal indirecta
b. Criptorquidia intraabdominal
c. Quiste de cordón
d. Ectopia testicular

559. Un niño de 8 años ha sufrido un traumatismo craneoencefálico. Al atenderlo se observa que abre los ojos cuando se le habla, su respuesta verbal es confusa y cuando se le pellizca localiza el dolor. Puntuación en la escala de Glasgow:

a. 14   b. 12   c. 10   d. 8

560. Con respecto a las pruebas diagnósticas es FALSO:

a. Las pruebas de cribado de enfermedades graves tratables deben tener una alta sensibilidad para captar a todos los enfermos
b. Las pruebas confirmatorias de diagnóstico deben tener una alta especificidad para evitar considerar como enfermo a un sujeto sano
c. Los test de alta sensibilidad son especialmente útiles para descartar una enfermedad
d. Los conceptos de sensibilidad y especificidad valoran la validez de una prueba diagnóstica

561. Niño de 9 años que sufre un traumatismo sobre incisivos definitivos y tras reconstrucción presenta 8 días después dolor intenso en el incisivo afecto y tumefacción de partes blandas faciales. Diagnóstico:

a. Lesión del nervio
b. Isquemia aguda
c. Absceso pulpar
d. Gingivoestomatitis aguda

562. Cuál de los siguientes NO es criterio de derivación al oftalmólogo:

a. Dificultad para el seguimiento monocular en un niño de 4 meses
b. Reflejo rojo ausente a los 18 meses
c. Agudeza visual menor de 0,4 en un niño de 3 años
d. Agudeza visual menor de 2/3 en un niño de 5 años

563. Orden de prioridad a la hora de valorar la aportación terapéutica de un nuevo fármaco según los parámetros que se utilizan para su evaluación:

a. Seguridad, eficacia, conveniencia y coste
b. Eficacia, seguridad, conveniencia y coste
c. Seguridad, coste, eficacia y conveniencia
d. Coste, seguridad, conveniencia y eficacia

564. Sobre el estreñimiento en el niño, es FALSO:

a. El tratamiento del estreñimiento crónico debe ser inferior a 3 -6 meses
b. La vía oral es de elección para el tratamiento de desimpactación
c. La fase de desimpactación debe ir asociada a una dieta pobre en fibra
d. Si hay historia sugestiva de estreñimiento orgánico se solicitará analítica básica que incluya perfil tiroideo v transalutaminasa con IgA

565. Sobre la fiebre botonosa es FALSO:

a. El agente etiológico es la Rickettsiaconorii
b. La triada típica es fiebre, mancha negra y exantema
c. El mecanismo de transmisión es la picadura de garrapata
d. Las crisis aplásicas son frecuentes y duran de 7 a 10 días

566. En un niño de 10 años con infección bucodental acompañada de afectación de tejidos blandos periodontales:

a. Tratamiento empírico con amoxicilina/ácido clavulánico a 80/12,5 mgrs/Kg/dia
b. Tratamiento empírico con amoxicilina a 80 mgrs/Kg/dia
c. Tratamiento empírico con amoxicilina a 50 mgrs/Kg/dia
d. Tratamiento empírico con amoxicilina a 80 mgrs/Kg/dia más dexametasona

567. Sobre la parálisis obstétrica del plexo braquial:

a. La parálisis de Erb-Duchenne afecta a las raíces C4-C5

b. La parálisis de Klumpke afecta a las raíces C6-C7

c. La parálisis de Klumpke tiene mejor pronóstico que la de Erb-Duchenne

d. La parálisis de Klumpke afecta a los músculos intrínsecos de la mano perdiéndose el reflejo de prensión

568. Sobre las tiñas del cuero cabelludo, es FALSO:

a. Máxima prevalencia en la infancia y la preadolescencia

b. Es muy típico que los pelos se desprendan con dificultad y mucho dolor

c. La forma inflamatoria se denomina Qüerion de Celso

d. Se considera la mejor opción terapéutica el empleo de griseofulvina por vía oral

569. Característica que orientaría a abuso sexual en el caso de vulvovaginitis:

a. Presencia de oxiuros

b. Crecimiento de Candida albicans

c. Presencia de gérmenes de origen entérico

d. Ninguna de las anteriores

570. Sobre los antibióticos, cuál de las siguientes es FALSA:

a. La reacción anafiláctica a penicilina es más frecuente en niños que en

b. Se recomienda tomar la azitromicina 1 hora antes de las comidas o 2 horas después

c. No se recomienda el uso de tetraciclinas en niños menores de 8 años

d. La comida no afecta a la absorción de amoxicilina y amoxicilina clavulánico

571. Sobre los tipos de intervención en Educación para la Salud (EpS) en Atención Primaria, es FALSO que:

a. El consejo individual se realizará aprovechando cualquier consulta profesional (demanda o programada)

b. La EpS grupal trabaja más a fondo las capacidades del paciente sobre algún problema concreto de salud

c. La EpS grupal utiliza series de sesiones programadas dirigidas a grupo de personas con el objetivo de mejorar sus capacidades

d. La promoción de la salud afecta al ámbito sanitario y social. Actúa sobre las capacidades de las personas y su entorno social

572. Señale la FALSA con respecto a la espina bífida oculta:

a. Es la forma más frecuente de disrafismo

b. La mayor parte de las personas no tiene síntomas ni signos neurológicos

c. En ocasiones se asocia con siringomielia, diastematomielia o médula anclada

d. Es típico que afecte a L4 y L5

573. En el caso de fracturas, qué característica de las siguientes es MENOS sugestiva de maltrato:

a. Fractura espiroidea de fémur en lactante que no realiza deambulación espontánea

b. Fractura lineal parietal por caída del cambiador de bebé de 9 meses

c. Fracturas múltiples en diferentes estadios

d. Lactantes con fracturas costales epifisodiafisarias bilaterales

574. Dos hermanos de 5 y 8 años previamente sanos consultan porque la tarde anterior han presentado en tres ocasiones, una de ellas involuntaria, eliminación rectal de una sustancia anaranjada y maloliente, como 'aceite de mejillones en lata' o de 'freír chorizo'. Su estado general era bueno y no tenían vómitos, dolor abdominal ni otros síntomas. Cuál es la causa más probable:

a. Ingestión de embutido en mal estado

b. Infestación parasitaria

c. Keriorrhea por consumo de pez escolar negro

d. Toxiinfección por consumo de salmón

575. Uno de los siguientes NO está incluido como criterio diagnóstico de vómitos cíclicos en niños (Criterios Pediátricos Roma IV):

a. Dos o más episodios de náuseas intensas e incesantes y vómitos paroxísticos que duran de horas a días, en un periodo de seis meses

b. Inicio entre los 6 y 60 meses de edad

c. Los episodios son estereotipados en cada paciente

d. Los episodios están separados por semanas a meses con retorno a la normalidad

576. Es un test validado para el cribado del autismo en niños menores de 24 meses considerados de riesgo:

a. Cuestionario SDQ

b. Test M-CHAT

c. Test Haizea-Llevant

d. Escala Autónoma

577. Sobre la tosferina:

a. Los síntomas se deben a la replicación y diseminación en sangre de Bordetella pertussis

b. Los accesos de tos quintosa preceden a la fase catarral

c. El cultivo tiene mayor sensibilidad que la PCR a tiempo real

d. Es característica la leucocitosis con linfocitosis y en ocasiones se observan reacciones leucemoides

578. Sobre la dermatitis herpetiforme, NO es cierto que:

a. Se caracteriza por lesiones vesiculares pruriginosas

b. Se suele presentar antes de los 10 años

c. Se considera como la enfermedad celiaca de la piel

d. Las lesiones se localizan especialmente en codos y rodillas

579. Señalar la afirmación FALSA:

a. Caput succedaneum: tumefacción edematosa difusa que traspasa líneas de sutura

b. Cefalohematoma: hemorragia subperióstica, limitada a uno de los huesos craneales

c. El caput succedaneum persiste más tiempo que el cefalohematoma

d. El cefalohematoma puede estar situado sobre una fractura de cráneo subyacente

580. En el eritema nodoso es FALSO:

a. La instauración del eritema es súbita

b. El eritema nodoso migratorio es de peor pronóstico

c. Los anticonceptivos orales son una posible causa del cuadro

d. El yoduro potásico se ha utilizado en el tratamiento

581. Cuál de los siguientes NO es un criterio diagnóstico para la anorexia nerviosa en el DSM-5:

a. La presencia de amenorrea. i

b. Miedo intenso a convertirse en obeso aún con un peso por debajo de lo normal

c. Alteración en la percepción del propio cuerpo

d. Clasificación de la gravedad en función del IMC

582. Un niño de 4 años acude a consulta por una lesión en el brazo compatible con eritema migrans. Vector causante más probable:

a. Escorpión

b. Araña.

c. Garrapata

d. Procesionaria del pino

583. Anemia microcítica, hipocroma, con sideremia normal o elevada, ferritina, Hb A2 y Hb F elevadas, a qué entidad corresponde:

a. Anemia ferropénica

b. Anemia por infección crónica

c. Beta-talasemia heterocigota

d. Anemia sideroacréstica

584. Estos niños podrían ser incluidos en el programa de niño asmático EXCEPTO:

a. Un lactante de 20 meses que ha tenido 4 episodios de sibilantes desde septiembre a enero

b. Un niño con antecedentes de prematuridad de 29 semanas con un episodio de bronquiolitis que requirió ingreso en UCI

c. Un niño de 3 años que desde el inicio del colegio ha tenido 2 episodios de disnea y sibilancias que responden al broncodilatador

d. Un niño de 11 años con un episodio de sibilantes con respuesta al broncodilatador y síntomas con el ejercicio físico

585. El síndrome mononuclear puede ser causado por el virus de Epstein-Barr (VEB) así como por el citomegalovirus (CMV):

a. En el síndrome mononuclear por CMV predominan los síntomas sistémicos y la fiebre
b. Los signos de aumento de tamaño ganglionar y esplenomegalia son menos comunes en el síndrome mononuclear producido por el VEB
c. La faringitis exudativa es común tanto en el síndrome mononuclear producido por VEB como el producido por CMV
d. El cultivo es de elección para el diagnóstico de infección por CMV

586. Respecto a adyuvantes y respuesta inmune:

a. El sistema adyuvante AS04 actúa a través de los receptores TLR9 e induce una respuesta humoral y celular, especialmente Th2
b. Un adyuvante es una sustancia utilizada para mantener las características físico-químicas o biológicas de un medicamento u otro producto biológico
c. Los efectores de la respuesta inmune innata no son capaces de reconocer estructuras moleculares específicas del patógeno (PAMP)
d. El MF59 es una emulsión de aceite en agua que incrementa el reclutamiento y activación de las células presentadoras de antígeno

587. Qué es FALSO con respecto a la sensibilidad de una prueba diagnóstica:

a. Es la probabilidad de que un sujeto enfermo obtenga un resultado positivo
b. Se calcula dividiendo los pacientes enfermos con prueba positiva y la población de pacientes enfermos
c. Se conoce también como fracción de verdaderos positivos
d. Es la probabilidad de que un sujeto sano obtenga un resultado negativo

588. Señale qué factores de la coagulación son vitamina-K dependientes:

a. II, VII, XI, XII
b. V, VII, XI, XII
c. II, VII, IX, X
d. I, VII, IX, X

589. Según el documento de consenso de la Asociación Española de Pediatría de 2011, con respecto a la faringoamigdalitis estreptococia, señale la INCORRECTA:

a. La penicilina oral es el antibiótico de elección
b. Es necesario evitar la vuelta al colegio al menos las primeras 24 horas tras el inicio del tratamiento para evitar contagios
c. Se considera correcta una pauta corta de tratamiento de 8 días
d. Se deben tratar las faringoamigdalitis en el contexto familiar cuando se confirma origen estreptocócico en alguno de los convivientes, con independencia de los resultados microbiológicos

590. Sobre las lesiones cutáneas benignas del recién nacido es FALSO:

a. El eritema tóxico alérgico neonatal es más frecuente en niños prematuros
b. La miliaria se debe a una obstrucción de glándulas ecrinas y retención del sudor
c. La melanosis pustulosa neonatal es más frecuente en niños de raza oscura
d. Las manchas mongólicas son colecciones de melanocitos localizadas en dermis profunda

591. Debemos plantearnos la posibilidad de inmunodeficiencia primaria en los siguientes casos, EXCEPTO:

a. Niño de 20 meses con 8 infecciones respiratorias en el último año,
b. Niño de un año con aftas recurrentes
c. Niño con abscesos cutáneos de evolución tórpida
d. Niño que ha tenido más de dos neumonías en un año

592. Manifestación clínica menos característica de la insuficiencia cardiaca del lactante:

a. Hepatomegalia
b. Taquicardia
c. Hipersudoración
d. Edemas maleolares

593. Una de las siguientes es característica de la dermatitis seborreica del lactante:

a. Aparición en el primer mes de vida
b. Respeta el triángulo naso-geniano
c. Prurito
d. Tendencia a la cronicidad

594. Niño de 6 meses con bradicardia^ de 60 latidos por minuto, se administra oxígeno a 100% con persistencia de la bradicardia y signos de insuficiencia circulatoria sistémica. Qué debe hacer en ese momento:

a. Desfibrilar a 2 Jul/Kg
b. Desfibrilar a 2 Jul/Kg y administrar adrenalina 0,01 mg/Kg intravenosa
c. Dar masaje cardiaco y administrar adrenalina 0,01 mg/Kg intravenosa
d. Dar masaje cardiaco y administrar adrenalina 0,1 mg/Kg intravenosa

595. Paciente de 8 años portador de una válvula protésica mitral que va a someterse a una endodoncia de una pieza dentaria permanente. Sobre la profilaxis de endocarditis:

a. No precisa profilaxis
b. Amoxicilina a 50 mg/kg/ día, el día del procedimiento así como el anterior y posterior
c. Amoxicilina a 50 mg /kg /día dosis única entre 30 y 60 minutos antes del procedimiento
d. Cefixima a 8 mg /kg/ día, el día del procedimiento así como el anterior y posterior

596. En la artritis idiopática juvenil forma oligoarticular, es FALSO:

a. Es la forma más frecuente de Artritis idiopática juvenil
b. Los anticuerpos antinucleares suelen ser generalmente negativos
c. Tienen un riesgo elevado de complicaciones oculares como la iridociclitis crónica
d. Las articulaciones más afectadas son rodillas, tobillos y codos

597. En cuál de estas enfermedades NO hay que realizar declaración urgente:

a. Enfermedad meningocócica
b. Paludismo
c. Sarampión
d. Fiebre tifoidea y paratifoidea

598. Respecto del destete guiado por el lactante denominado también 'Baby Led Weaning' (BLW):

a. Es la forma más natural y recomendable para administrar la alimentación complementaria a partir de los 5 meses
b. Debe realizarse con el adulto y el niño en posición biológica de lactancia
c. Debe realizarse a partir de los 6 meses pero solamente con las frutas
d. Debe realizarse con el lactante sentado

599. Sobre la auscultación cardiaca, es FALSO:

a. El segundo ruido cardiaco (R2) se produce por el cierre de las válvulas semilunares, aórtica y pulmonar, al final de la eyección ventricular
b. El cuarto ruido cardiaco (R4) aparece en la diástole ventricular, justo antes del primer ruido, coincidiendo con la sístole auricular y es siempre patológico
c. El primer ruido cardiaco (R1)se produce por el cierre de las válvulas auriculoventriculares (mitral y tricúspide)
d. El chasquido mesosistólico es característico de la existencia de válvula aórtica bicúspide

600. Sobre el uso racional del medicamento. Definición del indicador denominado DHD:

a. Dosis media prescrita de un fármaco en su principal indicación
b. Coste al precio de venta al público de la dosis diaria definida de un determinado medicamento
c. Dosis media diaria de mantenimiento de un medicamento, en adultos, cuando se usa rutinariamente en su principal indicación
d. Número de dosis diarias^ definidas consumidas en un área concreta por 1.000 habitantes y por día

601. En el control de salud de un niño de 6 meses, cuál de estas actividades preventivas NO estaría indicada:

a. Maniobras de Ortolani y Barlow

b. Recoger información sobre lactancia materna, artificial y alimentación complementaria

c. Valorar presencia de maltrato físico o trato negligente del menor

d. Comprobar la fijación de la mirada de cada ojo por separado

---

602. Cuándo se produce el descenso fisiológico de la hemoglobina en los recién nacidos a término:

a. A las 4-8 semanas

b. A las 8-12 semanas

c. A las 12-16 semanas

d. A las 16-20 semanas

---

603. Acude a su consulta un recién nacido de 20 días de vida, hijo de madre portadora de HBsAg. Nació con un peso de 1800 gramos. En el hospital se le administró a las 8 horas de vida vacuna de hepatitis B e inmunoglobulina HB. Se le practicó aerología al nacimiento: HBsAg negativo:

a. Pauta vacunal 0-2-6 meses y seguimiento serológico a los 3 meses de completar la pauta

b. Pauta vacunal 0-2-6 meses. No precisa ningún seguimiento serológico

c. Pauta vacunal 0-2-4-11 meses y seguimiento serológico a los 3 meses de completar la pauta

d. Pauta vacunal 0-1-2-6 meses. No precisa ningún seguimiento serológico

---

604. Señalar el enunciado INCORRECTO en relación con la torsión testicular:

a. La torsión extravaginal suele suceder en neonatos y lactantes pequeños

b. La torsión intravaginal es más frecuente en niño mayor y adolescente

c. Reflejo cremastérico habitualmente conservado

d. Una ecografía testicular normal no descarta una torsión testicular si la clínica y exploración es compatible

---

605. Cuál de estas características asociadas a un síncope, podrían sugerir la presencia de patología cardiaca:

a. Desencadenado por ortostatismo, angustia emocional, miedo, dolor o fobia a la sangre

b. Desencadenado por estímulos auditivos

c. Recuperación inmediata en posición de decúbito

d. Estar precedido de síntomas de disminución de flujo cerebral

---

606. Sobre la parálisis facial periférica, señale la FALSA.:

a. Imposibilidad de cerrar el ojo afecto

b. Desaparición del surco naso-geniano

c. Comisura bucal desviada al lado enfermo al intentar enseñar los dientes (signo de Pitres)

d. Disminución del gusto en los 2/3 anteriores de la lengua

---

607. Sobre la interacción tiroidea feto-placenta-madre, es FALSO:

a. El Yodo materno atraviesa mejor la placenta que la T4

b. La TSH atraviesa fácilmente la placenta

c. La TRH atraviesa peor la placenta que el Yodo materno

---

608. Ante un niño menor de 3 meses que consulta por fiebre de 38° sin foco aparente y con buen estado general:

a. Una tira reactiva o sedimento de orina normal no descarta la infección urinaria

b. Debemos realizar una radiografía de tórax aún en ausencia de síntomas respiratorios

c. Los criterios de Rochester no incluyen parámetros urinarios

d. Los lactantes en los que no constatemos fiebre, aunque sus padres lo refieran, tienen menor riesgo de infección bacteriana grave que los que en la exploración se evidencia fiebre

---

609. Paciente de 2 años y medio con fiebre de 38° de 3 días de evolución y sin sintomatología catarral. En la exploración presenta adenopatías subangulomandibulares bilaterales, congestión faringoamigdalar y exudado de aspecto purulento en amígdala derecha. El resto de la exploración es normal. En su guardería ha habido un caso reciente de escarlatina. Test rápido de detección de antígeno estreptocócico (TRDA) negativo.

a. Tratamiento antibiótico, justificado por razones epidemiológicas

b. Recomendar tratamiento sintomático y control en 24-48 horas si no mejora

c. Tratamiento antibiótico, por la falta de especificidad del TRDA

d. Solicitar cultivo tradicional y dar antibiótico a la espera del resultado

---

610. Según las recomendaciones de vacunación frente a la gripe 2017-2018, de la Comisión de Salud Pública del Consejo Interterritorial del Sistema Nacional de Salud, en cuál de las siguientes situaciones NO está indicada la vacuna antigripal inactivada:

a. Niños con implante coclear o a la espera del mismo

b. Obesidad en niños (índice de masa corporal igual o superior a 3 desviaciones estándar)

c. Niños de 5 meses con enfermedad hepática crónica

d. Mujeres embarazadas en cualquier trimestre de gestación

---

611. En el desarrollo psicomotor del niño de 6 meses todos los siguientes son signos de alerta EXCEPTO:

a. Ausencia de prensión voluntaria

b. Ausencia de sedestación sin apoyo

c. Hipotonía del cuello

d. Irritabilidad excesiva

---

612. Los niños con asplenia funcional requieren especial atención en la prevención de enfermedades producidas por neumococo. Respecto a su vacunación es FALSO:

a. Está recomendada la vacunación antineumocócica, pero siempre con la llamada pauta secuencial

b. La vacuna antineumocócica polisacarídica no conjugada 23-valente (VNP23) se administra a partir de los 2 años de vida, con 2 meses, al menos, de intervalo entre la última dosis de conjugada y la 23-valente

c. Si se inicia con dos meses de vida se recomienda siempre la pauta 3+1, aunque exista vacunación sistemática 2+1

d. Si la vacunación con tridecavalente comienza cuando el niño es mayor de 12 meses, se recomienda una única dosis

---

613. Niño de 20 meses que consulta por fiebre de 39° hace dos días y rinitis. El padre le comenta que en la clase de la escuela infantil a la que asiste hay varios niños con la misma sintomatología. A la exploración presenta amígdalas inflamadas con un punteado de exudado blanquecino así como conjuntivitis y adenopatía cervical.Cuál cree que será el responsable más probable del cuadro que presenta el niño:

a. Adenovirus

b. Coxsackie A

c. Virus del herpes simple 6

d. Estreptococo del grupo A

614. Tras el nacimiento de un recién nacido (RN) vigoroso de parto normal:

a. Se recomienda pasar sonda por las fosas nasales y de forma precoz para iniciar cuanto antes el contacto piel con piel con la madre

b. Para la realización del test de Apgar al minuto y a los 5 minutos del nacimiento no es necesario la separación del RN de su madre

c. Es necesario comprobar que el RN presenta un aspecto saludable, lavarlo, secarlo, limpiarlo y vestirlo, sobre todo si no existe riesgo de hipotermia

d. Si está sano y estabilizado es aconsejable pesarlo y realizar el resto de maniobras preventivas de forma precoz, para luego poder alargar más el tiempo piel con piel con la madre

615. Sobre la trigonocefalia:

a. Se define como cierre precoz de la sutura coronal

b. Presenta amplia variedad fenotípica, desde una simple cresta metópica, hasta formas más severas de trigonocefalia

c. Es una craneosinostosis simple y, por tanto, no se acompaña nunca de riesgo de hipertensión intracraneal

d. En la cresta metópica simple existe asociado un hipotelorismo

616. El niño adquiere la interiorización de las normas, autonomía afectiva y mayor autocontrol de los impulsos a la edad de:

a. 18 meses

b. 2 años, coincidiendo con autonomía alimentación y control esfínteres

c. 4-5 años

d. A partir de los 6 años, coincidiendo con el inicio de la etapa de mayor socialización

617. NO es correcto, en relación a las recomendaciones basadas en revisión sistemática de la evidencia y evaluación de los riesgos y beneficios de las diferentes alternativas en el manejo del asma infantil

a. En niños menores de cuatro años no controlados con dosis bajas o medias de glucocorticoide inhalado se recomienda doblar la dosis de glucocorticoide

b. En escolares con asma leve persistente se recomienda la utilización de los glucocorticoides inhalados como tratamiento de mantenimiento frente a montelukast

c. En niños y adolescentes se recomienda utilizar los planes de acción escritos basados en síntomas con respecto a los basados en la variación del pico flujo

d. Hay suficiente evidencia para recomendar una estrategia específica para discontinuar el tratamiento con glucocorticoide inhalado en escolares con asma leve persistente bajo control

618. Sobre la mononucleosis infecciosa:

a. El período de incubación en los adolescentes es habitualmente más corto que en los niños más pequeños

b. En la exploración, se aprecian adenopatías generalizadas en el 30 % de los casos

c. La linfadenopatía epitroclear sugiere en especial una mononucleosis infecciosa

d. En la exploración, existe esplenomegalia en el 90% de los casos

619. Ante un episodio de taquicardia paroxística supraventricular, en paciente estable, se puede intentar revertirlo mediante la realización de maniobras vagales. De entre las siguientes una NO está recomendada:

a. Aplicación de frío en la cara

b. Maniobra de Valsalva

c. Soplar un globo

d. Masaje del seno carotideo

620. En referencia a los trastornos de la conducta alimentaria (TCA), uno de los siguientes enunciados es FALSO:

a. La afectación del hipotálamo por la pérdida de peso, produce una estimulación insuficiente de la función gonadal que guarda relación con la amenorrea en la anorexia nerviosa

b. Las taquiarritmias ventriculares por la desnutrición crónica constituyen la primera causa de mortalidad en los TCA por delante del suicidio

c. Para la orientación del tratamiento de los TCA, en atención primaria, es útil una estrategia de apoyo-autoritaria que utilice el modelo biopsicosocial

d. La fluoxetina se considera eficaz, en la reducción de las conductas de atracones-purgas, para el tratamiento de la bulimia nerviosa

621. Sobre los nevus cutáneos, es FALSO:

a. El nevus de Ota es más frecuente en las mujeres y en pacientes de procedencia asiática y africana

b. El nevus de Ito tiene tendencia a localizarse en las zonas supraclavicular, escapular y deltoidea

c. La atipia nuclear es una característica frecuente del nevus de Spitz que hace que resulte difícil de diferenciar histopatológicamente del melanoma maligno

d. El nevus azul común aparece con mayor frecuencia en glúteos y región sacrococcígea, mientras que el nevus azul celular se sitúa en la zona dorsal de las manos y los pies

622. Sobre las osteocondrosis y apofisitis que afectan al pie, qué asociación NO es correcta

a. Enfermedad de Köhler y osteocondrosis del escafoides tarsiano

b. Enfermedad de Freiberg y osteocondrosis del astrágalo

c. Enfermedad de Sever y apofisitis calcánea

d. Enfermedad de Iselin y apofisitis de la base del quinto metatarsiano

623. Definición de los diferentes trastornos del descenso testicular:

a. El teste ectópico es aquel que desciende con maniobras de tracción y permanece en el escroto

b. El teste en ascensor es aquel que originariamente está situado en el escroto, y con el desarrollo del niño va quedando progresivamente por encima de su localización teórica

c. El teste criptorquídico es aquel que siendo palpable, no es posible llevarlo al escroto o cuando se introduce a tensión, vuelve a ascender de inmediato

d. El teste por maldescenso adquirido es aquel que, habiendo descendido a través del orificio inguinal externo, se localiza en una posición aberrante

624. Juan tiene 7 años, acude a su consulta comentando que tiene problemas para conciliar el sueño, duerme pocas horas, se mueve mucho y en el colegio la profesora ha comentado que le encuentra cansado Cuál de las siguientes herramientas para detectar problemas del sueño en atención primaria NO sería útil en el caso de Juan:

a. Cuestionario BISQ

b. Cuestionario BEARS

c. Grabación de un vídeo

d. Escala de trastornos del sueño para niños de Bruni

625. Sobre las parasomnias, indique cuál de las siguientes características que se mencionan es FALSA

a. Las pesadillas son más frecuentes en la fase de sueño de ondas lentas

b. Los terrores nocturnos cursan con gran activación autonómica

c. El sonambulismo es más frecuente en el primer tercio del sueño que en el último

d. Los terrores nocturnos se asocian a predisposición genética

626. La madre de Leire está de nuevo embarazada y en una de sus consultas le pregunta sobre la necesidad de tomar suplementos de yodo. Usted conoce a la familia y sus hábitos alimentarios; siguen una alimentación saludable, toman leche y lácteos ecológicos y la madre es alérgica al pescado. le recomendaría suplemento con yodo:

a. No, es suficiente si consume sal yodada
b. No, si toma 3 raciones de leche y 2 g de sal yodada, porque tiene cubiertas casi el 100% de las necesidades de yodo
c. Sí, por seguir una dieta con leche y lácteos ecológicos
d. En 2004 la OMS incluyó a España entre los países con adecuada ingesta de yodo por tanto no necesita suplemento de yodo

627. Los centros sanitarios revisarán que los profesionales sanitarios de su plantilla cumplen los requisitos previstos en la legislación vigente para ejercer la profesión:

a. Con la periodicidad que determine cada centro sanitario
b. Únicamente están obligados a revisar los requisitos los centros sanitarios de titularidad pública
c. Cada tres años, como mínimo
d. Las tres respuestas anteriores son falsas

628. Usted valora la toma al pecho de un lactante. Cuál de los siguientes considera que es indicativo de un agarre adecuado:

a. La comisura de los labios forma un ángulo de 120 grados
b. Se oyen ruidos de chupeteo
c. La barbilla no toca el pecho
d. Queda más areola visible por encima del labio superior

629. Qué estudio es el más adecuado para estimar la prevalencia de una enfermedad en una población

a. Casos y controles
b. Transversal
c. Cohorte prospectiva
d. Cohorte retrospectiva

630. Sobre las infecciones de transmisión sexual (ITS) en la adolescencia:

a. La infección por Clamydia Trachomatis es la ITS bacteriana más frecuente en la adolescencia
b. El imiquimod al 25% está indicado en el tratamiento de los condilomas acuminados
c. La infección por Neisseria gonorroeae en mujeres siempre es sintomática
d. Los condilomas acuminados se contagian por contacto piel con piel por lo que el uso del preservativo ofrece protección total

631. Sobre la ginecomastia fisiológica puberal, es FALSA:

a. La ginecomastia verdadera se caracteriza por una masa fibroglandular palpable de al menos 0,5 cm de diámetro, subareolar concéntrica
b. Hasta el 70% de los niños desarrollan hiperplasia subareolar en las mamas durante la primera mitad de la pubertad
c. La máxima incidencia de ginecomastia puberal tiene lugar en el estadio 3-4 de Tanner, con un volumen testicular de 5-10 ml
d. Las pruebas de laboratorio demuestran diferencias significativas en los niveles circulantes de estrógenos y andrógenos entre los varones afectados y los no afectados

632. Es un factor de riesgo mayor de displasia evolutiva de cadera:

a. Antecedentes familiares de displasia evolutiva de cadera
b. Prematuridad
c. Oligoamnios
d. Sexo masculino

633. Sobre los criterios diagnósticos (Roma IV) de la 'diarrea funcional del niño pequeño' (clásicamente denominada 'diarrea crónica inespecífica'), es FALSO:

a. Cuatro o más deposiciones al día, sueltas e indoloras
b. Más de cuatro semanas de duración de la diarrea
c. Edad del niño, al inicio de los síntomas, entre los 12 y los 48 meses de edad
d. No se altera el crecimiento poderoestatural, si la ingesta calórica es adecuada

634. Sobre el personal temporal de los servicios de salud:

a. La Ley 55/2003, por la que se aprueba el Estatuto Marco del personal estatutario de los servicios de salud no le es de aplicación
b. Ostenta los mismos derechos individuales que el personal estatutario
c. Los derechos individuales reconocidos en el Estatuto Marco para el personal estatutario se aplicarán al personal temporal en la medida en que la naturaleza del derecho lo permita
d. Los derechos individuales del personal temporal de los servicios de salud se reconocerán en el ámbito de cada Comunidad Autónoma

635. El plato del comer saludable de la escuela de salud pública de Harvard es una guía gráfica que facilita la educación en buenos hábitos alimentarios en la consulta de atención primaria. Qué recomendaciones ofrece:

a. Aconseja la ingesta de 3 porciones de leche-lácteos al día
b. Coincide con la pirámide clásica de alimentación
c. Limita los zumos de frutas aunque procedan de fruta fresca
d. Recomienda una distribución a partes iguales de las frutas, verduras y hortalizas, las proteínas y los alimentos farináceos, si al mismo tiempo se limitan las carnes rojas y granos refinados

636. La base de datos clínicos de atención primaria, BDCAP recoge información clínica codificada y normalizada sobre la atención prestada en el primer nivel de atención. Son características de esta base de datos:

a. Incluye información clínica procedente de una muestra seleccionada
b. Es representativa de cada comunidad autónoma
c. Ofrece información bienal
d. Ofrece datos sobre problemas de salud activos pero no de comorbilidad

637. En referencia al riesgo de cardiopatía en el niño con síndrome de Down (SD), y a las intervenciones recomendadas en su programa preventivo específico, señale cuál de los siguientes enunciados es FALSO

a. La cardiopatía congénita más frecuente en los niños con SD es la comunicación interauricular tipo ostium secundum
b. En el período neonatal, se recomienda valoración cardiológica universal en los niños con SD, con ecografía cardiaca, para cribado de cardiopatías congénitas
c. En niños con SD, en edad escolar, en los que nunca se haya realizado exploración y no muestren signos de cardiopatía, además de la exploración clínica, se recomienda realizar una ecografía cardiaca
d. En la etapa de adolescente y adulto joven con SD se recomienda ecografía cardiaca para el cribado de valvulopatías adquiridas

638. Se considera indicado el cribado de enfermedad celíaca en todas las siguientes, EXCEPTO:

a. Pubertad precoz
b. Síndrome de Down
c. Diabetes mellitus tipo 1
d. Talla baja

639. Consejo de alimentación y nutrición para ofrecer a las familias en la consulta de pediatría de atención primaria:

a. Los embutidos o carnes procesadas son productos carcinogénicos. El riesgo depende y aumenta con la cantidad ingerida
b. La leche es de los productos lácteos con mayor proporción de grasas saturadas
c. Es necesario comer de todo pero con moderación
d. Los cereales por su alto poder energético, alto contenido en azúcar y su aporte bajo en fibra son alimentos adecuados para el desayuno infantil

640. Sobre el calendario quirúrgico infantil

a. Se considera el segundo año de vida como una edad adecuada para la intervención de la criptorquidia
b. La intervención del hipospadias es recomendable alrededor de los 2 años
c. La intervención del frenillo sublingual se debe decidir de forma individualizada en función de los problemas para la alimentación en el lactante o para la fonación en el niño que se puedan generar
d. La cirugía del pectus excavatum es preferible realizarla antes del inicio de la pubertad

641. Acude a su consulta un niño de 8 años afecto de tumefacción parotidea dolorosa, bilateral y fiebre de 38,2° Usted le diagnostica de parotiditis. El niño tiene una hermana de 5 meses, está escolarizado y es el décimo caso de parotiditis de su colegio qué medidas de control epidemiológico deberá realizar:

a. Notificarlo a salud pública y no vacunar a los compañeros de clase puesto que a los 4 años recibieron la segunda dosis de triple vírica pero sí a la hermana de 5 meses
b. Notificarlo a salud pública y valorar vacunar a los compañeros de clase al ser un brote epidémico
c. Vacunar solamente a la hermana de 5 meses
d. Notificarlo a salud y no vacunar a los compañeros de clase porque una dosis adicional constituye un riesgo relevante

642. En cuanto a la Parálisis Cerebral (PC), señale la FALSA:

a. La parálisis cerebral es la forma más frecuente de discapacidad crónica motora de inicio en la infancia
b. La mayor parte de los niños con PC nacen pretérminos y de partos complicados
c. La exposición intraútero a infecciones maternas se asocia con un aumento significativo del riesgo de PC en lactantes
d. La prevalencia de PC en los recién nacidos de bajo peso al nacer es alta, sobretodo en los que tienen un peso inferior a 1000g, principalmente a causa de hemorragia intracerebral y leucomalacia periventricular

643. Señale cuál es la FALSA acerca de las siguientes alteraciones oftalmológicas en la infancia

a. La catarata congénita tiene una tasa de prevalencia de 2-3 casos por 10.000 nacidos vivos
b. La incidencia de retinoblastoma es de 1 caso por 15.000-20.000 nacidos vivos
c. El reflejo rojo tiene una alta sensibilidad para la detección del retinoblastoma
d. El retinoblastoma permanece intraocular y curable durante un periodo de 3-6 meses desde el primer signo de leucocoria

644. Sobre fotoprotección :

a. Las cremas de protección solar deben proteger frente a radiaciones UVB y UVA, puesto que ambas llegan a la superficie del planeta en la misma proporción
b. La aplicación de cremas de protección solar es una medida preventiva que por sí sola no garantiza la prevención de cáncer de piel
c. La potencia del filtro solar (FPS) traduce el tiempo en retrasar la aparición de la ampolla por quemadura solar
d. Las cremas solares con filtros físicos transforman la radiación UVA en radiaciones de diferente longitud de onda

645. Sobre el cribado ocular en la infancia:

a. La agudeza visual se explora a partir de los 3 años
b. La prueba de Hirschberg detecta ambliopía
c. La evaluación de la visión estereoscópica sustituye a la agudeza visual
d. La distancia a los optotipos es la misma en todos los grupos etarios

646. Nos traen al centro de salud a un niño de 3 años y 15 kg de peso, alérgico al huevo, que cinco minutos después de la ingesta de un helado, comienza con estridor inspiratorio en reposo y eritema cutáneo generalizado, sin vómitos ni otros síntomas asociados. Tras la aproximación y evaluación inicial Cuál de entre las siguientes opciones sería la que elegiría en primer lugar:

a. Administrar dexametasona oral, a 0,6 mg/kg de peso
b. Administrar adrenalina nebulizada, 5 mg, con flujo de oxígeno a 5 litros por minuto
c. Administrar adrenalina subcutánea en cara anterolateral externa del muslo, a 0,01 mg/kg de peso
d. Administrar adrenalina intramuscular, 0,15 mg

647. Prevención de accidentes en la infancia. Es FALSO:

a. Los varones tienen menos accidentes que las niñas a partir del año de edad
b. Los accidentes dentro del hogar predominan en los niños más pequeños
c. Los accidentes de tráfico son los que mayor mortalidad producen
d. La prevención de accidentes es un asunto de salud pública dado su alto impacto en la morbimortalidad infantil

648. Acerca del perfil férrico en la analítica para la valoración de la anemia ferropénica es FALSO:

a. Los valores de hierro sérico están sujetos a un ritmo circadiano
b. Cuando existe ferropenia, la transferrina aumenta
c. La capacidad total de fijación al hierro (TIBC), está aumentada en la inflamación y en la infección crónica entre otras patologías
d. Una saturación de transferrina inferior al 10% se considera 'gold-standard' para determinar ferropenia

649. Concepto relacionado con la evaluación de la práctica sanitaria:

a. Eficiencia - Capacidad de lograr el resultado deseado en condiciones ideales
b. Equidad - Análisis de los cursos alternativos de acción en términos de coste y resultado
c. Eficacia - Consecución del mejor nivel de salud con el mínimo coste
d. Efectividad - Capacidad de lograr el resultado esperado en condiciones reales

650. Los padres de Clara, de 6 meses de edad, desean mantener la lactancia materna (LM) pero no saben si podrán compaginarla con la alimentación complementaria:

a. Recomendaría mantener la LM a demanda
b. Aconsejaría tomar 50 g de carne al día
c. Evitaría que las tomas de pecho coincidieran con los nuevos alimentos
d. Ofrecería las verduras durante un mes en forma de caldo

651. En un lactante de 2 meses de edad que tiene un primer episodio de bronquiolitis, en época epidémica de virus respiratorio sincitial, y que presenta 50 respiraciones por minuto, sibilantes al final de la espiración, retracciones intercostales leves y saturación de oxígeno transcutánea de 95% Cuál de entre las siguientes opciones de manejo o de tratamiento es la que menor recomendación tiene:

a. Hacerle lavados nasales con suero fisiológico y aspirado de secreciones cuando precise
b. Administración de fármacos broncodilatadores a demanda
c. Evitar humo de tabaco y mantener temperatura ambiental en domicilio de unos 20 grados
d. Colocar al niño en posición de decúbito supino con elevación del tronco de 30 grados

652. Conforme a lo previsto en la ley 15/1999, de 13 de diciembre, de protección de datos de carácter personal es FALSO:

a. La cesión de datos de carácter personal relativos a la salud de las personas no requiere el consentimiento de la persona afectada cuando la cesión se realice a una empresa legalmente autorizada para el tratamiento de datos

b. La cesión de datos de carácter personal relativos a la salud de las personas no requiere el consentimiento de la persona afectada cuando sea necesario para solucionar una urgencia que requiere acceder a un fichero

c. La cesión de datos de carácter personal relativos a la salud de las personas no requiere el consentimiento de la persona afectada cuando la cesión tenga por objeto la realización de estudios epidemiológicos en los términos establecidos en la legislación sobre sanidad estatal o autonómica

d. La cesión de datos relativos a la salud de las personas no requiere el consentimiento si la cesión de datos se efectúa previo procedimiento de disociación

653. Acude a consulta niño de 7 años que muestra desarrollo puberal en estadio 2 de Tanner, con vello púbico y volumen testicular mayor de 4 cc de forma bilateral. Sobre el diagnóstico, cuál es el más probable:

a. Adrenarquia precoz
b. Enfermedad virilizante
c. Variante de la normalidad
d. Pubertad precoz central

654. Sobre la desfibrilación semi-automáticos en niños:

a. No se utilizarán los aparatos diseñados para adultos
b. Los dispositivos atenuadores de dosis son ideales para los niños entre 1 y 8 años
c. Sólo se utilizarán aparatos que descarguen ondas monofásicas
d. Los dispositivos atenuadores de dosis solo se emplearan en los menores de 1 año

655. Sobre la comorbilidad asociada a la obesidad en la infancia y en la adolescencia, señale la INCORRECTA

a. La comorbilidad más inmediata incluye la diabetes tipo 2, la hipertensión, la hiperlipemia y la esteatosis hepática no alcohólica
b. El síndrome metabólico consiste en la asociación de obesidad central, dislipemia, hipertensión arterial y resistencia a la insulina
c. La prevalencia de esteatosis hepática en adolescentes obesos oscila entre el 10 y el 25%
d. Los niveles de adiponectina están aumentados en pacientes obesos en comparación con personas delgadas, sensibles a la insulina

656. La incapacidad para iniciar y/o mantener el sueño impidiendo un descanso adecuado puede ser debida a actividades que limitan o impiden un buen desarrollo del sueño (insomnio por higiene de sueño inadecuada) Cuál recomendaría en su consulta para evitar el insomnio:

a. Realización de prácticas deportivas poco tiempo antes de acostarse
b. Relajación con vídeo de dibujos animados
c. Evitar siestas durante el día en mayores de 5-6 años
d. Ruido ambiental que impida dormir

657. Sobre la seguridad de los datos incluidos en la historia clínica informatizada:

a. El sistema de autentificación del usuario posee escasa fiabilidad
b. Es inferior al de los sistemas basados en papel
c. Dispone de seguimiento de las modificaciones
d. Ocurre destrucción programada de los datos accesorios

658. Sobre la mutilación genital femenina (MGF) y a la atención de las niñas en situación de riesgo, por tener madres o hermanas sometidas a MGF, o por su procedencia de grupos étnicos o países de alta prevalencia, tenemos que tener en cuenta las siguientes premisas, salvo una que es FALSA. Señálela

a. La mutilación genital femenina es una práctica significativamente asociada a creencias y mandamientos religiosos
b. Entre los que presentan mayor prevalencia de MGF se encuentran países como: Somalia, Guinea o Egipto
c. Deberemos informar al padre y a la madre de las repercusiones de la MGF sobre la salud física, sexual y psicológica, y de las consecuencias legales para ellos si se la realizan a sus hijas en nuestro país o en el de origen
d. Si van a viajar al país de origen con la niña, una medida preventiva recomendable consiste en la firma de un documento de compromiso por parte de los padres, y en la programación de sendas visitas en la consulta, antes y después del viaje

659. Sobre el trastorno específico del aprendizaje (TEAP), señale la INCORRECTA

a. Es un trastorno crónico del neurodesarrollo con base neurobiológica y componente genético
b. El Manual diagnóstico y estadístico de los trastornos mentales, 5a Ed. (DSM-5), ofrece unos criterios para el diagnóstico del TEAp
c. El TEAp se presenta en ausencia de discapacidad intelectual, sensorial o motora, trastorno emocional, privación cultural e instrucción insuficiente o inadecuada
d. La prevalencia es similar en el género masculino y en el femenino

660. En referencia al uso de tacrólimus tópico en la dermatitis atópica, en niños y adolescentes, las directrices sobre seguridad, en España, establecen las siguientes recomendaciones, salvo una que NO es correcta:

a. No se debe prescribir tacrólimus tópico en pacientes menores de dos años
b. La presentación de tacrólimus tópico al 0,03% está autorizada en pacientes de más de dos años
c. La presentación de tacrólimus tópico al 0,1%, está autorizada a partir de los 12 años
d. En las pautas de mantenimiento con tacrólimus tópico (dos veces por semana), no se debe exceder el año de tratamiento

661. Sobre el enfoque clínico-diagnóstico ante la sospecha de maltrato, indique cuál de las siguientes opciones es errónea

a. El traumatismo craneal es la principal causa de muerte en niños maltratados menores de dos años
b. El síndrome del bebé sacudido con hemorragias retinianas, subdurales y encefalopatía, es causado en mayor medida por mujeres que por varones
c. Las fracturas espinales por maltrato rara vez se diagnostican y es difícil determinar su verdadera prevalencia
d. El frenillo labial rasgado ha sido descrito como la lesión por maltrato más común en la boca

662. NO es una epilepsia propia de la segunda infancia:

a. Epilepsia mioclónica severa de la infancia
b. Epilepsia parcial benigna con paroxismos rolándicos
c. Epilepsia parcial benigna con paroxismos occipitales
d. Epilepsia-ausencia infantil

663. Nos traen al centro de salud, a primera hora de la mañana, a un niño de 5 años y 20 kg de peso, que presenta estridor inspiratorio en reposo, retracciones intercostales moderadas, e hipoventilación leve a la auscultación pulmonar. Tiene una saturación de oxígeno transcutánea de 95%. Si le diagnosticamos de episodio de laringitis aguda de gravedad moderada, cuál de las siguientes actuaciones sería INCORRECTA:

a. Tras el triángulo de evaluación pediátrica y la valoración inicial, colocarle en una postura confortable
b. Administrarle 5 mg adrenalina nebulizada
c. Administrarle 10 mg de dexametasona oral
d. Si con adrenalina nebulizada se produce mejoría, con desaparición de los síntomas, tras 90 minutos de observación, remitirle a su domicilio, citándole para nueva valoración al día siguiente

664. Un signo de alarma de los trastornos de espectro autista que puede ser detectado en la consulta de atención primaria es:

a. El niño muestra anticipación cuando va a ser cogido a los 9 meses
b. Ausencia de imitación espontánea a los 15 meses
c. Ansiedad ante los extraños a los 9 meses
d. El niño señala para pedir algo (protoimperativo) a los 12 meses

665. Constituye un factor de riesgo de síndrome de muerte súbita del lactante (SMSL):

a. El uso del chupete
b. El sexo femenino
c. La posición en decúbito lateral durante el sueño
d. La cohabitación con el niño

666. Las siguientes actividades han demostrado su efectividad con evidencia moderada-alta, para ser incluidas en programas de prevención del maltrato infantil, EXCEPTO:

a. Promoción de la lactancia materna
b. Identificación de familias de riesgo mediante cuestionarios
c. Visitas domiciliarias
d. Programas multidisciplinares de apoyo social

667. Escala usada como cribado o screening del retraso psicomotor en atención primaria:

a. Brunet-Lezine
b. Haizea-Llevant
c. Bayley
d. Battelle

668. El impacto de un programa de vacunación en un colectivo marginal se evalúa por la reducción de las tasas de incidencia en un momento dado y la cobertura vacunal, así mismo recoge datos económicos de coste de vacunación. Por tanto este programa está evaluando...:

a. Eficacia de la vacunación
b. Eficiencia de la vacunación
c. Efectividad de la vacunación
d. Equidad del programa

669. Sobre la caries dental, de entre los enunciados siguientes señale cuál es FALSO

a. Los tres principales factores implicados en la caries son: microorganismos, azucares y susceptibilidad del huésped
b. La placa dental consta de dos elementos básicos: matriz intracelular y microorganismos
c. El tratamiento de las lesiones activas en la dentición primaria o decidua, no se contempla como una de las medidas de mayor utilidad en la profilaxis de la caries
d. En la producción de la caries, parece ser más importante la frecuencia de la ingesta de sacarosa que la cantidad total ingerida

670. Sobre el tratamiento antibiótico de la diarrea infecciosa, señale cuál de las siguientes es FALSA

a. La diarrea por Yersinia, generalmente requiere tratamiento antibiótico debido a su frecuente asociación con complicaciones supurativas
b. La ampicilina es uno de los antibióticos indicados para el tratamiento de la disentería producida por Shigella
c. La mayoría de las cepas de Salmonella se han vuelto resistentes a muchos antibióticos
d. Uno de los antibióticos indicados en el tratamiento de la gastroenteritis por E Coli enterotoxicógeno es la asociación Trimetoproma-Sulfametoxazol

671. En el tratamiento de las intoxicaciones, las siguientes sustancias presentan adsorción por el carbón activado, EXCEPTO una:

a. Dapsona
b. Litio
c. Quinina
d. Carbamacepina

672. Sobre la información disponible sobre su salud, las personas tienen derecho:

a. A recibirla en los términos en los que conste en la historia clínica
b. A no recibir dicha información, cuando así lo manifieste
c. A recibirla con las medidas de seguridad que garanticen su autenticidad y su integridad
d. A recibirla en los términos y condiciones que el médico responsable considere oportunos

673. Sobre la capacidad de consentir es FALSO:

a. Hasta los 16 años el consentimiento es por representación
b. En un joven de 16 años al que considera inmaduro para consentir, la demostración de su inmadurez recae en usted que es quien la pone en entredicho
c. A los mayores de 12 años se les presupone maduros
d. Los menores emancipados pueden consentir por si mismos salvo en situaciones de grave riesgo

674. Sobre el manejo del paciente con reflujo vesicoureteral (RVU) carece de la suficiente recomendación en la actualidad:

a. El método que permite detectar mejor las cicatrices renales en el paciente con RVU es la gammagrafía renal con ácido dimercaptosuccinico marcado con Tc99m (DMSA)
b. El enfoque terapéutico inicial de elección en niños con RVU primario, en el primer examen, es el observacional/conservador, frente al quirúrgico, que no ofrece beneficios adicionales destacables
c. El control del RVU puede hacerse con cistografía isotópica directa o ecocistografía como alternativa a la cistouretrografía miccional seriada
d. Para prevenir el daño renal asociado a RVU, se recomienda el uso de profilaxis antibiótica en las niñas con RVU grados II-V durante, al menos, dos años

675. Los padres de Javier, de 2 años y 12 kg de peso, acuden de urgencia porque hace 30 minutos se han confundido en la dosis de paracetamol y le han dado a su hijo 6 ml de la solución que contiene 100 mg de paracetamol / ml.:

a. Inducir el vómito
b. Realizar lavado gástrico
c. Administrar carbón activado
d. Tranquilizar a los padres porque la dosis ingerida no es tóxica

676. Entre las siguientes recomendaciones en las actividades deportivas del niño que usted puede ofrecer en su consulta, se encuentra una FALSA:

a. El deporte organizado se aconseja a partir de los 6 años con el objetivo principal de pasarlo bien y disfrutar
b. Se recomienda la suplementación sistemática con hierro en niñas con menstruación
c. En preescolares es suficiente la actividad innata a su edad cuando se favorece el juego al aire libre
d. El deporte organizado asegura la actividad física regular

677. Una adolescente de 15 años le consulta por haber tenido relaciones sexuales de riesgo y le expresa su deseo de hacerse un test de VIH porque está informada, ha valorado el riesgo y conoce las consecuencias. qué actitud de las siguientes considera más conveniente adoptar:

a. Desestimar su petición al ser menor de edad
b. Realizar el test y reflejar su madurez en la historia
c. Valorar el grado de madurez por un psicólogo
d. Solicitar autorización a sus padres

678. Los padres de Luis están separados. Tras un proceso de separación muy complicado, actualmente la custodia de Luis es de la madre. Como la relación entre los padres no es buena, el padre de Luis acude a su consulta solicitando información sobre la salud de su hijo y la administración de las vacunas correspondientes. En esta situación usted debe saber:

a. Si no tiene la custodia de Luis, no tiene derecho a la información

b. El padre siempre tiene derecho a la información por ser su padre biológico

c. Puede darle la información pero delante de la madre por tener ella la custodia de Luis

d. Si el padre tiene la patria potestad, aunque no tenga la custodia, tiene derecho a la información

679. Sobre la mutilación genital femenina (MGF) en una menor de edad procedente de un país donde se practica y con residencia habitual en España. Es FALSO:

a. Es más probable si se le ha practicado a otras mujeres de su familia

b. No supone un delito si se realiza fuera de España

c. Su práctica puede conllevar consecuencias legales para los padres

d. Se considera conveniente la firma por la familia de un compromiso preventivo

680. Lactante varón de 10 meses de edad con teste izquierdo no palpable en bolsa escrotal, que está escasamente desarrollada. Tampoco se palpa en el trayecto inguinal. Sus padres no refieren haber observado nunca el testículo en el escroto. Sobre el diagnóstico y actitud a seguir:

a. Mantendría una actitud expectante hasta el año de edad

b. Solicitaría una ecografía abdominal y testicular

c. Remitiría al cirujano o urólogo pediátrico para valoración y tratamiento

d. Instauraría tratamiento con hormona gonadotropina coriónica

681. Sobre los 'trastornos de síntomas somáticos', tal como se definen en el manual diagnóstico y estadístico de los trastornos mentales, 5a edición (dsm-5), anteriormente denominados trastornos somatoformes. Cuál es FALSA:

a. Los hallazgos de concordancia en estudios con gemelos monocigóticos, sugieren una posible etiología genética en los trastornos de somatización

b. Hay comorbilidad asociada entre la somatización y otras enfermedades psiquiátricas, en particular con los trastornos depresivos y la ansiedad

c. La presencia de una enfermedad física permite excluir que la somatización desempeñe un papel importante en el niño

d. Los ensayos clínicos respaldan las intervenciones cognitivo-conductuales como el tratamiento de elección en este tipo de trastornos

682. Para que una guía de práctica clínica se considere digna de confianza, debe:

a. Considerar las preferencias de los pacientes

b. Basarse en declaraciones de consenso

c. Evitar incorporar perspectivas divergentes

d. Actualizarse cada 1-2 años

683. Los siguientes estudios estadísticos son estudios descriptivos transversales EXCEPTO:

a. Estudios de prevalencia

b. Estudio de validez de una prueba

c. Serie de casos

d. Seguimiento de una cohorte

684. Sobre el cuestionario modificado para el cribado de autismo en niños pequeños (M-Chat):

a. Es más sensible que el CHAT

b. Se aplica a los 12 meses de edad

c. Considera críticos 3 de sus ítems

d. Carece de un punto de corte

685. Sobre la epilepsia infantil benigna con puntas centrotemporales, señale la FALSA

a. Los episodios suelen despertar al niño por la noche

b. Las crisis son focales, con afectación de un lado de la cara y dificultad para la fonación

c. El electroencefalograma es característico, con descargas punta-onda lenta de 3 Hz

d. Responde a carbamazepina y valproato, entre otros anticomiciales

686. La formulación de una pregunta clínica específica requiere su división en cuatro partes bien diferenciadas. Las siguientes respuestas son partes de la pregunta clínica EXCEPTO:

a. El Paciente o problema de interés

b. El tipo de intervención principal

c. El investigador o clínico

d. El resultado clínico

687. Lactante varón de tres meses de edad, nacido a término con un peso de 3.000 g. Y que ahora pesa 3.420 g. Su longitud es de 62 cm (p50). Sus padres quieren saber si la ganancia de peso es adecuada:

a. La ganancia de peso es la propia de un lactante alimentado con lactancia materna

b. Son necesarias mediciones seriadas para determinar su normalidad

c. Mientras que la longitud esté conservada no hay de qué preocuparse

d. La ganancia de peso es insuficiente y precisa estudio

688. Sobre la pubertad precoz, señale la FALSA:

a. La pubertad precoz se define como la aparición de caracteres sexuales secundarios antes de los 8 años en las niñas y los 9 años en los niños

b. La pubertad precoz verdadera, dependiente de gonadotropinas, es siempre isosexual y tiene su origen en la activación hipotalámico-hipofisario-gonadal

c. En las niñas y niños con pubertad precoz verdadera, la altura, el peso y la maduración ósea están avanzados, pero la talla final se iguala a la esperada

d. La pubertad precoz verdadera puede ser secundaria a lesiones cerebrales orgánicas y al hipotiroidismo prolongado y no tratado

689. Para la prevención de las enfermedades dentales en niños sin factores de riesgo se aconsejan todas las siguientes medidas, EXCEPTO:

a. Evitar la sacarosa, que es el carbohidrato más cariógeno

b. Administrar suplementos de flúor por vía oral a partir de los 6 meses

c. Utilizar dentífricos con 1.000 ppm de flúor en menores de 2 años

d. Utilizar colutorios diarios o semanales a partir de los 6 años

690. Una de las siguientes afecciones maternas contraindica el amamantamiento mientras dura la infección:

a. Mononucleosis infecciosa

b. Herpes simple en la areola

c. Portadora crónica de hepatitis C

d. Salmonelosis

691. De los fármacos que se mencionan a continuación, cuál es el que menor perfil de seguridad tiene y más riesgo representa para el niño que está siendo alimentado al pecho y, por lo tanto, debe ser evitada su administración a la madre que está lactando:

a. Codeína
b. Sertralina
c. Propanolol
d. Morfina

692. Existen grupos de riesgo, indicadores de riesgo y de protección relacionados con el embarazo no deseado e infecciones de transmisión sexual que podrían ser identificados desde la atención primaria pediátrica, cuál de los siguientes es un indicador de protección:

a. Compromiso precoz
b. Actitud positiva de los padres respecto a la anticoncepción
c. Mantener una relación muy cerrada
d. Precocidad en hermanos mayores de relaciones sexuales y maternidad

693. El estudio nacional de efectos adversos en atención primaria (Apeas) reflejó que en una de cada 100 consultas de AP se produce un evento adverso. Cuál de las siguientes actuaciones NO contribuye a mejorar la seguridad del paciente:

a. Impedir que la familia del paciente se implique en el control de la medicación
b. Establecer vínculos de confianza con el paciente y su familia
c. Notificar las reacciones adversas a medicamentos
d. Conducta expectante activa en las consultas de pediatría

694. Sobre el cribado de ferropenia y la suplementación de hierro en niños prematuros < 32 semanas o < 1.500 gramos:

a. Se recomienda suplementar con 4 mg/Kg/día de hierro a los niños <1.500 gramos con lactancia materna hasta el año de edad cronológica
b. En los prematuros < 32 semanas, en caso de recibir fórmula de inicio, se recomienda alargar el suplemento con hierro hasta los dos años cronológica
c. Se ha demostrado que los niños prematuros que toman suplementos de hierro mejoran su desarrollo neurológico
d. El hierro en forma de sales férricas es la presentación más adecuada para los niños prematuros

695. Sobre la enuresis primaria, es FALSO:

a. Entre los factores predisponentes a la enuresis, se han identificado genes candidatos en los cromosomas 12 y 13
b. Los episodios de enuresis suele producirse de forma característica en las fases de sueño REM (movimientos oculares rápidos)
c. Los niños enuréticos tienen más dificultades para despertarse que aquellos con un control vesical normal
d. Cuando se precisa tratamiento farmacológico, el acetato de desmopresina es la primera opción terapéutica, estando aprobado su uso en enuresis primaria a partir de los 5 años

696. Sobre el maltrato:

a. El maltrato físico es el más frecuente
b. El agresor por lo general sufre desordenes psicológicos
c. Para poder intervenir se ha de tener certeza absoluta de que se ha producido
d. No se recomienda el uso de cuestionarios para la identificación de familias de riesgo

697. Sobre la fase I del cribado neonatal de hipoacusia:

a. En los que no pasen el cribado se ha de determinar CMV en saliva
b. Se ha de realizar antes de los 3 meses de edad
c. Se emplean Otoemisiones Evocadas Acústicas (OEA)
d. En quienes no pasen el cribado se emplean Potenciales Evocados Auditivos automatizados (PEAa)

698. Los siguientes indicadores de los hitos madurativos del lenguaje sirven como 'síntomas de alarma' antes de los tres años para los pediatras de Atención primaria. Uno de ellos indica posible alteración del lenguaje

a. Léxico inferior a 50 palabras a los 15 meses
b. Ausencia de combinación de palabras a los 2 años
c. Respuesta a la atención conjunta (en el juego)
d. Reclama atención a través de sonidos a los 10 meses

699. Cuál de las opciones citadas es una característica de las vacunas conjugadas:

a. Pueden administrarse desde el periodo neonatal
b. Conllevan memoria inmunológica
c. Generan respuestas T-independientes
d. No necesitan dosis de recuerdo tras la primovacunación

700. Sobre el acceso de los familiares a la historia clínica de las personas fallecidas

a. Únicamente pueden acceder en los casos legalmente previstos
b. Las personas vinculadas a la persona fallecida por razones familiares o de hecho pueden acceder en todo caso a su historia clínica
c. Las personas vinculadas a la persona fallecida por razones familiares o de hecho pueden acceder a la historia clínica, salvo que el fallecido lo hubiese prohibido expresamente y así se acredite
d. Las personas vinculadas a la persona fallecida por razones familiares o de hecho requieren autorización judicial previa para acceder a la historia clínica

701. Sobre la patología oncológica pediátrica

a. La incidencia del nefroblastoma aumenta a partir de los 6 años
b. Los linfomas no Hodgking son tumores que se caracterizan por su crecimiento lento
c. El neuroblastoma es la neoplasia sólida extracraneal más frecuente en la infancia
d. Los tumores óseos malignos se observan con mayor frecuencia en la primera década de la vida

702. Recomendación sobre las necesidades de vitamina D:

a. Exposición al sol durante 30-60 minutos / día, en las horas centrales del día
b. Suplementos de vitamina D de 600 UI al día, en niños de riesgo mayores de un año en los que no pueda asegurar la exposición necesaria
c. Determinación de 25OHD en niños con dolor óseo de más de 2 semanas de duración
d. Cribado universal en adolescentes deportistas

703. Si una prueba diagnóstica que tiene una sensibilidad del 80%, ello supone que:

a. Detectará correctamente a un 80% de individuos sin la enfermedad
b. No detectará correctamente a un 20% de individuos sin la enfermedad
c. Detectará correctamente a un 80% de individuos con la enfermedad
d. No detectará correctamente a un 80% de individuos con la enfermedad

704. Sobre la protección de la confidencialidad del adolescente, existen situaciones graves en las que se debe contar con los padres y romper la confidencialidad. Señale cuál de ellas es una de esas situaciones:

a. Adolescente con consumo ocasional de marihuana
b. Solicitud de anticoncepción
c. Acoso escolar no grave
d. Trastorno de la conducta alimentaria

705. Para la prevención del síndrome de muerte súbita del lactante son aconsejables todas las siguientes medidas, EXCEPTO:

a. La ropa de cama ha de estar remetida
b. Mantener la temperatura de la habitación entre 24-26 grados
c. Evitar colgantes al cuello
d. Cumplir el calendario de vacunaciones

706. Durante la reanimación cardiopulmonar pediátrica, por parte de personal sanitario, y cuando hay dos reanimadores, cuál es la relación entre el número de compresiones torácicos y de ventilaciones que se recomienda en la actualidad:

a. 30 compresiones torácicas/2 ventilaciones
b. 15 compresiones torácicas/3 ventilaciones
c. 30 compresiones torácicas/3 ventilaciones
d. 15 compresiones torácicas/2 ventilaciones

707. En el tratamiento de la depresión mayor en la infancia y adolescencia, señale cuál de las siguientes carece de una recomendación fuerte a favor, fundamentada en la calidad de la evidencia y fuerza de recomendación en el sistema grade

a. En salud mental de niños y adolescentes, el tratamiento inicial de elección de una depresión mayor leve será un tratamiento psicológico durante al menos un periodo de 8 a 12 semanas
b. En adolescentes con depresión moderada, existe la opción, entre otras, de comenzar con tratamiento combinado: psicológico y farmacológico
c. Los únicos fármacos antidepresivos recomendables en el tratamiento inicial de la depresión moderada o grave de niños o adolescentes son los Inhibidores Selectivos de la Recaptación de Serotonina (ISRS)
d. En niños y adolescentes con depresión moderada o grave que no responden a un tratamiento inicial con un ISRS, se recomienda cambiar a un antidepresivo de otro grupo terapéutico diferente a los ISRS

708. En un niño que camina, cuál de los siguientes signos NO es sugestivo de displasia del desarrollo de la cadera:

a. Genu recurvatum
b. Ascenso del trocánter mayor
c. Cojera con marcha de pato
d. Signo de Trendelenburg positivo

709. A una adolescente de 14 años que acude a un control de salud, qué consejos le ofrecería:

a. Aconsejaría 2 piezas de fruta y verdura al día
b. Limitaría la ingesta de leche a 500 ml al día
c. Recomendaría que las raciones de carne no superaran los 80 g al día
d. Aconsejaría que practicara 60 min de actividad física moderada-vigorosa al día

710. La atención primaria de salud se diferencia de la asistencia ambulatoria en que:

a. Es más barata en términos cuantitativos
b. Su objetivo es la curación de enfermedades
c. Se sigue una distribución jerárquica del trabajo
d. Promueve la racionalización en el uso de recursos

711. La definición de obesidad infantil se basa en

a. En la medición de los pliegues cutáneos
b. El índice de masa corporal (IMC) pero hay que compararlo con unas tablas de referencia para la edad y el sexo
c. El índice de masa corporal: si este es superior a 30 Kg. /m 2, si esta entre 25-29,9 Kg. /m 2 hay un sobrepeso
d. En la medición del perímetro abdominal

712. Cuál de las siguientes manifestaciones le haría sospechar que se encuentra ante un posible caso de maltrato infantil:

a. Quemadura elíptica
b. Mordedura humana con distancia intercaninos de 2 cm
c. Fractura supracondílea en niño de 4 años
d. Hematomas en racimos

713. De entre los siguientes tratamientos no farmacológicos en el abordaje multidisciplinar del trastorno por déficit de atención e hiperactividad (TDAH), sólo uno ha demostrado utilidad, mientras que el resto carecen de evidencia científica acreditada en el TDAH. Indique de cuál se trata

a. La psicoeducación
b. La psicoterapia psicoanalítica
c. Los suplementos alimenticios con ácidos grasos omega
d. El Biofeedback por electroencefalograma

714. Entre los criterios de Paradise para la indicación de amigdalectomía se encuentran todos los siguientes excepto uno:

a. Uno de los criterios de frecuencia es el haber padecido 5 episodios de faringoamigdalitis en el último año
b. El dolor de garganta más la presencia de adenopatía cervical mayor de 2 cm es uno de los criterios clínicos
c. El criterio de tratamiento es el haber recibido una pauta antibiótica adecuada ante la sospecha de infección por estreptococo
d. El criterio de documentación es el registro de los episodios y sus manifestaciones en la historia clínica del paciente

715. Sobre los distintos test de cribado visuales es FALSO:

a. El TNO para valorar la estereopsis tiene mayor sensibilidad diagnóstica que el Lang test

b. En el cover test cuando tapamos el ojo fijador, el ojo que estaba desviado (reflejo corneal descentrado respecto del centro de la pupila) no cambia de posición

c. El test de Hischberg es más sensible que el test de Brückner y permite descartar pseudoestrabismo

d. El test de Brückner compara el fulgor pupilar de ambos ojos, se considera patológico ante cualquier asimetría

716. La prevención del consumo de tóxicos debe realizarse de una forma integral durante la infancia y adolescencia: el verdadero problema no son las drogas en sí mismas, sino cómo nos relacionamos con ellas. El pediatra de AP puede actuar en 3 niveles. Qué actuación NO se corresponde con el nivel de actuación:

a. Información rigurosa de los efectos del consumo de tóxicos. Prevención primaria

b. Detección precoz e intervención temprana en adolescentes que presentan comorbilidad psiquiátrica. Prevención secundaria

c. Estrategias para reducir el consumo de tóxicos. Prevención terciaria

d. Asesoramiento anticipatorio a la familia. Prevención secundaria

717. Sobre el tratamiento antibiótico de la faringoamigdalitis estreptocócica, es FALSO:

a. No hay Streptococus Pyogenes resistentes a la penicilina

b. No existe evidencia de que disminuya el riesgo de infección recurrente

c. Parece no inducir a la contagiosidad

d. Parece no reducir la duración de los síntomas

718. Paciente de 3 años diagnosticado de otitis media aguda derecha hace 12 horas en Urgencias del PAC; acude a su consulta porque persiste dolor de oído y ha aumentado la fiebre, a pesar de tomar antitérmicos. Tuvo una reacción alérgica no anafiláctica al tomar amoxicilina hace unos meses. Qué antibiótico sería de elección en este paciente:

a. Azitromicina

b. Cefuroxima axetilo

c. Claritromicina

d. Eritromicina

719. Acuden a su consulta con un lactante de 6 meses que presenta llanto intenso, gritos y enrojecimiento facial de varios minutos de duración al intentar hacer deposiciones blandas. Cuál sería el diagnóstico, según los criterios de Roma IV:

a. Cólico del lactante

b. Gastroenteritis vírica

c. Disquecia del lactante

d. Enfermedad por reflujo gastroesofágico

720. Acuden a su consulta con un bebé de 40 días que presenta fiebre (38.5 °C axilar) de 2 horas de evolución, acompañada de llanto y pérdida de apetito. La exploración física es normal, salvo algo quejoso al explorar el oído derecho y marcada hiperemia de tímpano derecho. Qué haría:

a. Pautar paracetamol oral y reevaluar en 24 h

b. Derivar a medio hospitalario para ingreso

c. Pautar amoxicilina oral a dosis elevada

d. Pautar amoxicilina-clavulánico oral

721. Niño de 8 años. Consulta por episodios de dolor abdominal (no todos los días, algunas veces en la semana y no todas las semanas) de meses de evolución. En una primera evaluación (anamnesis y exploración física) nos parece que los síntomas pueden encuadrarse dentro de los llamados 'trastornos de dolor abdominal funcional' (criterios Roma IV). La presencia de estos datos le obligaría a considerar una nueva evaluación (pruebas complementarias y/o derivación), EXCEPTO uno:

a. Dolor persistente en cuadrante derecho (superior e inferior)

b. Afectación de la curva pondero-estatural

c. Historia familiar de enfermedad celíaca y/o enfermedad ulcerosa péptica

d. Molestia epigástrica, con plenitud postprandial y saciedad precoz

722. Cuál indica la necesidad de remitir a un paciente que ha tenido una infección del tracto urinario (ITU) para seguimiento por Atención Especializada:

a. Retraso de crecimiento

b. ITU atípica, fiebre que persiste tras 48 h de tratamiento antibiótico, germen no habitual

c. Antecedentes familiares de enfermedad nefrourológica

d. Todas son correctas

723. Un niño de 8 años presenta Enuresis nocturna primaria:

a. Realizar una anamnesis y una exploración física completas

b. Solicitar una analítica sanguínea con función renal

c. Solicitar ecografía abdominal

d. Solicitar una radiografía lateral de cavum

724. Paciente de 3 años diagnosticada de alergia a proteínas de leche de vaca no mediada por IgE que estuvo ingresada hasta el día anterior a acudir a su consulta para realizar pruebas de provocación con leche de vaca. La llevan por presentar cuadro de vómitos intensos, palidez y tendencia al sueño. Cuál sería el tratamiento inicial en esta paciente:

a. Adrenalina por vía intramuscular

b. Adrenalina por vía intravenosa

c. Fluidoterapia por vía intravenosa

d. Corticoides por vía oral

725. Qué tratamiento administraría a un niño con una crisis asmática grave que acude a su consulta en el centro de salud:

a. Oxígeno continuo al flujo necesario para mantener la saturación de oxígeno por encima de 94% + prednisona a 2 mg/kg (a ser posible en la primera hora) + salbutamol con dispositivo MDI en cámara espaciadora, 8-10 pulsaciones, repitiendo hasta 3 veces, 1 dosis cada 20 minutos o bien salbutamol nebulizado a 0.1 5 mg/kg

b. Además de lo anterior, bromuro de ipratropio 2-4 pulsaciones (40-80 mcg) en dispositivo MDI con cámara espaciadora cada 20 minutos hasta 3 dosis o bien nebulizado (250-500 mcg) según edad y peso

c. Como norma general, tras el tratamiento, derivar al hospital en ambulancia medicalizada administrando oxígeno y broncodilatador nebulizado y monitorización

d. Todas son correctas

726. Sobre el diagnóstico de Trastorno por déficit de atención e hiperatividad (TDAH), es FALSO:

a. Los síntomas típicos (falta de atención, hiperactividad e impulsividad) no son específicos exclusivamente de este trastorno

b. A veces puede no existir una clara repercusión funcional en las áreas personal, familiar, escolar o social

c. En niños en etapa preescolar y primeros cursos de primaria, además de los síntomas nucleares, se deben tener en cuenta otros, como las dificultades de regulación emocional y la menor calidad en la adaptabilidad social

d. El TDAH se incluye dentro de los Trastornos del Neurodesarrollo

727. Una niña que presenta crisis de asma cada 2 meses (sobre 6 crisis al año), que no suele tener síntomas intercrisis, que presenta sibilancias con esfuerzos intensos, que no presenta habitualmente síntomas nocturnos ni suele precisar medicación de rescate fuera de los períodos de crisis y tiene en la espirometría una FEVi mayor 80%:

a. No precisa tratamiento de control

b. Presenta asma episódica frecuente y debería ser tratada con glucocorticoides inhalados (GCI) a dosis bajas o bien antileucotrienos (ARLT) como medicación de control

c. Presenta asma persistente moderada y debería ser tratada con GCI a dosis medias como medicación de control

d. Una alternativa para su tratamiento de control sería GCI a dosis medias más Beta2 agonistas de acción larga

728. Al realizar la exploración física para detección de desviaciones de la columna vertebral en pacientes a partir de los 10 años:

a. El test de Adam consiste en la flexión lenta y anterior del tronco, con los brazos colgando y las palmas confrontadas. Si aparece escoliosis, podemos apreciar una giba en la región costal y un saliente paraespinal en la región lumbar

b. El ángulo de rotación superior a los 5 grados en el escoliómetro da una correlación muy aproximada a los 20 grados de Cobb observados en la radiografía

c. La indicación para estudio radiográfico se puede establecer en los 3 grados detectados en el escoliómetro

d. La hipercifosis dorsal suele ser aislada y normalmente no va acompañada de hiperlordosis lumbar

729. Cuál es criterio de ingreso en un paciente con ITU (infección del tracto urinario), febril:

a. Malformación de vías urinarias

b. Edad menor de 3 meses

c. Fiebre que persiste a las 24 horas del tratamiento antibiótico

d. Son correctas A y B

730. Sobre la enfermedad celíaca, es FALSO:

a. Los síntomas de la enfermedad celíaca clásica son diarrea, pérdida de peso, distensión abdominal e hiporexia

b. En la mayoría de los niños predominan las formas oligosintomáticas, atípicas o incluso, asintomáticas

c. Los anticuerpos antitransglutaminasa IgA son los anticuerpos más coste-efectivos para la búsqueda de la enfermedad celíaca

d. Es exclusiva de la infancia

731. El uso de bebidas vegetales (a menudo incorrectamente conocidas como leches vegetales) no es adecuado durante la lactancia. En lactantes se ha asociado con algunas enfermedades. Por ejemplo las bebidas de soja (no confundir con fórmulas de soja) se ha asociado con:

a. Kwashiorkor

b. Raquitismo

c. Escorbuto

d. Hiperoxaluria

732. En el control de salud de 14 años, un paciente varón se muestra preocupado porque nota un bulto en un pezón desde hace 2 meses. En la exploración presenta un botón mamario de 2 cm en mamila izquierda, levemente doloroso a la palpación:

a. Solicitaría ecografía de mama

b. Daría amoxicilina clavulánico e ibuprofeno

c. Tranquilizaría al paciente, explicándole que se trata de ginecomastia puberal y es un proceso normalmente autolimitado que afecta casi a la mitad de los chicos

d. Solicitaría un cariotipo para descartar hipogonadismo

733. Bebé de 40 días que presentó signo de Ortolani positivo en la cadera izquierda y alteración en la ecografía realizada. En la consulta de Ortopedia Infantil le han colocado un arnés de Pavlik. Cuándo es aconsejable realizar el próximo control clínico en dicha consulta:

a. 1 ó 2 semanas después

b. Al mes

c. A los 2 meses

d. A los 6 meses

734. Según las recomendaciones de 2015 del ERC (European Resuscitation Council) durante la reanimación cardiopulmonar básica pediátrica, cómo se realizará cada insuflación:

a. Cada insuflación debe tener una duración de alrededor de 1 segundo de forma sostenida, comprobando que el tórax del niño se eleva mientras se insufla

b. Debe durar 2 segundos, comprobando que el tórax del niño se eleva mientras se insufla

c. Debe tener una duración de alrededor de 3 segundos de forma sostenida

d. Debe tener una duración de alrededor de 1,5 segundos; no hace falta comprobar la elevación del tórax del niño mientras se insufla

735. En cuanto a la disfunción ejecutiva que presentan los pacientes con Trastorno por déficit de atención e hiperactividad (TDAH):

a. Se relaciona con las dificultades que presentan en su capacidad de organización y planificación

b. No les suele afectar la memoria de trabajo

c. Normalmente no suelen presentar dificultades en su autonomía

d. Todas son ciertas

736. Sobre la Enuresis nocturna:

a. Los niños con capacidad vesical disminuida no responden bien a desmopresina

b. Es más frecuente en mujeres

c. El tratamiento es exclusivamente farmacológico

d. Es imprescindible iniciar el tratamiento cuanto antes, aunque el niño no esté lo suficientemente maduro

737. Tiene citado un paciente de 2 años (correctamente vacunado) que acudió el día anterior a Urgencias hospitalarias por episodio de desviación de la mirada, pérdida de conciencia y movimientos tónico-clónicos de las cuatro extremidades, de dos minutos de duración, coincidiendo con pico febril de 39 °C. Estuvo unas horas en observación y le dieron el alta con los diagnósticos de infección vírica y convulsión febril simple. Qué tratamiento indicaría para su domicilio a este paciente:

a. Enemas de diazepam rectal

b. Antitérmicos

c. Diazepam por vía oral

d. Midazolam por vía oral

738. Según las recomendaciones del 2015 del ERC (European Resuscitation Council) en relación con el masaje cardíaco durante la reanimación cardiopulmonar básica pediátrica, cuál es FALSA:

a. Se debe realizar en el tercio inferior del tórax, a un dedo por encima del apéndice xifoides

b. Se debe comprimir con el talón de la mano en el niño y con dos dedos en el lactante

c. Se debe conseguir una profundidad de la compresión de menos de un tercio del diámetro antero-posterior del tórax en el niño mayor y más de la mitad del diámetro antero-posterior del tórax en los lactantes

d. La frecuencia de la compresión torácica debe ser al menos de 100, pero no superior a 120 por minuto

739. Paciente de 4 años diagnosticado de síndrome nefrótico hace 2 meses, en tratamiento con prednisona a dosis altas (actualmente a 2 mg/kg/día). Qué vacuna está contraindicada en sus convivientes:

a. Polio oral

b. Gripe

c. Varicela

d. Triple vírica

740. Varón de 10 meses con bronquiolitis de repetición al que acaban de diagnosticar alergia al huevo. Qué vacuna estaría contraindicada en este paciente:

a. Pneumocócica conjugada

b. Triple vírica

c. Hepatitis B

d. Ninguna de las tres estaría contraindicada

741. Acude a programa de Niño sano un lactante de 4 meses que presentó fiebre muy elevada tras administración de primera dosis de vacuna Bexsero (antimeningococo B) a los 3 meses de edad, cuál de las siguientes vacunas estaría contraindicada administrar en este control de salud:

a. Hepatitis B

b. Difteria

c. Ninguna de las correspondientes a su edad

d. Tosferina

742. Una de las siguientes recomendaciones para el tratamiento de la anemia ferropénica carencial, es FALSA. Señale cual:

a. En general, se aconseja tratamiento con hierro oral, en formas ferrosas, a dosis de 4 - 6 mg/kg/día, repartidas en 1 - 3 tomas

b. Para mejorar la absorción el hierro oral se administrará preferentemente separado de las comidas y junto con líquidos ricos en vitamina C

c. No se debe administrar el hierro medicamento junto con leche

d. No es necesario dar recomendaciones dietéticas junto con la pauta de tratamiento farmacológico

743. En los primeros años de vida, la actividad física está fundamentalmente ligada al juego:

a. Desde los primeros meses es recomendable que los bebés vean la televisión para que vayan descubriendo el mundo y estén activos
b. Los niños y niñas que juegan tienen más oportunidad de desarrollar su inteligencia
c. El juego siempre debe ser muy tranquilo y pausado para evitar que las niñas y los niños se activen demasiado
d. No es aconsejable que los niños aprendan a nadar de pequeños, ya que perderían el miedo al agua y se podrían ahogar

744. En cuanto a la telarquia prematura aislada:

a. Se asocia a pubarquia
b. Siempre evoluciona a pubertad precoz
c. Es frecuente antes de los 2 años de vida
d. Es típico el adelantamiento de la edad ósea

745. Señale la FALSA en relación a la alimentación en la gastroenteritis aguda (GEA):

a. La alimentación precoz acelera la curación de la CEA y no se debe seguir una dieta restrictiva
b. La introducción de alimentos no debe retrasarse más de 4-6 horas
c. Los probióticos pueden acortar la duración de la diarrea
d. Si el niño defeca cada vez que come, sí debe retirarse la alimentación durante unas horas

746. Sobre la tuberculosis en el niño inmigrante procedente de un país de baja renta, es FALSO:

a. La mayoría de los niños procedentes de estos países reciben vacuna BCG
b. Se debe realizar prueba de tuberculina a todos
c. La prevalencia de resistencias es baja en estos países
d. Los niños con prueba de tuberculina positiva deben ser examinados minuciosamente en busca de enfermedad activa, ya que las formas extrapulmonares y diseminadas son muy frecuentes

747. En el diagnóstico y seguimiento de la evolución en un caso infantil de neumonía adquirida en la comunidad (NAC), cuál es FALSA:

a. Se recomienda control (visita de seguimiento) a las 24 - 48 horas
b. El aumento de la tos en los primeros días de iniciado el tratamiento, aunque haya desaparecido la fiebre y mejorado el estado general, es un criterio de gravedad
c. Las pruebas de laboratorio (hemograma y reactantes de fase aguda) se deben solicitar sólo por criterios de gravedad o ante sospecha de complicación
d. La persistencia de fiebre, taquipnea, o trabajo respiratorio después de 48 horas de administrar el tratamiento empírico correctamente, es un criterio de derivación hospitalaria

748. En el tratamiento de la neumonía adquirida en la comunidad (NAC) en la infancia, es FALSO:

a. En nuestro medio el tratamiento de la neumonía se basa fundamentalmente en criterios clínicos, epidemiológicos y radiológicos (cuando la Rx está indicada)
b. En menores de 3 años, con clínica compatible con neumonía atípica y radiografía sin evidencia de condensación, no está indicado el tratamiento antibiótico de entrada
c. En cuadros compatibles con neumonía típica el antibiótico de primera elección es amoxicilina-clavulánico
d. Cuando hay sospecha de neumonía por Mycoplasma, especialmente en mayores de 4 años, el tratamiento antibiótico que se aconseja es claritromicina, o azitromicina

749. Qué exploración complementaria solicitaría en primer lugar para un paciente de 10 años sano, que acude a control por presentar talla en percentil 3, al que se ha calculado una velocidad de crecimiento y talla diana normales:

a. Radiografía de cavum
b. Radiografía de mano/muñeca
c. Cariotipo
d. Ecografía abdominal

750. Consejo de alimentación del lactante en sus primeros seis meses:

a. Técnica de lactancia materna: el lactante debe introducir tan solo el pezón dentro de la boca
b. Si la alimentación con leche materna no es posible, la lactancia artificial es sencilla y no es necesario dar consejos sobre la misma a los padres/cuidadores
c. Todos han de recibir suplemento con vitamina D, independientemente del tipo de lactancia que reciban (materna o artificial) y del lugar de residencia
d. Durante la lactancia materna si aparece ingurgitación mamaria unilateral, se debe disminuir la frecuencia en las tomas del pecho afectado

751. Tratamiento de elección en un niño de 7 años que atiende por dolor abdominal, con buen estado general, y estreñimiento desde 6 días antes y al que palpa fecalomas en hemiabdomen izquierdo:

a. Lactulosa por vía oral
b. Polietilenglicol por vía oral
c. Lactitiol por vía oral
d. Enemas de fosfatos hipertónicos por vía rectal

752. En un niño/a 10 años se considera factor de riesgo para el desarrollo de ferropenia:

a. Episodios ocasionales de epistaxis (alguna vez en el año, de vez en cuando)
b. Ingesta de un yogur y 400 ml de leche de vaca al día
c. Deportista que sigue una dieta vegetariana
d. Antecedente de tratamiento con corticoides orales durante cinco días por crisis de asma

753. En los lactantes con enfermedad por reflujo gastroesofágico, además de vómitos y/o regurgitaciones, qué otro síntoma se puede encontrar:

a. Pérdida de peso y/o falta de desarrollo
b. Anorexia/hiporexia
c. Irritabilidad postingesta
d. Todas son correctas

754. Sobre el desarrollo psicomotor qué situación le preocuparía:

a. Niño de 7 meses que voltea de prono a supino y viceversa
b. Niño de 10 meses con pinza manual entre el dedo pulgar y el medio
c. Niño de 6 meses con reflejo de Moro
d. Niño de 12 meses con reflejo de paracaídas

755. En la analítica de un niño de 3 años la muestra se ha hemolizado y no tenemos los datos del metabolismo férrico. Con unos valores sanguíneos de hemoglobina de 10,5 g/dl, con hipocromía, microcitosis, aumento claro de la amplitud de distribución eritrocitaria (ADE o RDW) y trombocitosis leve. Diagnóstico inicial más probable:

a. Rasgo talasémico
b. Anemia ferropénica
c. Anemia asociada a enfermedad crónica
d. Intoxicación por plomo

756. Sobre la Enuresis nocturna, qué afirmación es INCORRECTA:

a. Existe una estrecha relación entre el estreñimiento y la hiperactividad del músculo detrusor de la vejiga
b. Los niños con trastorno por déficit de atención e hiperactividad que no han sido tratados, tienen un riesgo mayor de padecer Enuresis nocturna
c. La desmopresina es el fármaco de elección en los niños con hiperactividad vesical
d. El riesgo de padecer Enuresis nocturna se incrementa si algún progenitor la padeció

757. Qué dato NO sugiere una obesidad endógena o intrínseca:

a. Alteraciones fenotípicas (rasgos dismórficos)
b. Hipogenitalismo
c. Afectación del cociente intelectual
d. Talla alta

758. Consulta por teléfono la madre de un paciente sano de 3 años, al que se realizó el control de salud el día anterior con la administración de la vacuna correspondiente. Quiere ponerle, además, la vacuna contra varicela. Qué le aconsejaría:

a. Administrar una dosis de vacuna antivaricela en cualquier momento
b. Esperar un mes para administrar la primera dosis de vacuna antivaricela y después de 4-6 semanas una segunda dosis
c. No está indicada la vacuna antivaricela a esta edad
d. Administrar dos dosis de vacuna antivaricela en cualquier momento

759. La calidad de vida de los pacientes afectos de TDAH y de sus familias se ve alterada. Es FALSO que:

a. Los padres de niños con TDAH refieren sentirse en general menos competentes en el desarrollo de sus funciones

b. El papel del Pediatra de Atención Primaria es primordial en la detección precoz y el manejo del trastorno, y debe abordarlo como otro problema de salud crónico. Es importante la evaluación de la calidad de vida, así como la repercusión que en ella tiene el tratamiento

c. El bienestar psicológico, la repercusión en la esfera familiar y en la escuela suelen ser las tres dimensiones más afectadas

d. El TDAH tiene un impacto directo en la vida de los pacientes, pero no suele incidir en la percepción que el niño tiene frente a la vida ni en su bienestar físico

760. En el tratamiento de la laringitis aguda es FALSO:

a. Aunque no existe evidencia científica, la humidificación puede producir mejoría de los síntomas

b. La adrenalina nebulizada es, junto con los corticoides, el tratamiento de elección en las laringitis graves o en las moderadas que no mejoran

c. La dexametasona disminuye la gravedad de los síntomas, la necesidad de adrenalina nebulizada y los ingresos hospitalarios

d. La budesonida nebulizada es efectiva en el tratamiento, su dosis debe ajustarse según el peso del paciente y es más barata que la dexametasona oral

761. En Pediatría la etiología del dolor abdominal agudo varía en frecuencia según la edad. Cuál de estas causas le parece muy poco probable en un bebé menor de un año:

a. Invaginación

b. Hernia incarcerada

c. Neumonía

d. Infección del tracto urinario (ITU)

762. Sobre la Estenosis Hipertrófica de píloro, es FALSO:

a. El tratamiento es quirúrgico

b. El niño expulsa vómitos biliosos con gran fuerza

c. Es más frecuente en varones primogénitos

d. Se puede producir una alcalosis metabólica hipoclorémica

763. Paciente de 7 meses a la que ha solicitado radiografía AP de caderas por detectar, 15 días antes, limitación en la abducción de la cadera izquierda y asimetría de pliegues inguinales. Dónde se considera normal la localización del núcleo de osificación de la cabeza femoral, teniendo en cuenta los cuadrantes de Ombredanne:

a. Cuadrante superior interno

b. Cuadrante inferior interno

c. Cuadrante superior externo

d. Cuadrante inferior externo

764. La obesidad infantil influye en la salud futura y se han descrito una serie de consecuencias adversas. Sobre esta comorbilidad asociada a la obesidad, es FALSO:

a. La obesidad se asocia, entre otras, con alteraciones vasculares, inflamatorias e inmunológicas

b. Probablemente, los trastornos menos frecuentes asociados a la obesidad infantil son los de tipo psicológico

c. Padecer obesidad disminuye las expectativas de vida y aumenta el tiempo de estancia hospitalaria por cualquier proceso y en todas las edades

d. La obesidad se asocia con problemas ortopédicos, por ejemplo la epifisiolisis de la cabeza femoral

765. Sobre el Síndrome de Muerte Súbita del Lactante (SMSL), que señalaría como incorrecto:

a. Los niños que duermen de lado tienen el mismo riesgo de morir de SMSL que los que duermen en supino

b. Existe una importante asociación entre la exposición intrauterina y postnatal al tabaco y el riesgo de SMSL

c. Es más frecuente en prematuros y RN con bajo peso al nacer

d. El mayor riesgo de SMSL se produce entre 1-4 meses de edad y la mayor parte de los pacientes mueren antes de los 6 meses

766. Al realizar el primer control de salud en su consulta de un paciente de 6 años sano, detecta talla baja (menor de percentil 3) y bajo peso (percentil 10). En la exploración física no se encuentra ningún hallazgo patológico. Cuál es el parámetro más importante para iniciar estudio de su fallo de crecimiento:

a. Talla diana

b. Talla de recién nacido

c. Peso de recién nacido

d. Velocidad de crecimiento

767. Sobre la escoliosis, es FALSO:

a. En caso de estar indicada, la exploración radiológica debe ser una radiografía anteroposterior de la columna vertebral completa en bipedestación con el niño descalzo. Deben determinarse las vértebras límite y el correspondiente ángulo de Cobb. Así se obtiene la graduación de la curvatura

b. En la radiografía debe verificarse el grado de maduración ósea mediante el desarrollo del núcleo de osificación de la cresta ilíaca, que se denomina Test de Risser

c. Está claramente demostrado que la precocidad en el tratamiento mejora el pronóstico a largo plazo

d. La mayoría de los casos de escoliosis idiopática objetivados en el cribado no requieren tratamiento, ya que no progresarán de modo significativo

768. Paciente de 2 años vacunado correctamente al que diagnosticaron, en el servicio de Urgencias hospitalarias, otitis media aguda y pautaron amoxicilina oral a dosis alta. Acude a su consulta a las 48 horas por persistencia de otalgia y fiebre mayor de 38.5 °C. Qué germen sería, con mayor probabilidad, el responsable de la otitis:

a. Streptococcus pneumoniae

b. Haemophilus influenzae no tipificable

c. Moraxella catarrhalis

d. Streptococcus pyogenes

769. Niña de 1 2 meses que ha requerido varios ingresos por bronquiolitis desde los 2 meses de vida, algunos coincidiendo con controles de salud, por lo que no ha completado el calendario vacunal vigente. Al hacer una pauta acelerada de vacunación, qué tendríamos en cuenta en último lugar:

a. Número de dosis de vacunas que faltan

b. Vacunas frente a la patología de mayor riesgo para su edad

c. Intervalo mínimo entre dosis

d. Cantidad de vacunas que se pueden administrar en cada acto

770. En un caso con anemia microcítica, cuál de las siguientes combinaciones de datos analíticos le parece que sugiere con más probabilidad que la etiología es una anemia ferropénica:

a. Aumento del índice de saturación de la transferrina (ISTf) y de la amplitud de distribución eritrocitaria (ADE, en inglés RDW), con disminución de la concentración de hemoglobina corpuscular media (CHCM) y de los reticulocitos

b. Aumento de la amplitud de distribución eritrocitaria (ADE), con disminución de los reticulocitos, de la concentración de hemoglobina corpuscular media (CHCM) y del índice de saturación de la transferrina (ISTf)

c. Aumento de los reticulocitos con disminución de la amplitud de distribución eritrocitaria (ADE) del índice de saturación de la transferrina (ISTf) y de la concentración de hemoglobina corpuscular media (CHCM)

d. Disminución de la amplitud de distribución eritrocitaria (ADE) y aumento de los reticulocitos, del índice de saturación de la transferrina (ISTf) y de la concentración de hemoglobina corpuscular media (CHCM)

771. En cuanto a la determinación de los anticuerpos de la enfermedad celíaca:

a. Tienen cifras de sensibilidad y especificidad superiores al 95%

b. Permiten controlar la adherencia a la dieta

c. La mayor tasa de falsos negativos son debidos a la coexistencia de un déficit de IgA

d. Todas son correctas

772. Sobre las complicaciones de la faringoamigdalitis estreptocócica:

a. El tratamiento antibiótico parece reducir la incidencia de OMA (otitis media aguda)
b. El tratamiento antibiótico parece reducir la glomeulonefritis postestreptocócica
c. Para reducir la probabilidad de FR (fiebre reumática) debe tratarse antes de 1 5 días
d. El tratamiento antibiótico parece no reducir la incidencia de absceso periamigdalino

773. En niño de 4 años, con una cefalea aguda afebril, los siguientes signos se consideran de alarma para sospechar organicidad (criterios de derivación a urgencias) EXCEPTO :

a. Localización que se modifica en el tiempo
b. Vómitos persistentes
c. Cambio de carácter y/o afectación del estado general
d. Meningismo. Antecedente de traumatismo craneoencefálico

774. En el manejo de la tuberculosis (TB) infantil, con respecto a la prueba de la tuberculina (PT):

a. Como prueba de cribado, ante la sospecha epidemiológica, clínica o radiológica, en nuestro país, la PT sigue siendo el pilar fundamental
b. Consiste en la inyección subcutánea de 0,1 mi, que contiene 5 unidades de derivado proteínico purificado (PPD)
c. Se deben valorar la induración y el eritema producidos, medidos en milímetros, del diámetro máximo transversal al eje mayor del antebrazo
d. En todos los casos se considera positiva una lectura a las 72 horas mayor, o igual a 5 mm

775. Le consulta una madre de un lactante de 2 meses que se alimenta correctamente, pero regurgita con cierta frecuencia; observa que tiene un muy buen estado general y una buena ganancia de peso; qué aconsejaría en primer lugar:

a. Tranquilizar a la madre
b. Prescribir una leche sin lactosa
c. Iniciar tratamiento con procinéticos
d. Iniciar estudios para descartar intolerancia a proteínas de leche de vaca

776. Según las recomendaciones del 201 5 del ERC (European Resuscitation Council), en la reanimación cardiopulmonar pediátrica avanzada, si existe un ritmo desfibrilable, qué dosis de descarga del desfibrilador manual emplearía:

a. 4 J/kg en la descarga inicial y en las siguientes
b. 2 J/kg en la descarga inicial y 4 J/kg en las siguientes
c. 6 J/kg en la descarga inicial y 8 J/kg en las siguientes
d. 6 J/kg en la descarga inicial y en las siguientes

777. Sobre los factores de riesgo para la obesidad nutricional, extrínseca o exógena, es FALSO

a. En países desarrollados, mayor nivel socioeconómico
b. Peso al nacer superior a los 3,5 kg, o bajo peso para la edad gestacional
c. Dieta con consumo habitual de 'bebidas blandas' (refrescos, zumos envasados, etc.)
d. Mayor tiempo dedicado al ocio con pantallas

778. Acuden a su consulta con un bebé de 3 semanas alimentado con lactancia materna exclusiva, que presenta heces sanguinolentas en todas las deposiciones desde hace 5 días. No hay otros síntomas y tiene buen estado general. El aspecto de las deposiciones ha mejorado algo desde que la madre ha eliminado de su dieta proteínas de leche de vaca y soja. De qué trastorno sospecharía:

a. Alergia a proteínas de leche de vaca mediada por Ig-E
b. Proctocolitis alérgica
c. Intolerancia a la lactosa
d. Enterocolitis inducida por proteínas de la dieta

779. Tiene citada por primera vez en su consulta a una niña de 7 años, a la que detecta en la exploración física, talla por debajo de 2.5 DE (desviación estándar) para la curva poblacional y rasgos dismórficos. La velocidad de crecimiento es patológica (al revisar mediciones previas anotadas en su cartilla de salud). Tras estudio analítico inicial, actitud más adecuada en esta paciente:

a. Aconsejar un suplemento nutricional
b. Citar para realizar controles antropométricos más frecuentes
c. Derivar a Endocrinología Infantil
d. Solicitar RMN craneal

780. Lactante de 18 meses que presenta llanto, leve pérdida de apetito y temperatura axilar de 39.5 °C de 2 días de evolución. Presenta buen estado general pero en la exploración física destaca hiperemia y abombamiento de ambos tímpanos. Cuál NO sería un tratamiento inicial adecuado:

a. Ibuprofeno oral
b. Paracetamol oral
c. Corticoide en gotas óticas
d. Amoxicilina oral

781. Sobre el asma infantil, es FALSO:

a. En una crisis de asma moderada, el tratamiento broncodilatador puede consistir en administrar 6-8 pulsaciones, cada 20 minutos, hasta 3 dosis, de salbutamol en cámara espaciadora
b. En una crisis de asma moderada, ofrece ventajas la administración de salbutamol nebulizado frente a la utilización de cámara espaciadora

c. Se debe preguntar en la anamnesis el tiempo de evolución de la crisis, el tratamiento administrado previamente y su respuesta, así como el tratamiento de mantenimiento que está recibiendo
d. Es útil conocer el uso de corticoides en crisis previas y los antecedentes de ingresos hospitalarios

782. En el diagnóstico o valoración inicial de la obesidad se deben identificar las causas tratables y las comorbilidades. A este respecto, junto con la anamnesis, qué datos de la exploración física le parecen más importantes:

a. Peso, talla y valoración de los estadios de Tanner
b. Peso, talla, circunferencia de cintura y tensión arterial
c. Peso, talla, perímetro cefálico y tensión arterial
d. Peso, talla y tensión arterial

783. Sobre el desarrollo psicomotor, cuál de las siguientes situaciones le parece preocupante:

a. Niño de 12 meses que no construye una torre con cuatro cubos
b. Niño de 15 meses que no puede subir las escaleras cogido de la mano
c. Niño de 5 meses que no dirige su mirada a la voz de su madre o padre
d. Niño de 6 meses que se mantiene inestable cuando está sentado

784. Sobre el asma infantil, indique cuál de estas opciones es FALSA:

a. Antes de considerar un asma como mal controlado y subir el escalón de tratamiento, es preciso confirmar el diagnóstico de asma y comprobar la adherencia al tratamiento y técnica inhalatoria, así como descartar otras comorbilidades
b. En las crisis de asma leves, moderadas y graves se recomienda emplear un glucocorticoide sistémico de forma precoz
c. La agitación, la somnolencia o la confusión son datos de crisis de asma grave
d. Son ciertas A y C

785. Tras la evaluación (anamnesis y exploración física) de un lactante de 2 meses de edad, que consulta por regurgitaciones, teniendo en cuenta los recientes criterios de Roma IV, cuál de los siguientes datos le parece más significativo para pensar en una enfermedad por reflujo gastro-esofágico:

a. Frecuencia de los episodios de reflujo
b. Llanto, comportamiento irritable del bebé, con curva pondero-estatural adecuada
c. Presencia de dificultades con la alimentación/deglución, o posturas anómalas
d. Evolución en el tiempo: persistencia de las regurgitaciones entre los 3-6 meses de edad

786. Lactante de 7 meses que recibió lactancia materna exclusiva hasta los 6 meses, edad a la que se empezó a introducir alimentación complementaria y algún suplemento de leche artificial. Acuden por aparición brusca de lesiones habonosas en mejillas, tronco, brazos y leve edema en párpados, con buen estado general. Cuál de los siguientes alimentos es posiblemente el responsable:

a. Cereales
b. Carne de ternera
c. Leche de vaca
 d. Soja

787. Cuál de estos factores condicionan la formación de caries dental:

a. La dieta cariogénica
b. Formación y permanencia de la placa dental
c. Susceptibilidad individual
d. Todas son correctas

788. Qué consejos preventivos de accidentes haría usted en su consulta de atención primaria para los/as niños/as entre 0 y 2 años:

a. Desaconsejar la ingesta de frutos secos, golosinas o jugar con globos vacíos o hinchados para prevenir la aspiración de cuerpo extraño
b. Colocar dispositivos de seguridad en las escaleras, cierres de ventanas o alrededor de piscinas
c. Aconsejar el uso de andadores
d. Las respuestas A y B son correctas

789. Paciente varón de 4 años, con desarrollo psicomotor normal e historia de estreñimiento habitual, que presenta dolor abdominal intenso de tipo cólico. La exploración física es normal a excepción de la palpación de fecalomas. Cuál de los siguientes tratamientos NO estaría indicado en primer lugar:

a. Psicoterapia conductual b. Desimpactación
c. Educación en hábitos   d. Laxantes

790. Sobre la laringitis aguda, es FALSO:

a. La causa suele ser vírica, sobre todo en relación a Parainfluenza, VRS e Influenza
b. El crup espasmódico suele tener carácter recidivante e incidencia familiar
c. La disminución del nivel de conciencia sugiere laringitis moderada
d. El estridor es de predominio inspiratorio

791. Paciente de 18 meses que presenta deposiciones diarreicas con algo de sangre, 3-4 por día, desde hace 3 días. Ha tenido febrícula y vómitos al inicio del cuadro:

a. Lo más probable es que se trate de GEA (gastroenteritis aguda) por Vibrio sp
b. Lo más probable es que se trate de GEA por Campylobacter
c. Le daría cotrimoxazol
d. B y C son correctas

792. De las diferentes formas clásicas de maltrato infantil, cuál se considera el menos frecuente:

a. Abuso sexual
 b. Negligencia
c. Maltrato psicológico
d. Maltrato físico

793. Un/a niño/a de 14 años, consulta por episodios frecuentes de cefalea afebril. Nos cuentan que ha tenido dolores varias veces en el último año, que duran bastante tiempo, a menudo horas, que ceden a veces con analgésico y otras después de dormir. Casi siempre asocia fotofobia. El dolor es frontal, unilateral unas veces y otras bilateral, moderado, que aumenta con la actividad, y a veces con vómitos durante la cefalea. Qué diagnóstico de probabilidad le parece más adecuado en este caso, según los criterios ICHD, 2013:

a. Cefalea tensional crónica
b. Cefalea tensional episódica frecuente
c. Migraña sin aura
d. Migraña con aura

794. Un/a niño/a acude regularmente a su consulta por molestias abdominales y tras una valoración adecuada se cataloga como de probable dolor abdominal funcional. En este caso sólo una de las siguientes frases es adecuada con respecto al manejo general:

a. Las restricciones dietéticas mantenidas en el tiempo no tienen riesgo de carencia nutricional
b. No es necesario valorar la alimentación habitual
c. La exclusión de alimentos en la dieta por sospecha de intolerancia se debe valorar tras una encuesta dietética y cuando hay una relación clara entre la ingesta y la sintomatología
d. En caso de dispepsia funcional se recomienda dieta normal, pero disminuyendo el número de comidas, para facilitar el mayor volumen por toma y favorecer la distensión gástrica

795. Sobre la Reanimación Cardiopulmonar Pediátrica (RCP):

a. Los ritmos no desfibrilables son la Fibrilación ventricular y la Taquicardia ventricular sin pulso
b. El tratamiento de los ritmos desfibrilables se basa en desfibrilación eléctrica, compresiones torácicas, ventilación y fármacos
c. La vía intratraqueal es la recomendada para la administración de fármacos
d. La vasopresina es el fármaco de elección en la RCP pediátrica

796. Lactante de 18 meses. Acude por tos y sibilancias coincidiendo con sus procesos infecciosos respiratorios. Antecedentes familiares: madre rinitis alérgica, sensibilización a ácaros del polvo. Antecedentes personales: dermatitis atópica y sensibilización a alternaría. Bronquiolitis por VRS a los 2 meses que precisó ingreso. Tras la bronquiolitis, el primer año presentó sibilancias y recibió salbutamol en otros 3 procesos catarrales, junto con metilprednisolona oral en dos de ellos. Ahora acude por reagudización, pero nos refiere la madre que le nota tos con la risa y el llanto de forma habitual. Le tratan con salbutamol a demanda. Cuál sería el tratamiento de base recomendado en este lactante:

a. Dada la edad del paciente, montelukast
b. Corticoides inhalados a dosis medias
c. Corticoides inhalados a dosis bajas junto con montelukast
d. Serían opciones válidasB y C

797. Alimento a EVITAR en un paciente de 5 años que presentó anafilaxia por ingesta de nueces hace 2 meses:

a. Leche de vaca
b. Pistacho
c. Huevo
d. Maíz

798. En una consulta por cefalea afebril en la infancia, independientemente de la edad, un primer paso es hacer una clasificación etiológica de probabilidad. Cuál sería la evaluación básica más apropiada en AP:

a. Anamnesis, exploración física general, exploración neurológica y fondo de ojo
b. Historia clínica y exploración física general
c. Anamnesis, exploración física general, exploración neurológica, tensión arterial y fondo de ojo
d. Historia clínica, exploración física general y agudeza visual

799. Sobre la faringoamigdalitis aguda, es FALSO:

a. La mayoría de las faringoamigdalitis son víricas
b. Las petequias en el paladar blando orientan hacia amigdalitis vírica
c. Las complicaciones no supurativas de la faringoamigdalitis son raras en países desarrollados
d. En menores de 4 años es más probable una etiología vírica

800. Un niño de 3 años acude a su consulta por diarrea intermitente, pérdida de peso y distensión abdominal; se solicita una analítica en la que destacan valores altos de anticuerpos antitransglutaminasa y antiendomisio. Con estos datos, cuál sería el siguiente paso a seguir:

a. Realizar la determinación de HLA DQ2 y DQ8; en caso de ser positivos, recomendar una dieta exenta de gluten
b. Biopsias intestinales seriadas
c. Iniciar sin falta una dieta exenta de gluten
d. Tranquilizar a la familia y repetir analítica en 6 meses

801. En qué complicación grave pensaría al atender a un paciente de 8 años, con antecedentes de otitis media aguda recurrente, que presenta fiebre elevada y refiere dolor de oído izquierdo que no cede con analgésicos y nota abultada y enrojecida la zona retroauricular izquierda:

a. Adenitis reactiva
b. Mastoiditis
c. Trombosis del seno cavernoso
d. Parálisis facial

802. En un programa de Colaboración Internacional, a la zona de su Centro de Salud han llegado un grupo de niños/as procedentes de diferentes países de Europa para permanecer en nuestro país durante todo el curso escolar. Según el país de procedencia puede estar indicado el cribado de tuberculosis (TB) Cuál de los siguientes grupos de países NO se considera una zona con tasa de incidencia alta de TB: (Nota: datos del informe del Centro Europeo para la Prevención y Control de las Enfermedades Infecciosas, 2015)

a. Bielorrusia, Georgia, Letonia y Azerbaiyán
b. República Checa, Polonia, Eslovaquia y Hungría
c. Federación de Rusia, Armenia, Bulgaria y Ucrania
d. Estonia, Lituania, Moldavia y Rumania

803. Lactante de 10 meses que acude a consulta por haber presentado 6 deposiciones en la mitad del día de hoy, líquidas, ha vomitado 2 veces y ha tenido fiebre 38.2°C. Ha tomado lactancia materna, aunque menos de lo habitual y ha rechazado otro tipo de alimentación. La madre refiere que le ha cambiado 2 pañales mojados a lo largo del día. En la exploración destaca 37.8°C, buen estado general, llora con lágrimas, presenta buena coloración y turgencia cutánea normal, mucosa bucal algo pastosa. El abdomen es blando, con borborigmos aumentados. Exploración neurológica y fontanela normales. Extremidades algo frías y relleno capilar enlentecido. Se deja en observación, intentando rehidratación con SRO (suero de rehidratación oral) de manera progresiva y ofreciendo lactancia materna a demanda:

a. Administrar un fármaco antiemético para controlar los vómitos
b. Continuar con lactancia materna complementada con SRO, mientras se mantenga buena tolerancia oral
c. Como ha vomitado 2 veces, suspender la lactancia materna y ofrecer sólo SRO
d. Como tiene signos de deshidratación moderada y 1 0 meses, derivar al hospital para su seguimiento

804. Son factores psicosociales de riesgo para el desarrollo del niño, EXCEPTO uno:

a. Madre adolescente
b. Tener un hermano mayor
c. Abuso familiar de drogas o alcohol
d. Situaciones que conllevan separaciones prolongadas y/o frecuentes entre el niño y sus padres

805. Indique cuál de los siguientes NO es un criterio de derivación a Atención Especializada en una/un paciente a quien detecta escoliosis idiopática del adolescente:

a. Ángulo de Cobb entre 20 y 29 grados en una paciente premenárquica
b. Ángulo de Cobb entre 1 0 y 20 grados en un varón que acaba de cumplir 1 5 años
c. Ángulo de Cobb mayor de 30 grados
d. Aumento del ángulo de Cobb mayor de 5 grados desde la revisión previa

806. Tiene citada una niña de 10 días para realizar el primer control de salud. En la exploración física destaca asimetría de pliegues glúteos y nota un 'chasquido' en la cadera izquierda. De recién nacida, las maniobras de Ortolani y Barlow eran negativas. Actuación inicial:

a. Solicitar una ecografía de caderas
b. Derivar a Ortopedia Infantil
c. Aconsejar la colocación de tres pañales
d. Solicitar radiografía de caderas

807. Se presentan en su consulta con un paciente de 20 meses, previamente sano y correctamente vacunado, que solicita atención por temperatura axilar de 38.5 °C de 3 horas de evolución. Mientras espera en la sala, presenta un cuadro de pérdida de conciencia, desviación de la mirada, cianosis y rigidez de miembros. Actuación inicial:

a. Administrar diazepam rectal
b. Asegurar oxigenación, ventilación y función cardíaca
c. Derivar a Urgencias hospitalarias
d. Administrar diazepam intravenoso

808. Sobre el maltrato infantil:

a. Sucede en todas las partes del mundo, en todas las culturas y creencias religiosas, pero no en todos los estatus sociales
b. El maltratador es generalmente alguien ajeno al círculo cercano al niño/a
c. Puede haber abuso sexual con, o sin contacto físico
d. La discapacidad en el menor no es un factor de riesgo de maltrato

809. Un niño de 24 meses acude a la consulta para una revisión rutinaria. Le realiza un cuestionario a los padres sobre el desarrollo de su hijo, cuál de estas apreciaciones le preocuparía a usted como pediatra:

a. Puede subir y bajar peldaños cogido de la barandilla
b. Es capaz de abrir y cerrar puertas
c. No utiliza la palabra 'no'
d. Es capaz de comer solo

810. El consejo de salud que se brinda en la consulta de Atención Primaria se debe centrar, entre otras, en:

a. Una correcta higiene bucodental para prevenir caries y enfermedad periodontal
b. Prevención del tabaquismo activo y pasivo
c. Protección y prevención de lesiones accidentales
d. Todas son correctas

811. NO es un factor de riesgo para el síndrome de muerte súbita:

a. Exposición al humo de tabaco
b. Prematuridad
c. Dormir en decúbito supino
d. Alimentación con fórmula adaptada

812. Observa usted a un niño de 6 años tomando unas aceitunas y de repente, se lleva la mano al cuello con cara de angustia y comienza a toser muy fuerte; qué actitud tomaría usted en primer lugar:

a. Darle 5 palmadas en la espalda, entre los dos omóplatos
b. Animarle a que siga tosiendo
c. Tumbarlo en el suelo y realizar insuflaciones en su boca
d. Todas son correctas

813. En el manejo de la neumonía adquirida en la comunidad (NAC) es importante conocer sus causas. Referidas a la etiología de la neumonía aguda (NAC) en la infancia:

a. La causa varía con la edad, pero globalmente el agente bacteriano que con más frecuencia causa NAC es Streptococcus pneumoniae

b. En menores de 3 años la etiología más frecuente es la viral, seguida por Mycoplasma pneumoniae

c. A partir de los 4-5 años las bacterias que tienen más importancia son Streptococcus pyogenes y Haemophilus influenzae

d. Son excepcionales las coinfecciones virus - bacteria, por ejemplo rinovirus y neumococo; o gripe y neumococo

814. Un/a niño/a de 5 años, contacto cercano, reciente, de un adulto enfermo de tuberculosis (TB), con prueba de tuberculina y/o IGRA (test de liberación de interferón gamma) positiva, asintomático y con radiografía de tórax normal, teniendo en cuenta los estadios de la enfermedad tuberculosa, se clasifica como:

a. Exposición a TB, sin infección

b. Infección TB latente

c. Enfermedad tuberculosa probable

d. Enfermedad tuberculosa confirmada

815. El hallazgo de anemia en un niño inmigrante debe hacernos pensar en:

a. Malaria, déficits dietéticos o enfermedad crónica

b. Causa genética

c. Nematodos intestinales

d. Todas son correctas

816. Causa más frecuente, entre las mencionadas, en el dolor abdominal agudo de un paciente de 4 años:

a. Invaginación intestinal

b. Estreñimiento

c. Divertículo de Meckel

d. Púrpura de Schönlein-Henoch

817. Sobre el cribado de criptorquidia, es FALSO:

a. La exploración de testículos para el cribado de criptorquidia debe de realizarse en las visitas del Programa de Salud Infantil desde el mes hasta el año de vida

b. En el caso de presentar testículo retráctil o en ascensor se debe de realizar revisiones anuales hasta los 8 años

c. Si detectamos una criptorquidia en un niño prematuro podemos esperar hasta 6 meses para su derivación a cirugía, ya que pueden presentar un descenso más tardío

d. En los casos en el que diagnóstico de criptorquidia se realice después de los 6 meses de vida su derivación a cirugía o urología infantil se realizará al diagnóstico

818. Entre las actividades preventivas en las personas con síndrome de Down se encuentra el cribado de hipoacusia:

a. En los menores de 3 años, el cribado de hipoacusia se realizará mediante otoemisiones acústicas

b. El cribado de hipoacusia se realizará con una periodicidad anual hasta los 3 años y cada 2 años a partir de entonces

c. El 75% de las personas con síndrome de Down presentarán hipoacusia a lo largo de su vida

d. Las personas con síndrome de Down por lo general presentan hipoacusia de percepción

819. Señale lo FALSO en relación a la indicaciones de quimioprofilaxis ante un caso de meningitis meningocócica:

a. Está indicada a las personas que convivan el mismo domicilio que el caso índice

b. Está indicada a las personas que hayan pernoctado en la misma habitación del caso los 10 días anteriores a su hospitalización

c. En la situación de que se den dos casos en una guardería o escuela infantil (menores de 6 años) se aplicará a todos los niños y personal de la guardería o del preescolar

d. En la situación de que se den dos casos en un centro de secundaria, se aplicara a todos los alumnos y personal del centro

820. Señale la INCORRECTA. Los siguientes son signos sugerentes de cefalea por hipertensión intracraneal:

a. Aumento de la cefalea con defecación, micción o tos

b. Cefalea que se incrementa al atardecer

c. Cefalea progresiva en tiempo y frecuencia

d. Cefalea durante el sueño nocturno y al despertar

821. El diagnóstico prenatal que con mayor frecuencia se utiliza en España trata de detectar:

a. El síndrome de Edwards.(trisomía del 18)

b. El síndrome de Patau. (trisomía del 13)

c. El síndrome de Down (trisomía del 21)

d. El síndrome de cri du chat (síndrome 5p-)

822. Tratamiento inadecuado para tratar una Infección del Tracto Urinario (ITU) no complicada en atención primaria en un niño de 6 años:

a. Amoxicilina

b. Cotrimoxazol

c. Nitrofurantoina

d. Azitromicina

823. En la exploración oftalmológica del niño, en qué consiste el test de Hirsberg:

a. Es el test del reflejo rojo

b. En visualizar la posición de los reflejos luminosos corneales

c. En medir el grado de ambliopía

d. En comparar la agudeza visual de ambos ojos

824. Sobre los intervalos en la administración no simultánea de vacunas, es INCORRECTO:

a. Las vacunas inactivadas pueden administrarse en cualquier momento antes o después de cualquier otra vacuna, atenuada o inactivada

b. La administración no simultánea de vacunas parenterales atenuadas, no requiere de ningún intervalo para su administración

c. Las vacunas orales atenuadas (VPO, fiebre tifoidea y rotavirus) no requieren ningún intervalo especial entre ellas cuando no se administran concomitantemente

d. Las vacunas atenuadas orales y las parenterales atenuadas pueden administrarse en cualquier momento, antes o después de cada una de ellas

825. Sobre los Prick test en el estudio alergológico de pacientes asmáticos:

a. Se considera el método diagnóstico de elección

b. No pueden emplearse en menores de 2 años

c. Dentro de la batería estándar aconsejada por el PAI Asma se incluye leche de vaca y clara de huevo

d. No es necesario suspender la medicación beta adrenérgica para una correcta interpretación

826. En su consulta atiende a una niña de 2 años con macrocefalia postnatal que presenta en la actualidad 6 manchas café con leche de más de 0,5 cm de diámetro, de aparición progresiva desde el nacimiento, y pecas axilares e inguinales. Cuál de estos hallazgos apoyaría la sospecha diagnóstica de Neurofibromatosis tipo I:

a. Máculas hipopigmentadas en forma de hoja de fresno

b. Pulgares amplios y primer dedo de los pies grande

c. Mechón frontal de pelo blanco

d. Nódulos de Lisch en el examen con lámpara de hendidura

827. Qué escala de valoración del dolor en pediatría utilizaría en el grupo de edad de 5 a 7 años:

a. Escala analógica visual

b. Escala de Wong-Baker

c. Escala Flacc

d. Escala Karnofsky

828. Punto de corte en la escala de observación YALE para sospechar riesgo alto de infección bacteriana:

a. >= 5   b. >= 7   c. >= 11   d. >= 16

829. Localización más frecuente de los mielomenigoceles:

a. Lumbosacro

b. Dorsolumbar o lumbar

c. Cervical

d. Dorsal

830. En qué caso el tratamiento con andrógenos predispone a la aparición de un hepatoma:

a. Anemia de Fanconi
b. Síndrome linfoproliferativo ligado al cromosoma X
c. Ataxia-telangectasia
d. Xeroderma pigmentoso

831. En referencia al test de detección rápida de antígeno estreptocócico en el abordaje de la faringoamigdalitis aguda en pediatría:

a. Se puede utilizar en niños con faringitis crónica
b. Se puede utilizar en paciente que haya recibido antibioterapia en los días previos
c. Ante un paciente con puntuación del Score de McIsaac de 5 y negatividad del test debe realizarse un cultivo de exudado faríngeo e indicar antibioterapia hasta recibir resultado
d. La muestra se toma de la amígdalas, faringe posterior y mucosa yugal

832. En las notas sobre seguridad de medicamentos en pediatría, es FALSO:

a. No debe usarse codeína en niños que sean metabolizadores ultralentos
b. No debe usarse concomitantemente azitromicina e hidroxicina
c. No debe usarse concomitantemente azitromicina y domperidona
d. Debe evitarse la administración de vacuna antimeningocócica B simultáneamente con la vacuna antimeningocócica C

833. Tiene un paciente con Artritis Idiopática Juvenil Oligoarticular en tratamiento con metotrexato; acude a consulta refiriendo náuseas, vómitos, dolor abdominal, diarrea, cefalea e irritabilidad Cuál de los siguientes opciones le parece más acertada:

a. Acido fólico a las 24 h de la administración de metotrexato
b. Acido fólico 24 h antes de la administración de metotrexato
c. Acido fólico diario durante el tratamiento con metotrexato
d. Es necesario sustituir el metotraxato por otras alternativas terapéuticas

834. Señale entre las siguientes la indicación más adecuada para realizar una amigdalectomía:

a. Títulos elevados de ASLO
b. Prevención de recurrencia de OMA
c. Más de una apnea por hora registrada en una PSG nocturna
d. Más de 4 Infecciones del tracto respiratorio superior en el año previo

835. Una de las siguientes características es más típica de la Artritis Idiopática Juvenil Oligoarticular:

a. Afecta más a niños que a niñas
b. Suele iniciarse después de los 6 años
c. Suele cursar con ausencia de uveitis crónica
d. Se asocia a presencia de ANA positivos

836. En nuestro medio, la etiología bacteriana más probable de una otitis media aguda es:

a. Moraxella catarrhalis
b. Streptococcus pyogenes
c. Streptococcus Pneumoniae
d. Estafilococo aureus

837. Durante el proceso diagnóstico de un paciente de 20 días de vida con diarrea, edemas e hipoproteinemia, usted recibe el resultado del test del sudor con pilocarpina, cuál de las siguientes valoraciones es más acertada en función del resultado obtenido:

a. Cloro = 61 mEq/L: El resultado es positivo, por lo que tiene que derivar ya al paciente al especialista para confirmación diagnóstica
b. Cloro = 51 mEq/L: El resultado es positivo, pero debe confirmar el diagnóstico con toma de muestra con sistema Macroduct y medición del cloruro sódico a través de conductividad
c. Cloro = 55 mEq/L: El resultado es dudoso, por lo que debe repetir el test del sudor con pilocarpina
d. Cloro = 39 mEq/L: El resultado es negativo, por lo que se descarta el diagnóstico de fibrosis quística

838. En un paciente con remisión completa tras una púrpura trombocitopénica inmune, se puede diagnosticar una recaída a partir de un recuento de de plaquetas inferior a:

a. 20.000 / µL
b. 30.000 / µL
c. 50.000 / µL
d. 100.000 / µL

839. En el tratamiento tanto de niños como de adolescentes con diabetes tipo 1, en cuál de las siguientes cifras de HbA1c (%) se establece el objetivo óptimo recomendado:

a. HbA1c (%) <6,5
b. HbA1c (%) <7,5
c. HbA1c (%) 7,5-9
d. HbA1c (%) <9

840. Señale qué hallazgo es patológico en el recién nacido:

a. Ptosis palpebral leve, unilateral, aislada y resto de la exploración física normal
b. Escleras azules hasta los 3 meses
c. Sufusiones hemorrágicas conjuntivales
d. Ptosis bilateral

841. A quién se le deben de realizar los test del desarrollo psicomotor:

a. A los sospechosos de deficiencias
b. A los enfermos crónicos
c. Sólo a prematuros
d. A toda la población aparentemente sana

842. Una de las siguientes situaciones clínicas permite hacer el diagnóstico de Enfermedad de Kawasaki:

a. Fiebre de 5 días, eritema de palmas y plantas, exantema polimorfo, inyección conjuntival bilateral y adenopatía cervical > 1,5 cm
b. Fiebre de 6 días, eritema de palmas y plantas, edema de manos y pies, labios fisurados y eritematosos y lengua aframbuesada
c. Fiebre de 6 días, edema de manos y pies, descamación de dedos de manos y pies, exantema polimorfo e inyección conjuntival bilateral
d. Fiebre de 6 días, eritema de palmas y plantas, edema de manos y pies, lengua aframbuesada y adenopatía cervical > 1,5 cm

843. La presencia de edema y eritema palpebral, edema conjuntival, alteración de los movimientos oculares, proptosis, diplopía y disminución de la agudeza visual, orienta al diagnóstico de:

a. Conjuntivitis hiperaguda bacteriana
b. Celulitis preseptal
c. Tumoración hipofisaria
d. D. Celulitis orbitaria

844. Atiende en consulta a un paciente diagnosticado de cáncer de 8 años con dolor de intensidad moderada, con cuál de las siguientes opciones terapéuticas iniciaría su tratamiento:

a. Codeína
b. Dihidrocodeína
c. Tramadol
d. Paracetamol

845. Sobre los programas enfocados al fomento de la lactancia materna, es FALSO:

a. Entre la población diana se encuentran las mujeres embarazadas, padres y madres lactantes
b. El Programa de Salud Infantil y del Adolescente incluye una visita prenatal en la que interviene Matrona, Pediatra y enfermería, uno de cuyos objetivos es conseguir mayores tasas de inicio y mantenimiento de la lactancia materna
c. Como parte del Programa de Salud Infantil y del Adolescente, se incluye la observación de una toma del pecho de la madre durante la que se anotan signos de alerta y signos de normalidad en una hoja estandarizada
d. Debemos aconsejar que no se ofrezca el pecho por razones distintas al hambre. Como consuelo o para aliviar la necesidad de succión, debemos ofrecer el chupete

846. Cuál de las siguientes se considera una forma de candidiasis oral:

a. Glosistis migrans
b. Queilitis angular
c. Estomatitis aftosa
d. Épulis

847. Principal causa de obstrucción intestinal en lactantes:

a. Estenosis hipertrófica de píloro
b. Hernia inguinal incarcerada
c. Invaginación intestinal
d. Malrotación intestinal y vólvulos

848. Niña de 12 meses que estaba en la cocina mientras la madre cocinaba. Llaman al timbre y la madre sale un momento y la deja sola, y al volver encuentra a la niña con tos intensa y, de forma intermitente, crisis de cianosis, por lo que la llevan al Centro de Salud. Cuál sería su primera sospecha diagnóstica:

a. Traqueitis
b. Aspiración de cuerpo extraño
c. Crisis de broncoespasmo
d. Laringitis aguda

849. Señale en qué situación estaría contraindicada la vacunación:

a. Enfermedad/infección aguda leve con fiebre < 38 °C o sin fiebre
b. Tratamiento con antibióticos
c. Alergia al huevo y vacunación con triple vírica
d. Cualquier enfermedad moderada o grave, con o sin fiebre

850. Es un signo precoz de parálisis cerebral infantil:

a. Pataleo disociado
b. Presencia de reacciones de enderezamiento
c. Hiporreflexia
d. Actividad extensora de brazos

851. Entre los factores de riesgos de enfermedad cardiovascular (ECV), cuál es el más potente predictor de la esperanza de vida y por si solo es un factor de riesgo independiente, consistente y etiológicamente significativo de ECV:

a. La hiperlipemia
b. La obesidad
c. La hipertensión arterial
d. El tabaco

852. Virus NO relacionado con bronquiolitis:

a. Bocavirus
b. Rinovirus
c. Adenovirus
d. Norovirus

853. El colegio y el instituto constituyen un entorno adecuado para la realización de programas de salud y para poder realizar educación para la salud afectivo sexual, reproductiva y consejos preventivos. A partir de qué edad se inicia este tipo de actividad según el PSIA-A:

a. 6
b. 8
c. 10
d. 12

854. Cuál de los siguientes signos considera usted que se trata de un signo de alerta de Trastorno del Espectro Autista (TEA) en un niño entre los 18-24 meses:

a. Señala con el dedo para pedir algo que quiere
b. Imita y repite gestos o acciones que otros hacen
c. Mira hacia donde otros señalan
d. Ausencia de juego simbólico

855. A propósito de la conciliación del tratamiento:

a. Al alta se le da al paciente un informe para que acuda a su médico que concilie los tratamientos que tenga
b. El informe farmacoterapéutico de alta se realiza en impreso específico y estandarizado, haciendo constar el tratamiento actualizado completo (dosis, forma farmacéutica y pauta de administración) y los cambios (con los motivos que lo causan) realizados en su tratamiento ambulatorio: Medicamentos iniciados en el hospital, medicamentos suspendidos y cambios de dosis
c. El farmacéutico colabora con el médico en la elaboración de informe farmacoterapéutico de alta
d. Son correctas B y C

856. Ante un paciente afecto de esferocitosis hereditaria que presenta una crisis aplásica, en cuál de las siguientes infecciones debe pensar:

a. Mycoplasma pneumoniae
b. Parvovirus B19
c. Coxsackie A16
d. Adenovirus

857. Las parasitosis en niños se producen principalmente en preescolares. En niños que acuden a guardería el germen más frecuente es:

a. Enterobius vermicularis
b. Trichuris trichura
c. Ascaris lumbricoides
d. Giardia Lamblia

858. Recién nacido pretérmino sano, con peso al nacimiento mayor de 1500 gr, alimentado con lactancia materna. Necesita suplementación con hierro:

a. No necesita, la lactancia materna asegura un aporte adecuado de hierro a los pretérminos
b. Debe recibir aporte de hierro desde el primer al 6 mes a la dosis de 1 mg/Kg/día, independientemente del peso al nacimiento
c. Debe recibir aporte de hierro desde el primer mes hasta que tome alimentación complementaria rica en hierro a la dosis de 2 a 4 mg/Kg/día
d. Necesita hierro oral desde el nacimiento hasta el año de vida a la dosis de 6-7 mg/Kg/día, independientemente de la alimentación que reciba

859. En la glositis migratoria benigna hay una ausencia de la papilas:

a. Caliciformes
b. Fungiformes
c. Filiformes
d. Foliáceas

860. Cuál de los siguientes muestreos es de tipo NO probabilístico:

a. Muestreo sistemático
b. Muestreo estratificado
c. Muestreo de casos consecutivos
d. Muestreo aleatorio simple

861. Sobre el manejo de las bronquiolitis en atención primaria Cuál de los siguientes fármacos está indicado:

a. Corticoides orales o inhalados
b. Adrenalina inhalada
c. Salbutamol inhalado
d. Ningún fármaco ha demostrado utilidad en el manejo de la bronquiolitis en atención primaria

862. Lactante menor de 6 meses con al menos 10 minutos de llanto y esfuerzo defecatorio antes de la emisión de heces blandas y en ausencia de otros problemas de salud:

a. Son criterios de normalidad
b. Disquecia del lactante
c. Estreñimiento funcional
d. Estreñimiento orgánico

863. NO es modelo/ norma de calidad:

a. La Joint Commission on Acreditation of Healthcare Organization
b. La European Foundation for Quality Management
c. Las Normas ISO
d. Organización Panamericana de la Salud

864. Qué principio ético requiere la solicitud de consentimiento informado del paciente para su participación en un ensayo clínico:

a. Autonomía
b. No maleficencia
c. Equidad
d. Beneficencia

865. Síndrome de predisposición al cáncer que se relaciona con una alteración de la reparación del ADN heredada con características recesivas:

a. Síndrome de Beckwith-Wiedemann
b. Neurofibromatosis
c. Neoplasias endocrinas múltiples
d. Síndrome de Bloom

866. Debemos sospechar el origen glomerular de una hematuria cuando:

a. La morfología de los hematíes en la orina aparece inalterada
b. La tira reactiva es positiva para la hematuria pero no aparecen hematíes en el sedimento
c. Existen cilindros hemáticos en el sedimento urinario
d. El paciente se encuentra en tratamiento con hidantoínas

867. La osteocondrosis más frecuente de entre las siguientes es:

a. Enfermedad de Köhler
b. Enfermedad de Sever
c. Enfermedad de Sinding-Larsen-Johansson
d. Enfermedad de Osgood-Schlatter

868. Para realizar un cribado en su primer momento o fase, qué característica interna del test se suele priorizar:

a. Que sea muy sensible
b. Que sea muy específico
c. Que sea aplicable a muchas personas
d. Que sea barato

869. La presencia o ausencia de sudoración ayuda a diferenciar el agotamiento por calor del golpe de calor:

a. No. En el golpe de calor no habrá sudoración, que puede estar presente o no en el agotamiento por calor
b. Sí. En el agotamiento por calor habrá sudoración, que no estará presente en el golpe de calor
c. No. En el agotamiento por calor habrá sudoración, que puede estar presente o no en el golpe de calor
d. No. Ni en el agotamiento por calor ni en el golpe de calor estará presente la sudoración

870. Sobre el tabaquismo pasivo es FALSO:

a. Los niños que viven con dos padres fumadores tienen más infecciones respiratorias que los que tienen un solo padre fumador
b. Las frecuencias más bajas de asma e infecciones respiratorias ocurren en hijos de padres no fumadores
c. Se ha visto una relación causa-efecto posible entre el tabaquismo pasivo y el síndrome de muerte súbita infantil
d. Se ha visto una relación causa-defecto concluyente entre el tabaquismo pasivo y el retraso del crecimiento intrauterino

871. Un paciente de su consulta tiene una presión arterial mayor al p90 y perímetro de cintura mayor al p95, con cuál de los siguientes datos puede cumplir criterios diagnósticos de la definición pediátrica de síndrome metabólico:

a. Colesterol-HDL en 35 mg/dl
b. Triglicéridos en 105 mg/dl
c. Colesterol-LDL en 131 mg/dl
d. Colesterol total en 207 mg/dl

872. Cuál de los siguientes medicamentos es menos necesario que esté disponible como antídoto en un centro de atención primaria:

a. Naloxona
b. N-acetilcisteína
c. Flumacenilo
d. Biperideno

873. Qué hallazgo espera encontrar en el ECG de un niño mayor con miocarditis:

a. Potenciales disminuidos, depresión del segmento S-T e inversión de la onda T
b. Potenciales disminuidos, elevación del segmento S-T e inversión de la onda T cuando se ha normalizado el S-T
c. Aumento de los potenciales, depresión del segmento S-T e inversión de la onda T
d. Aumento de los potenciales, elevación del segmento S-T e inversión de la onda T cuando se ha normalizado el S-T

874. En la anemia ferropénica, las cifras de hemoglobina:

a. Están por debajo de una desviación estándar de la media para la edad y el sexo
b. Están por debajo de dos desviaciones estándar de la media para la edad y el sexo
c. Están por debajo de una desviación estándar para la edad
d. Están por debajo de dos desviaciones estándar para la edad

875. En cuanto a la interpretación de la prueba de tuberculina, es FALSO:

a. Una induración de 6 mm hay que considerarla positiva en el cribado universal de población sana
b. Aunque el eritema en la zona de la intradermoreacción supere los 15 mm hay que considerar negativa la prueba en ausencia de induración
c. Una prueba negativa no excluye la enfermedad tuberculosa
d. Una induración de 5 mm si supone una conversión de una prueba previamente negativa hay que considerarla positiva

876. Ante la presentación de un caso de tos ferina en su Centro de Salud:

a. Es una enfermedad de declaración urgente ya que se requiere intervención inmediata de los servicios de salud pública
b. La notificación de casos en atención primaria se notificará a través de DIRAYA comunicándolo, el Centro de Salud, a Epidemiología de Atención Primaria
c. La declaración de alerta por brote sustituye a la declaración individualizada de cada caso
d. La notificación de brote de tos ferina en caso de que ocurra en un día festivo se hará directamente al epidemiólogo del Distrito o del Área Sanitaria a través del teléfono corporativo

877. Entre los factores de riesgo de ferropenia a partir del año de edad se encuentra todos los siguientes, EXCEPTO:

a. La pica
b. Infecciones frecuentes
c. Alimentación incorrecta
d. Ferropenia materna severa durante la gestación

878. Respecto del hidrocele:

a. En el hidrocele no congénito el tratamiento quirúrgico es electivo
b. El hidrocele más frecuente en el neonato es de tipo no comunicante
c. El hidrocele congénito no exige tratamiento hasta superar el año de vida
d. Su fisiopatología es diferente a la de la hernia inguinal

879. La aparición de un exantema purpúrico petequial en el contexto de un proceso febril, con rápida progresión y signos de shock, nos obliga a pensar en primer lugar en:

a. Varicela hemorrágica
b. Meningococemia
c. Sarampión negro
d. Púrpura de Schönlein-Henoch

880. Qué mide el test de Fagerström:

a. La motivación para dejar de fumar
b. La dependencia a la nicotina
c. La capacidad para superar circunstancias de especial dificultad: resiliencia
d. Dependencia alcohólica

881. Deficiencia nutricional más prevalente en la infancia:

a. Calcio
b. Magnesio
c. Hierro
d. Zinc

882. Ante un caso de meningitis meningocócica la primera medida de control es administrar quimioprofilaxis antibiótica a los contactos cercanos. Cuál sería el antibiótico de elección y la dosis en un niño con 4 años:

a. Cefotaxima 250 mg dosis única intramuscular
b. Ceftriaxona 250 mg en dosis única intramuscular
c. Rifampicina a 5 mg/Kg, cada 12 horas durante dos días
d. Rifampicina a 10 mg/Kg, cada 12 horas durante dos días

883. En un varón de 2 años, señale el síntoma que le haría sospechar con más probabilidad Trastorno de Espectro Autista (TEA):

a. Retraso en el inicio de la marcha liberada hasta los 16 meses
b. Lenguaje ininteligible
c. Ausencia de juego simbólico
d. Ausencia de control de esfínter vesical

884. En cuanto a las escoliosis idiopáticas:

a. Suponen el 70% de las escoliosis y se pueden subdividir en: neonatales, infantiles y juveniles
b. En menores de 3 años, más de la mitad de los pacientes asocian displasia de cadera
c. En la escoliosis de pacientes por encima de 10 años, las curvas estructuradas tienden a progresar, sobre todo durante el brote de crecimiento de la adolescencia
d. Cuanto mayor sea la puntuación en el test de Risser, mayor es el potencial de crecimiento restante y, por tanto, mayor riesgo de progresión de la deformidad

885. Marina le llega a consulta tras ser dada de alta de su Hospital de referencia con el diagnóstico de absceso de pulmón; usted recuerda que le ha tratado anteriormente 2 abscesos cutáneos. De las siguientes opciones, qué inmunodeficiencia consideraría más probable:

a. Inmunodeficiencia combinada grave
b. Inmunodeficiencia variable común
c. Déficit de factores C5 a C8
d. Déficit de adhesión leucocitaria

886. Cuál de las siguientes es la técnica menos adecuada para la localización de un testículo no palpable:

a. Resonancia magnética
b. TAC
c. Ecografía
d. Laparoscopia

887. Cuál sería el diagnóstico de un paciente con talla baja, entre las siguientes opciones, que presenta cara redonda, anomalía del lóbulo de la oreja y retraso mental:

a. Seudohipoparatiroidismo
b. Hipotiroidismo
c. Insuficiencia renal crónica
d. Síndrome de Turner

888. El microorganismo más frecuentemente encontrado en las artritis infantiles es:

a. Streptococcus pyogenes
b. Staphylococcus aureus
c. Streptococcus pneumoniae
d. Haemophilus influenzae

889. En el momento actual, con el conocimiento que tenemos de las resistencias antibióticas, el antibiótico de primera elección para el tratamiento de la faringitis aguda por estreptococo será con:

a. Amoxicilina
b. Penicilina V
c. Amoxicilina-clavulánico
d. Azitromicina

890. La etiología más frecuente de meningitis en niños mayores de 3 años en nuestro medio es:

a. S. pneumoniae
b. S. agalactiae
c. E. coli
d. N. meningitidis serogrupo B

891. NO es una contraindicación para la lactancia materna:

a. Madre con enfermedad de Chagas
b. Madre en tratamiento con quimioterapia
c. Lactante con galactosemia
d. Infección por citomegalovirus

892. De las neoplasias mencionadas, cuál es menos frecuente en la infancia:

a. Sarcomas de tejidos blandos
b. Tumores epiteliales
c. Tumores renales
d. Tumores óseos

893. Según los criterios de Hanifin y Rajka para el diagnóstico de dermatitis atópica, señale el único criterio mayor:

a. Ictiosis / Exageración pliegues palmares/ Queratosis pilar
b. Carácter crónico y recidivante
c. Pliegue infraorbitario de Dennie-Morgan
d. Queratocono

894. Señale el menos recomendable, entre las siguientes opciones, como método anticonceptivo para los adolescentes:

a. Diafragma
b. Preservativos
c. Anillo vaginal
d. Anticonceptivos orales

895. Sobre la discapacidad específica para la lectura (dislexia), señale la opción FALSA:

a. La dislexia es la discapacidad del aprendizaje más frecuente, con naturaleza familiar y hereditaria
b. Existe un planteamiento laborioso e inadecuado para la descodificación, el reconocimiento de palabras y la lectura de textos
c. En estos niños también están alterados el vocabulario, la sintaxis y otras habilidades de orden superior que intervienen en la comprensión
d. Muchos niños identificados como disléxicos durante los años de educación primaria, presentaron dificultades en los juegos de rimas y en el aprendizaje de los nombres de las letras y números

896. El uso de un manguito demasiado grande para la circunferencia del brazo del paciente:

a. No afecta el valor de tensión arterial obtenido
b. Disminuye falsamente el valor de tensión arterial obtenido
c. Aumenta falsamente el valor de la tensión arterial obtenido
d. Aumenta o disminuye el valor de tensión arterial obtenido en función de la velocidad de deshinchado del mismo

897. La presentación clínica más frecuente de las convulsiones febriles es en forma de:

a. Convulsión focal o unilateral
b. Convulsión tónico-clónica
c. Convulsión tónica
d. Convulsión atónica

898. Sobre las vacunas no sistemáticas recomendadas en el calendario vacunal para niños con VIH:

a. Se recomienda la vacunación con rotavirus a las 8, 12 y 16 semanas de edad
b. No se debe administrar vacunas antineumocócicas de polisacáridos
c. Se recomienda la vacunación con nemocócica conjugada a los 2, 4, 6 y 14 meses de edad
d. Se recomienda la vacunación de Hepatitis A a los 2 y 6 meses de edad

899. Cuáles deben ser los aportes de hierro en un lactante pretérmino alimentado con lactancia materna:

a. 1 mg/kg durante los tres primeros meses
b. 2-4 mg/kg desde el primero al sexto mes
c. 5 mg/kg durante el primer año
d. No precisa aportes durante los primeros seis meses

900. La Desmopresina sublingual para el tratamiento de la Enuresis Nocturna Primaria se utiliza a la siguiente dosis:

a. 0,36 MG - 0,72 MG
b. 0,36 MG - 0,48 MG
c. 0,12 MG - 0,24 MG
d. 0,06 MG - 0,09 MG

901. La pubarquia prematura se define por las siguientes características EXCEPTO:

a. Aparición de vello pubiano antes de los 8 años en la niña y antes de los 9 años en el niño

b. En algunas ocasiones se puede acompañar de axilarquia, acné, seborrea facial y de cuero cabelludo y aumento del olor corporal

c. En la niña se acompaña de hipertrofia de clítoris

d. El vello pubiano se limita a la parte interna de los labios en la niña y al escroto en los niños, raramente invade el pubis

902. La utilización de uno de los siguientes fármacos durante la lactancia materna NO se considera segura:

a. Lorazepam
b. Fenindiona
c. Propanolol
d. Diclofenaco

903. La población infantil con riesgo de hipertensión arterial (HTA) comprende lo siguiente, EXCEPTO:

a. Niños y adolescentes con prehipertensión
b. Sobrepeso/obesidad
c. Antecedentes familiares de Asma
d. Antecedentes de complicaciones neonatales: prematuridad, muy bajo peso al nacer o cateterización de la arteria umbilical

904. El Trastorno por hiperactividad con déficit de atención (THDA) se caracteriza por:

a. Ser de fácil diagnóstico en los preescolares

b. Ser el trastorno neuroconductual más frecuente en la infancia y el trastorno mental más estudiado de la infancia

c. Los antidepresivos son los fármacos más estudiados en su tratamiento

d. No coexistir con otros trastornos emocionales, conductuales y del aprendizaje

905. En cuanto a la prevención de accidentes, es FALSO que:

a. El consejo sobre seguridad en el automóvil se ha de realizar en niños mayores de 2 años

b. La supervisión en superficies elevadas entre los 0 y 2 años

c. Se desaconseja el uso de andadores en lactantes

d. Hay que indicar a los padres el teléfono del Instituto Nacional de Toxicología a cualquier edad

906. Sobre la criptorquidia, cuál es FALSA:

a. Si es bilateral o hay otros signos de hipovirilización, como hipospadias, se deben realizar exámenes complementarios

b. El teste más afectado es el izquierdo

c. Debe esperarse el descenso espontáneo durante los primeros seis meses de vida

d. Las posibilidades de paternidad en la criptorquidia unilateral son muy próximas a las de la población control

907. Ante una quemadura de segundo grado indique el criterio de derivación hospitalaria:

a. Se localiza en tronco
b. La superficie quemada es inferior al 10%
c. Es una quemadura eléctrica por corriente de alta tensión
d. Todas las anteriores

908. Sobre la diarrea crónica:

a. Es aquella que dura más de 10 días

b. Para el estudio de la diarrea crónica se recomienda derivar al paciente a atención especializada

c. La diarrea crónica inespecífica es la causa más frecuente de diarrea crónica en la infancia

d. El síndrome postenteritis ocurre con más frecuencia en niños mayores de 1 año

909. La medida utilizada habitualmente en atención primaria, para diagnosticar la obesidad, es el Índice de Masa Corporal (IMC) que se calcula:

a. Cociente entre el peso (en Kg) y el cuadrado de la talla (en metros)

b. Cociente entre el peso (en Kg) y el cuadrado de la talla (en centímetros)

c. Cociente entre el peso (en Kg) y la raíz cuadrada de la talla (en metros)

d. Cociente entre el peso (en Kg) y la raíz cuadrada de la talla (en centímetros)

910. Si un niño con antecedente de afectación del tracto respiratorio superior presenta artralgias, dolores abdominales, exantema palpable eritematoso violáceo en nalgas y extremidades inferiores el diagnóstico más probable será:

a. Púrpura trombopénica
b. Anemia aplásica postinfecciosa
c. Púrpura de Schönlein-Henoch
d. Púrpura trombótica trombocitopénica

911. Lactante de 2 semanas que presenta unas gotas anaranjadas en el pañal:

a. Posiblemente se deba a la presencia de uratos en la orina y deberemos tranquilizar a los padres

b. Se trata de una falsa hematuria, debida a uratos en la orina, y requiere tratamiento por ser indicador de infección urinaria

c. Se trata de una hematuria del lactante y debe de ser valorado inmediatamente por un especialista

d. Se debe recoger una muestra de orina para realizar sedimento

912. NO es una indicación de tratamiento de talla baja con hormona de crecimiento:

a. Defecto de hormona de crecimiento

b. Síndrome de Turner a partir de los 2 años de vida

c. Insuficiencia renal crónica (IRC) a partir de los 2 años de vida

d. Crecimiento intrauterino retardado a partir de los 2 años de vida

913. Vacunas en el prematuro. Es FALSO que:

a. Deben comenzar su programa de vacunación según la edad cronológica (postnatal)

b. Deben recibir una dosis reducida de la vacuna, según el peso en el momento de su administración

c. Los intervalos entre diferentes dosis son los mismos que los recién nacidos a término

d. Cada vez está adquiriendo mayor importancia la 'protección indirecta' que consiste en la completa inmunización de los contactos del recién nacido prematuro

914. La ginecomastia del adolescente se caracteriza por todo lo siguiente, EXCEPTO:

a. Es el crecimiento glandular mamario uni o bilateral en varones

b. El 50 o 60% de los chicos tiene algún grado de ginecomastia

c. Se da en estadios iniciales del desarrollo, Tanner I y II

d. Se asocia a una proporción elevada del cociente estrógenos/andrógenos

915. Numerosos estudios coinciden que los trastornos del sueño o el sueño insuficiente en el niño tienen efectos negativos en:

a. El desarrollo cognitivo
b. La regulación del humor
c. La atención y la conducta
d. Todas son correctas

916. Tratamiento utilizado en la Dermatitis atópica:

a. Corticoides tópicos
b. Antihistamínicos tópicos
c. Inhibidores tópicos de la calcineurina
d. Las respuestas A y C

917. Dosis de Adrenalina por vía Intravenosa o Intraósea en Reanimación Cardiopulmonar (RCP) pediátrica:

a. 1 mg/kg
b. 0,5 mg/kg
c. 0,1 mg/kg
d. 0,01 mg/kg

918. Diarrea por Cryptosporidium:

a. En el paciente inmunocompetente la diarrea puede durar varias semanas y la excreción de los oocistos puede prolongarse semanas después de la resolución de los síntomas
b. Es necesaria la ingesta de una gran cantidad de quistes para que se produzca la infección
c. Habitualmente precisa tratamiento antimicrobiano para su resolución, incluso en el paciente inmunocompetente
d. Es más frecuente en niños entre 7 y 10 años

919. Qué síntoma NO es propio de un niño de 24 meses con un trastorno del espectro autista:

a. Mira al médico al entrar en la consulta y luego mira brevemente a sus padres
b. Se frota repetidamente las manos
c. Los padres dicen que parece no oír cuando le hablan
d. Los padres refieren que es demasiado sensible a ruidos poco intensos

920. La enfermedad de Sever:

a. Se conoce también con el nombre de apofisitis del escafoides
b. Es más frecuente en mujeres
c. Podemos recomendar frío local o medicación antinflamatoria para aliviar el dolor
d. Habitualmente suele dejar secuelas, incapacidades o deformidades

921. Una de las siguientes causas de proteinuria NO nos orienta a una proteinuria transitoria:

a. Fiebre
b. Ejercicio intenso
c. Edemas
d. Deshidratación

922. Ante sospecha de maltrato realizaríamos lo siguiente, EXCEPTO:

a. Rellenar la Hoja de Registro y/o notificación, que además de su valor estadístico, es un documento de comunicación e interconsulta con los Servicios Sociales
b. Informar a la Dirección del centro
c. Considerar dar parte al Juzgado: el parte de lesiones se cursará a través del fax al juzgado o a la fiscalía de menores en los lugares donde exista
d. Poner en conocimiento de otros profesionales sociosanitarios: médico de familia, enfermero y trabajador social del centro

923. Sobre los pies planos:

a. Es importante colocar plantillas correctoras en un niño de 3 años con pies planos en la exploración, para que el arco plantar se vaya desarrollando
b. Los pies planos flexibles en la edad adulta, habitualmente cursan con dolores en los tobillos y pies
c. Los pies planos rígidos pueden ser causa de alteraciones de la movilidad y dolor
d. Es habitual que el pie plano flexible precise corrección quirúrgica

924. Sobre la ecografía diagnóstica en la Displasia evolutiva de la cadera, la recomendación más aceptada de las siguientes es:

a. La ecografía sistemática
b. Se realizará ante la presencia de al menos dos marcadores de alto riesgo
c. Se realizará ante la presencia de al menos un marcador de alto riesgo
d. Se realizará únicamente si existe sospecha clínica

925. La introducción precoz de la leche de vaca entera en la alimentación de un lactante menor de 12 meses, puede provocar todo lo siguiente, EXCEPTO:

a. Ingreso excesivo de proteínas
b. Sobrecarga renal de solutos
c. Aplanamiento de vellosidades intestinales
d. Aumento de anemia ferropénica del lactante

926. 'Prevalencia' es:

a. El número de casos nuevos de una enfermedad
b. La proporción de personas que tiene la enfermedad en un momento dado
c. La proporción de individuos en riesgo a lo largo de un periodo determinado
d. El número de personas susceptibles a una enfermedad

927. En el seguimiento del niño prematuro, nacidos de menos de 1.500 gramos o 32 semanas de gestación, es importante conocer lo siguiente EXCEPTO:

a. La introducción de los alimentos sólidos (purés, papillas) se comienza a los 6 meses de 'edad cronológica' (no corregida)
b. El cribado de anemia y ferropenia se realiza al mes y a los 3 meses tras el alta, por si hay que incrementar o suspender la dosis de hierro
c. Los niños más inmaduros, sobre todo los menores de 1000 g, tienen mayor riesgo de enfermedad ósea metabólica
d. Antes de los 6 meses de edad corregida se debe disponer de información objetiva sobre la audición

928. Uno de los siguientes factores NO se considera determinante en la necesidad de elaborar una Guía de Práctica Clínica

a. Variaciones en los procedimientos asistenciales
b. Variaciones en la utilización de recursos
c. Criterios de uso apropiado de procedimientos asistenciales
d. Disminución del uso de recursos económicos

929. Sobre la vacuna frente al Meningococo B (Bexsero), es FALSO:

a. Existen estudios en los que los resultados indican que el uso profiláctico del paracetamol disminuye de forma efectiva la reactogenicidad de la vacuna sin afectar a la capacidad inmunogénica de la misma
b. La vacuna Bexsero puede administrarse de forma simultánea con cualquiera de los siguientes antígenos vacunales: difteria, tétanos, tosferina, rubeola, varicela
c. La vacuna Bexsero NO se puede administrar junto con vacuna antineumocócica (Prevenar 7, según ficha técnica)
d. Si la administración de Bexsero se realiza de forma separada al resto de las vacunas del calendario (por ejemplo pauta 3-5-7 meses), no sería necesario el uro rutinario del paracetamol profiláctico

930. Uno de estos síntomas NO es sugestivo de estreñimiento funcional:

a. Expulsión de meconio antes de las 48 horas
b. Fisura anal
c. Distensión abdominal
d. Correcto desarrollo ponderoestatural

931. Porcentaje de recién nacidos a término de sexo masculino que presentan criptorquidia según el PrevInfad al nacimiento:

a. 20%
b. 2-8%
c. 0.1-0.5%
d. 9-15%

932. El Test Rápido de Detección Antigénica (TRDA) para la detección de la infección por estreptococo, es FALSO que:

a. Únicamente detecta la presencia de estreptococo B-hemolítico del grupo A
b. Un resultado negativo no permite descartar una etiología bacteriana menos frecuente
c. Ante un resultado positivo, es recomendable confirmarlo mediante cultivo faríngeo
d. Tiene una especificidad y un valor predictivo positivo muy elevado

933. La disquecia del lactante:

a. Es una situación fisiológica que se resuelve espontáneamente y no precisa tratamiento
b. Ocurre en lactantes con importantes problemas de salud
c. Habitualmente se acompaña de emisión de heces duras
d. Frecuentemente se acompaña de sangrado con la defecación

934. La intoxicación por antidepresivos tricíclicos suele producir:

a. Disfonía-disfagia
b. Arritmia cardíaca
c. Parálisis simétrica de extremidades
d. Miosis

935. Sobre la suplementación con Vitamina D durante el primer año de vida es FALSO:

a. Los lactantes menores de un año amamantados con leche materna deben recibir un suplemento diario de 400 UI de Vitamina D hasta el primer año de vida
b. Los lactantes menores de un año alimentados con sucedáneos de lactancia materna deberán recibir siempre un suplemento diario de 400 UI de Vitamina D hasta el año de vida
c. Hay evidencia clínica que la suplementación en pretérminos con Vitamina D mantiene un estado de densidad mineral ósea adecuada, un nivel de vitamina D normal y un buen depósito mineral óseo
d. Todas son correctas

936. Para la detección del grado de consumo de alcohol en adolescentes se pueden emplear las siguientes estrategias:

a. El test CAGE
b. El cuestionario AUDIT
c. Estos cuestionarios pueden sustituir a la anamnesis
d. No es aconsejable en niños hacer una valoración del consumo de alcohol

937. Sobre la Historia Clínica:

a. En la Ley 41/2002, de 14 de noviembre, de Autonomía del Paciente y de Derechos y Obligaciones en materia de Información y Documentación Clínica se prohíbe expresamente la posibilidad de que los facultativos introduzcan las conocidas como 'anotaciones subjetivas' en las Historias Clínicas de sus pacientes
b. La Historia Clínica incorpora la información que se considera trascendental para el conocimiento veraz y actualizado del estado de salud del paciente. Todo paciente o usuario tiene derecho a que quede constancia, por escrito o en el soporte técnico más adecuado, de la información obtenida en todos sus procesos asistenciales, realizados por el servicio de salud tanto en el ámbito de la atención primaria como de atención especializada
c. Se ha de facilitar a los familiares del paciente si expresamente así lo piden, aun en aquellos casos en que el paciente, estando vivo y siendo mayor de edad y capaz, no haya autorizado a sus familiares el acceso a la misma
d. En ningún caso forma parte de la Historia Clínica la Evolución y Planificación de los Cuidados de Enfermería

938. Etiología más frecuente de dolor torácico agudo en pediatría:

a. Cardiopatía isquémica
b. Idiopática
c. Arritmias
d. Neumotórax

939. Sobre las adenopatías cervicales, es FALSO:

a. La adenitis aguda bilateral es la forma más frecuente, debida en la mayoría de los casos a virus respiratorios
b. La gingivoestomatitis herpética cursa habitualmente con adenopatías laterocervicales y submandibulares dolorosas
c. El virus Epstein Barr o el citomegalovirus pueden dar lugar a cuadros de adenitis subagudas o crónicas
d. En la mayoría de los casos de adenitis cervicales nos veremos obligados a realizar exámenes complementarios como analítica y ecografía

940. Señale la que NO es una localización habitual de las lesiones cutáneas de la Dermatitis atópica del lactante:

a. Mejillas
b. Triángulo nasogeniano
c. Cuero cabelludo
d. Zonas extensoras de las extremidades

941. La enuresis secundaria es la que aparece tras ser continente:

a. Durante 1 mes o más
b. Durante 3 meses o más
c. Durante 6 meses o más
d. No ha sido nunca continente

942. Parámetro que más tempranamente se altera en situaciones de subnutrición:

a. Peso
b. Talla
c. Perímetro cefálico
d. Perímetro braquial

943. El enterovirus es causante de...

a. ...la enfermedad mano-pie-boca, pero no la herpangina
b. ...la herpangina, pero no de la enfermedad mano-pie-boca
c. ...la enfermedad mano-pie-boca y de la herpangina, pero no de la conjuntivitis hemorrágica aguda
d. ...la enfermedad mano-pie-boca, de la herpangina y de la conjuntivitis hemorrágica aguda

944. Primer paso a seguir ante un niño que acude con obstrucción de la vía aérea por cuerpo extraño y que está consciente y con tos efectiva:

a. Cinco compresiones en la espalda
b. Cinco compresiones en el abdomen
c. Animarle a toser
d. Iniciar ventilación

945. Se denomina 'Case-mix' en atención primaria al grupo de pacientes con:

a. ...un mismo diagnóstico
b. ...un mismo pronóstico
c. ...un similar consumo de recursos sanitarios
d. ...las mismas necesidades de seguimiento

946. La expresión clínica más frecuente del síndrome QT largo en niños es:

a. Taquicardia
b. Insuficiencia cardíaca
c. Pérdida súbita de conciencia durante el ejercicio
d. Palpitaciones

947. Cuándo hay que intervenir una hernia umbilical:

a. De recién nacido
b. En el periodo de lactante por el riesgo de estrangulación
c. A partir de los 4-6 años
d. Al empezar a andar por el riesgo de lesiones

948. Según la clasificación internacional de los trastornos del sueño (ICSD-2,2005), cuál de las siguientes parasomnias se asocia al sueño REM:

a. Pesadillas
b. Terrores nocturnos
c. Despertares confusionales
d. Sonambulismo

949. En el tratamiento de la otitis media aguda (OMA) se consideran 'grupos de riesgo de mala evolución':

a. Menores de 2 años y sobre todo los menores de 6 meses
b. Los que presenten OMA grave (fiebre > 39 °C o dolor muy intenso), otorrea u OMA bilateral
c. Los que tengan antecedentes de OMA recurrentes o persistentes
d. Todos los anteriores

950. En el Trastorno por déficit de atención con hiperactividad (TDAH), cuál es FALSA:

a. El tratamiento farmacológico debe formar parte de un tratamiento integral que debe incluir siempre otras terapéuticas
b. Sigue sin existir consenso en muchos de los aspectos que conforman este trastorno
c. La edad relativa (nacimiento en el primer o segundo semestre del año) no tiene influencia en el porcentaje de niños con tratamiento farmacológico
d. Los niños de familias desfavorecidas (monoparentales, bajo nivel educativo maternas, que acuden a los servicios sociales) presentan mayor riesgo de recibir tratamiento farmacológico

951. Relacionado con el consentimiento informado de un paciente es FALSO:

a. En los casos de intervenciones quirúrgicas, debe constar por escrito e incluir los riesgos habituales derivados de la intervención explicados de forma comprensible, así como las alternativas terapéuticas
b. En los casos en que deba constar por escrito, debe estar firmado por el facultativo informante y por el paciente o por su representante legal
c. Siempre es exigible que se dé por escrito, aún en casos de actuaciones que pretendan evitar riesgos para la salud pública, o en casos de riesgo inmediato grave para la salud física o psíquica del propio enfermo
d. Siempre ha de incorporarse a la Historia Clínica del Paciente

952. Sobre el estrabismo:

a. El estrabismo fijo puede ser normal en los 2 primeros meses de vida
b. En los primeros meses de vida es normal un estrabismo intermitente aunque debe derivarse al oftalmólogo si persiste después de los seis meses
c. El estrabismo intermitente es anormal a cualquier edad y debe de derivarse al oftalmólogo
d. En los lactantes con epicanto se puede detectar fácilmente un estrabismo mediante cover-test

953. Sobre la ambliopía:

a. Es una disminución de la agudeza visual secundaria sólo a anomalías estructurales
b. Es más leve cuanto menor sea la edad a la que aparece
c. Puede aparecer en cualquier momento de la infancia y la adolescencia
d. Puede ser irreversible si no se trata antes de los 6-10 años

954. Cuál de estos trastornos NO se considera prioritario en el programa de cribado neonatal de nuestra Comunidad:

a. La fibrosis quística
b. Deficiencia de Acil CoA deshidrogenasa de cadena larga (LCHAD)
c. Hiperplasia suprarrenal congénita
d. Deficiencia de Acil CoA deshidrogenasa de cadena media (MCAD)

955. En el Síndrome de muerte súbita del lactante (SMSL), cuál es FALSA:

a. Constituye la primera causa de muerte entre el primer mes y el año de vida en los países desarrollados
b. Máxima incidencia entre el primer y segundo mes de vida
c. Su frecuencia varía geográficamente
d. Predominio del sexo masculino

956. Sobre la hipertensión arterial (HTA) en niños, señale la INCORRECTA:

a. La prevalencia está en ascenso debido al aumento de la obesidad infantil
b. Actualmente se considera que no es un marcador de desarrollo posterior de HTA real
c. Entre las etiologías de HTA secundaria en niños, la coartación de aorta es la causa cardiológica más frecuente
d. Un 35% de los casos detectados en la consulta de Pediatría son atribuíbles al fenómeno de bata blanca

957. Interviene en la etiología de las maloclusiones:

a. Herencia
b. Hábitos (succión del pulgar, interposición lingual...)
c. Traumatismos
d. Todos intervienen

958. Sobre los síntomas y signos de la leucemia señale la INCORRECTA

a. La leucemia es la patología neoplásica más frecuente en la infancia
b. La presentación suele tener un curso insidioso de semanas de evolución
c. A diferencia de otros tumores no existe asociación con síndromes de predisposición genética
d. La coagulopatía es característica de la presentación de las leucemias mieloides agudas de tipo M3 (promielocítica)

959. Atendemos a un niño de 8 años que acaba de sufrir un Traumatismo craneoencefálico. Según la escala del coma de Glasgow obtenemos apertura de ojos espontánea, respuesta motora obedece a órdenes y respuesta verbal confusa. Qué puntuación tendremos:

a. 14   b. 13   c. 12   d. 11

960. Cuál es el momento adecuado para intervenir las criptorquidias:

a. En la pubertad
b. De recién nacido
c. Entre el año y los dos años
d. A partir de los seis años

961. Al realizar una espirometría, se considera positiva la prueba broncodilatadora si:

a. El FEV1 aumenta un 12% respecto al basal
b. El FEV1 aumenta un 9% respecto al basal
c. El FEV1 aumenta un 11% respecto al teórico
d. El FEV1 aumenta un 10% respecto al teórico

962. Sobre los defectos de refracción:

a. En el ojo miópico la imagen se forma detrás de la retina
b. La miopía es muy frecuente en lactantes y niños pequeños
c. Los defectos de acomodación son muy frecuentes en la infancia
d. Las hipermetropías tienden a mejorar, las miopías a empeorar y los astigmatismos se mantienen más o menos estables

963. La motivación para el cambio, en el tabaquismo, se mide con:

a. El clásico test de Fagërstrom
b. El test de Richmond
c. El test de Fagërstrom breve
d. El Test de Prochasca

964. NO se consideraría un indicador asociado a desarrollo de sordera en un niño de 18 meses:

a. Preocupación de los padres sobre el lenguaje, la audición o el desarrollo
b. Traumatismo craneoencefálico con pérdida de conocimiento o fractura
c. Ototóxicos
d. Otitis media recidivante o persistente con derrame de al menos 4 semanas

965. Cuál de estos controles NO es necesario hacer en los niños con Síndrome de Down:

a. Cribado de Enfermedad Celiaca
b. Monitorización de función tiroidea
c. Prevención de la Obesidad
d. Todos ellos son necesarios

966. Sobre la exploración oftalmológica del niño sano de 3 a 5 años:

a. Emplearemos un optotipo sencillo, preferentemente de dibujos, para obtener una exploración de la agudeza visual
b. La exploración del estrabismo es sencilla, por lo que siempre intentaremos definir bien el tipo de estrabismo, establecer pautas terapéuticas y sólo en casos concretos precisaremos derivar al oftalmólogo
c. La exploración básica que debemos llevar a cabo en el niño sano de 3 a 5 años debe incluir la agudeza visual, un test de estereopsis y un test de screeening de estrabismo, si es posible
d. Los test de estereopsis, como herramienta única, no aportan apenas información útil a la exploración, por lo que no está indicado realizarlos

967. En el debut de una leucemia infantil podemos encontrar los siguientes síntomas, EXCEPTO...

a. Fiebre prolongada de origen desconocido
b. Molestias osteoarticulares con claudicación de la marcha
c. Leucocoria
d. Nódulos subcutáneos azulados-verdosos

968. Según el calendario de vacunas de la Comunidad Autónoma Vasca vigente, la vacuna frente al Virus del Papiloma Humano:

a. Se administran 2 dosis a niños y niñas de 13 años
b. Se administra a niñas a los 12 años
c. Se administra una única dosis a niñas de 14 años
d. Se administra sólo a niñas de entre 11 y 12 años en dosis única

969. Todas son manifestaciones características de los tumores de fosa posterior, EXCEPTO:

a. Pérdida de control de esfínteres
b. Náuseas y vómitos
c. Cefalea
d. Trastorno de la marcha y de la coordinación

970. El desarrollo sexual del varón se inicia con:

a. Crecimiento del pene
b. Aparición de desarrollo muscular
c. Aumento de la talla
d. Aumento del volumen testicular

971. Uno de los siguientes NO es un criterio diagnóstico de cefalea tensional:

a. Ausencia de náuseas o vómitos
b. Ausencia de fotofobia o fonofobia
c. Unilateral y pulsátil
d. No se agrava con actividades físicas rutinarias: andar, subir escaleras

972. Sobre la enfermedad celiaca (EC), en todos los niños con Síndrome de Down, es FALSO:

a. Su prevalencia es mayor que en la población general y la incidencia disminuye con la edad
b. En el cribado se determinan los anticuerpos IgA antitransglutaminasa tisular (ATGt IgA), previa cuantificación de IgA sérica
c. De forma característica la EC suele ser sintomática frente a silente, a diferencia de la población general
d. Si el cribado inicial es negativo, se puede practicar estudio genético (HLA DQ2/DQ8) y limitar a este grupo la realización de cribado serológico regular

973. Con un diagnóstico de gingivoestomatitis es FALSO:

a. Ante la sospecha de etiología estreptocócica está indicada la penicilina V
b. Ante una sospecha de Muguet es de utilidad el miconazol oral
c. Ante sospecha de etiología vírica está siempre indicado el Aciclovir
d. El paracetamol o el ibuprofeno se pueden utilizar para calmar el dolor

974. NO se considera un factor de riesgo de caries:

a. Prematuridad
b. Malformaciones orofaciales
c. Lactancia materna a demanda
d. Uso de ortodoncias

975. Sobre el sueño del bebé:

a. Es adecuada una rutina antes de irse a dormir
b. Se puede dormir con una luz tenue que apagaremos cuando se duerma
c. Es preferible salir de la habitación cuando el niño ya está dormido
d. Todas son verdaderas

976. Rinitis alérgica: la edad a partir de la que están indicados los corticoides nasales varía en función del tipo de corticoide y de las distintas agencias reguladoras. La Academia Europea de Alergia e Inmunología Clínica recomienda su uso desde los:

a. 8 años
b. 6 años
c. 4 años
d. 2 años

977. Uno de los siguientes NO se encuentra entre los criterios diagnósticos de diarrea crónica inespecífica:

a. Alteración del crecimiento ponderoestatural
b. Evacuación indolora de tres o más deposiciones al día voluminosas y poco formadas
c. Duración de la diarrea mayor de cuatro semanas
d. Inicio de los síntomas en niños de 6-36 meses de edad

978. Sobre el osteoma osteoide es FALSO:

a. Es una tumoración ósea benigna de origen osteogénico
b. Es más frecuente en adolescentes y adultos jóvenes
c. Cursa con dolor óseo que no mejora con salicilatos
d. Puede no ser evidente durante años mediante radiografía simple

979. Indique la correcta:

a. El neuroblastoma aparece característicamente en la adolescencia
b. El síndrome de Kemer-Morrison se asocia a formas de neuroblastoma de mal pronóstico
c. El tumor de Wilms es el ejemplo clásico de neoplasia asociada a trastornos genéticos, en un porcentaje elevado de los casos, que alcanza el 50% de los mismos
d. El hallazgo de leucocoria en un lactante obliga a descartar un retinoblastoma

980. En la prevención de ahogamientos en niños, en los protocolos del grupo de trabajo de lesiones no intencionales de la AEP Cuál NO es una de sus recomendaciones:

a. Cercado completo de las piscinas a lo largo de todo su perímetro
b. Si se utilizan lonas para cubrir las piscinas, deben ser firmes y cubrir toda su anchura y longitud para evitar que los niños puedan atravesarlas o colarse por los bordes de la piscina, y queden atrapados debajo de la lona sin poder salir
c. La profundidad de la piscina debe ser conocida por los padres
d. Los vasos infantiles o de chapoteo también deben estar vallados para impedir que los niños puedan acceder por sí solos

981. NO es un estigma atópico:

a. Herpes circinado   b. Pitiriasis alba
c. Xerosis cutánea   d. Dishidrosis

982. Los inhaladores de cartucho presurizado utilizados en el tratamiento del Asma también se conocen como:

a. Inhaladores de polvo seco
b. Nebulizadores
c. Inhaladores de dosis medida
d. Inhaladores de microdosis

983. La población infantil con riesgo de déficit de Vitamina D comprende:

a. Prematuros
b. Lactantes amamantados de madres vegetarianas estrictas
c. Enfermedad renal o hepática crónica
d. Todas las anteriores

984. Sobre el calendario vacunal de todos los niños adoptados e inmigrantes, señale la INCORRECTA:

a. Se considera que una vacuna no ha sido administrada si no hay registro escrito o es confuso
b. No se requiere iniciar la vacunación acelerada según edad en niños no vacunados sino continuar con la inmunización de acuerdo al calendario vigente
c. La calidad y credibilidad de los registros vacunales varía según el país de origen
d. Entre un 43-65% de los niños adoptados no aportan certificados de vacunación

985. Sobre el Síndrome de Münchhausen por poderes:

a. Los padres o tutores describen hechos falsos o en la provocación de signos y síntomas de enfermedad para generar un proceso de atención médica continuada o mantenida
b. Los padres o tutores a menudo son trabajadores del sector educativo
c. La causa de base se encuentra en problemas psiquiátricos de los abuelos o abuelas
d. En este síndrome el progenitor más frecuentemente implicado es el padre

986. El tiempo delante de pantallas (móvil, televisión, ordenador, etc.) con fines recreativos, en la población de 5 a 17 años, se debe limitar a un máximo de:

a. 3 horas al día
b. 2 horas al día
c. 18 horas a la semana
d. 20 horas a la semana

987. El impétigo ampolloso:

a. Es más frecuente en niños preadolescentes
b. Está causado por Staphylococcus Aureus
c. La rotura de las ampollas ocurre con dificultad
d. Es obligatorio en esta forma de impétigo, el tratamiento antibiótico por vía oral

988. Se han descrito como complicaciones de la Anorexia Nerviosa (AN) todas las que se citan EXCEPTO una:

a. Taquicardia e hipertensión
b. Amenorrea
c. Problemas con la regulación térmica, hipotermia en especial
d. Piel seca y a menudo, lanugo

989. Sobre la Displasia evolutiva de la cadera, cuál es FALSA:

a. La ecografía de cadera diagnóstica se realizará preferiblemente entre las 4 y 8 semanas de vida
b. La maniobra de Ortolani es positiva si se reduce una cadera luxada
c. La maniobra de Ortolani es positiva si se luxa una cadera reducida
d. Está recomendada la exploración sistemática de caderas hasta el año de edad

990. Sobre la intolerancia a los hidratos de carbono:

a. El déficit congénito de lactasa es muy frecuente
b. El déficit racial de lactasa se puede dar a partir del año de edad
c. El déficit secundario de disacaridasas se da en niños mayores
d. El déficit de sacarasa-isomaltasa se da hacia los 6 meses de edad

991. Entre las recomendaciones generales del PREVINFAD sobre consejos en la alimentación NO se encuentra:

a. Limitar el acceso a alimentos y bebidas de alto contenido calórico y bajo en nutrientes
b. Evitar el uso de la comida o alimentos concretos como recompensa
c. Estimular que se tome el desayuno a diario
d. Favorecer el picoteo o 'snacking' entre horas

992. Se consideran recomendaciones de fotoprotección en caso de exposición esporádica todas, EXCEPTO...

a. Fototipo de piel I
b. Xerodermia pigmentosa
c. Fototipo de piel IV
d. SFNAM (Síndrome familiar de nevus atípicos y melanoma)

993. En el calendario oficial de vacunas de la Comunidad Autónoma Vasca, la pauta actual de vacunación frente a Meningococo C es la siguiente:

a. 2,4 y 12 meses
b. 4,6 y 12 meses
c. 4 y 12 meses y 12 años
d. Ninguna de las tres

994. La profilaxis de la plagiocefalia posicional desde la primera semana de vida, incluye todas las siguientes MENOS una:

a. Recomendar el decúbito lateral frente al decúbito supino
b. Tiempo de juego, con el niño despierto, en decúbito prono
c. Rehabilitación precoz de la musculatura del cuello si presenta tortícolis congénita
d. Realizar cambios en la posición de la cuna en la habitación

995. La Talla Baja Familiar NO se caracteriza por:

a. Inicio del hipocrecimiento en la primera infancia
b. Existencia de tallas bajas familiares
c. Ritmo de crecimiento lento hasta los 2-3 años
d. Edad ósea retrasada con respecto de la edad cronológica

996. Un niño de dos años y medio no dice más que escasas palabras sueltas, su desarrollo en el resto de las áreas de desarrollo es normal...

a. No le damos importancia. Ya hablará
b. Le diagnosticamos de trastorno generalizado del desarrollo (TGD)
c. Le derivamos inmediatamente a Neurología Infantil
d. Preguntamos y comprobamos su comprensión e intención comunicativa con su entorno

997. En niños con Trastorno por déficit de atención con hiperactividad (TDAH) que precisen medicación psicoestimulante, cuál de estas actitudes NO debemos tomar:

a. Realizar una historia clínica y exploración física para despistaje de enfermedad cardiovascular
b. Monitorizar la presión arterial y frecuencia cardiaca al inicio y cada tres o seis meses, una vez iniciada la medicación psicoestimulante
c. Solicitar ECG rutinario al inicio de la medicación
d. Derivación al cardiólogo se realizará en los que tengan factores de riesgo y/o síntomas de enfermedad cardiaca

998. Ante un lactante de 12 meses sin dientes, qué haría:

a. Remitir al odontopediatra para descartar patología local
b. Hacer despistaje de enfermedades y síndromes
c. Controlar evolución. Posiblemente se trate de una erupción dentaria retrasada de causa familiar o idiopática
d. Aumentar la dosis de vitamina D por si se trata de un raquitismo

999. Cuál de los siguientes aspectos para evitar riesgos de la actividad deportiva es FALSO:

a. Prevención de lesiones deportivas
b. Información sobre necesidades y hábitos apropiados para una nutrición correcta en deportistas
c. Entrenar al joven deportista para afrontar el estrés asociado al deporte
d. Utilización de programas en escolares como medida más efectiva para prevenir la utilización de sustancias dopantes

1000. Sobre las diferentes formas de maltrato infantil, es FALSO:

a. Las equimosis son las manifestaciones más frecuentes de los malos tratos infantiles
b. Las quemaduras por cigarrillos producen lesiones circulares, sobrelevadas y de tamaño uniforme
c. Podemos sospechar un maltrato cuando de manera no accidental el niño o niña presenta un hematoma epidural, con o sin fractura
d. Otra forma de maltrato infantil es el Maltrato prenatal

1001. En la adrenarquia precoz NO es habitual observar uno de estos hallazgos analíticos:

a. Elevación de la 17 hidroxi-progesterona
b. Elevación de la Dehidroepiandrosterona
c. Elevación delta 4 androstendiona
d. Testosterona

1002. Señale la afirmación INCORRECTA respecto al consejo de promoción de la salud sexual:

a. La educación para la salud sexual es multidisciplinar
b. Esta tarea es de ámbito exclusivamente familiar
c. Es importante que el inicio de la educación de forma sistemática sea antes del comienzo de las relaciones sexuales y el establecimiento de conductas de riesgo
d. Es más fácil enseñar conductas adecuadas que cambiar conductas de riesgo arraigadas

1003. Síndrome que se asocia a la Obesidad:

a. Síndrome de Prader-Willi
b. Síndrome de Beckwith-Wiedemann
c. Síndrome de Alström
d. Los tres se asocian a la obesidad

1004. Cuál es el trastorno del aprendizaje más frecuente:

a. Discalculia
b. Dislexia
c. Trastorno del aprendizaje no verbal
d. Trastorno por déficit de atención con hiperactividad

1005. Entre los factores de riesgo que pueden influir en el desarrollo de un trastorno del comportamiento está:

a. Familia monoparental
b. Progenitores que trabajan
c. Ausencia de límites y baja tolerancia a la frustración
d. Baja autoestima

1006. Sobre promoción de la lactancia materna señale la FALSA

a. El profesional sanitario debe disponer de información escrita asequible para las madres sobre lactancia materna
b. El pediatra de atención primaria debe conocer las iniciativas de la maternidad de referencia en relación con la lactancia
c. El profesional sanitario en la visita prenatal debe informar sobre las ventajas de la lactancia materna
d. Es aconsejable en la visita prenatal la exploración del pecho de la mujer para valorar la posibilidad de lactancia materna

1007. Orden de frecuencia de los diversos tipos de maltrato infantil:

a. 1° negligencia, 2° abuso emocional, 3° maltrato físico
b. 1° abuso emocional, 2° negligencia, 3° maltrato físico
c. 1° maltrato físico, 2° abuso emocional 3° negligencia
d. 1° abuso emocional, 2° maltrato físico, 3° negligencia

1008. Sobre el acceso a la historia clínica:

a. El personal de administración y gestión tiene libre acceso a la misma
b. El paciente, como titular de la historia clínica, tiene acceso sin restricción, incluso a las anotaciones subjetivas de los profesionales que han participado en su elaboración
c. El personal que accede a la historia clínica en ejercicio de sus funciones queda sujeto al deber de secreto
d. Todas son correctas

1009. En las siguientes circunstancias, puede aparecer ambliopía, EXCEPTO:

a. Catarata monocular
b. Estrabismo
c. Anisometropías moderadas
d. Todas son ciertas

1010. Cuál NO se considera factor de riesgo de caries dental en la infancia:

a. Uso de ortodoncia
b. Historia familiar de caries
c. Displasia ectodérmica
d. Erupción dental primaria retrasada

1011. Sobre la caries dental en Pediatría es FALSO:

a. La disminución en la frecuencia de las tomas de carbohidratos, evita la caries
b. La fluoración del suministro del agua, y la correcta higiene es la prevención más eficaz
c. La intolerancia hereditaria a la fructosa favorece la aparición de caries
d. La caries del biberón, es una enfermedad dental grave, frecuente en menores de 3 años

1012. Medidas sobre prevención de accidentes infantiles en el hogar:

a. El consejo sobre prevención de accidentes en el hogar es independiente de la edad del niño
b. El nivel socioeconómico de la familia no es un factor que influya en la repetición de accidentes en los niños
c. Los padres deben tener acceso inmediato al número de teléfono del Servicio de Información Toxicológica
d. No existen datos para desaconsejar el uso de andadores en el primer año de vida

1013. La pubertad retrasada se define como:

a. Volumen testicular menor de 4 ml a los 14 años en el varón
b. No inicio de botón mamario a los 14 años en la niña
c. No presencia de vello púbico a los 14 años en cualquiera de los sexos
d. Son correctas A y B

1014. Cuál de las siguientes actuaciones considera MENOS adecuada para la prevención de la hipercolesterolemia en niños mayores de 2 años:

a. Recomendar un cribado selectivo de colesterol en un adolescente de 12 años cuyo abuelo paterno ha sufrido un primer infarto agudo de miocardio a los 60 años, sin otros factores de riesgo
b. Recomendar una ingesta de colesterol inferior a 300 mg/día
c. Reducir la ingesta de grasas saturadas a menos del 10% de calorías totales
d. Recomendar un cribado selectivo de colesterol en un niño de 5 años cuyo padre padece una hipercolesterolemia familiar heterocigota, sin otros factores de riesgo

1015. Sobre el Método HANLON:

a. Se usa para determinar las responsabilidades de cada uno de los actores del proceso de mejora continua
b. Se basa en la fórmula 20/80: El 20 % de las causas generan el 80% de los efectos
c. Sirve para definir prioridades a la hora de establecer oportunidades de mejora en un ciclo de mejora continua
d. Sus 4 componentes son; Planificar, Hacer, Evaluar, Actuar

1016. Ante una niña que nos dice que toma algún 'porro' y cocaína "cuando se tercia". Actitud que EVITAREMOS:

a. Intentar hacerle ver la gravedad de su actuación y la necesidad de ayuda
b. Informar inmediatamente a sus padres
c. Iniciar una labor educativo-conductual preparatoria de la terapia definitiva
d. Tratar de que la propia adolescente sea la que se lo comunique a sus padres

1017. Sobre las convulsiones febriles, es FALSO:

a. Las crisis febriles prolongadas pueden ser el estado inicial de un síndrome de Hemi-convulsión-Hemiplejía

b. La morfología más frecuente de las crisis febriles simples es la de crisis tónico-clónico generalizadas

c. La mitad de las crisis febriles ocurren en la primera hora del proceso febril

d. Las crisis febriles se dan con más frecuencia entre los 6 meses y los 6 años

1018. Es FALSO:

a. La mayor parte de las faringitis son virales

b. La faringitis estreptocócica es la faringitis bacteriana más frecuente

c. El síndrome PFAPA responde bien a antibióticos

d. El absceso periamigdalino es una complicación de la infección por EBGHA

1019. En la pirámide alimentaria, la base está formada por:

a. Frutas y verduras

b. Lácteos

c. Cereales y productos elaborados a partir de ellos y tubérculos

d. Carnes magras y pescados, huevos, legumbres y frutos secos

1020. NO es un fármaco utilizado en el tratamiento profiláctico de la migraña recurrente:

a. Ciproheptadina

b. Propanolol

c. Flunarizina

d. Dexametasona

1021. Cuál de las siguientes situaciones NO pertenece a un grupo de riesgo de anemia ferropénica:

a. Recién nacido a termino después de embarazo y parto normal

b. Gestación múltiple

c. Lactancia materna exclusiva más allá de los 6 meses

d. Síndrome de malabsorción

1022. Según las características que definió en 1978 el Instituto de Medicina de Washington para la prestación de servicios sanitarios en el primer nivel asistencial, la pediatría en atención primaria ha de ser lo siguiente, EXCEPTO:

a. Accesible y aceptable

b. Flexible y sectorial

c. Continuada y coordinada

d. Integral

1023. Sobre la urticaria y/o angioedema, es FALSO:

a. La causa más frecuente de urticaria aguda en niños, son las enfermedades víricas

b. En el angioedema hereditario el tratamiento en el episodio agudo, se realizara con adrenalina y antihistamínicos

c. El tratamiento de elección en la urticaria colinérgica es la hidroxicina (Atarax)

d. Los pacientes con angioedema recidivante deben ser remitidos al alergólogo para estudio

1024. Molécula, por lo general de bajo peso molecular, que se puede unir a un anticuerpo de forma específica, pero que no es inmunógena por sí misma y que para producir una respuesta inmune se debe unir a una molécula mayor (habitualmente una proteína) A qué concepto, que se podría aplicar a los polisacáridos capsulares de las vacunas conjugadas de HiB y neumococo, pertenece esta definición:

a. Idiotipo

b. Epitoma

c. Hapteno

d. Vector

1025. Sobre la criptorquidia:

a. En el momento del nacimiento hay criptorquidia en el 30 % de los RN a término siendo incluso más frecuente en los pretérmino

b. La mayoría son de presentación bilateral y cuando es unilateral el teste más frecuentemente no descendido es el izquierdo

c. Hay estudios que relacionan algunos casos con la toma de estrógenos o sustitutos de la nicotina por parte de la madre durante el embarazo

d. Existe un consenso generalizado en que el tratamiento de elección debe ser el hormonal en todos los casos

1026. Intervalo de administración recomendado entre dos vacunas de antígenos inactivados

a. Mínimo 4 semanas

b. Mínimo 2 semanas

c. Ninguno

d. Mínimo 8 semanas

1027. La neumatización de los senos frontales se produce entre:

a. séptimo y octavo mes de vida intrauterina

b. tercer y décimo mes de vida

c. 4 y 8 años

d. 6 y 10 años

1028. NO constituye una ventaja en los estudios experimentales:

a. El estudio de muestras muy seleccionadas facilita la generalización

b. Proporcionan un mayor control de la intervención

c. La asignación aleatoria tiende a constituir grupos comparables

d. Son los que proporcionan la mejor evidencia de una relación causa-efecto

1029. De los agentes patógenos causantes de neumonía, en cuál cabría esperar una evolución con complicaciones:

a. Virus respiratorio sincitial

b. Estafilococo

c. Micoplasma

d. Pneumococo

1030. NO constituye una actividad de prevención primaría del consumo de sustancias de abuso:

a. Fortalecimiento de la capacidad de toma de decisiones fomentando la autoestima y la resiliencia o capacidad de adaptación

b. Incorporación de estrategias para mejorar el abordaje terapéutico de jóvenes con problemas de consumo de sustancias de abuso

c. Información rigurosa de los efectos del consumo de sustancias de abuso

d. Fomentar un ocio y tiempo libre saludable con integración de lo lúdico y lo agradable en la vida cotidiana

1031. Cuál NO es un hipogonadismo hipogonadótropo:

a. Síndrome de Prader Willi

b. Síndrome de Laurence-Moon.-Bield

c. Síndrome de Klinefelter

d. Síndrome de Kallman-Morsier

1032. Sobre el tratamiento de la alergia a proteínas de leche de vaca (PLV) Ig E mediada:

a. Si el niño toma lactancia materna, es conveniente que la madre realice una dieta exenta de PLV

b. Si el niño toma lactancia artificial se pueden utilizar hidrolizados totales o parciales de PLV

c. En el niño más mayor se puede utilizar leche de cabra o de oveja

d. Al inicio se debe retirar de la alimentación la carne de ternera

1033. Un lactante de 5 meses que se alimenta con fórmula y que a los 15 días de haber presentado una GEA tiene deposiciones blandas, abundantes, con expulsión simultánea de gases, posiblemente padece:

a. Gastroenteritis crónica

b. Enfermedad celíaca

c. Infección urinaria

d. Insuficiencia transitoria de lactasa

1034. Sobre las enfermedades hematológicas de los niños inmigrantes, es FALSO:

a. La enfermedad de células falciformes es muy frecuente en la raza negra

b. Las talasemias son frecuentes en el litoral mediterráneo y Asia

c. El déficit de Glucosa 6 fosfato deshidrogenasa es típico de los originarios Sudamérica

d. Todas son correctas

**1035. La aparición de un bultoma in-
doloro en la parte posterior de la rodilla de un niño nos hará pensar en:**

a. Quiste poplíteo
b. Osteosarcoma
c. Osteoma
d. Enfermedad de Osgood-Schlatter

**1036. Es una contraindicación tempo-
ral de las vacunas**

a. Tratamiento antibiótico
b. Antecedente de convulsiones febriles
c. Tratamiento de desensibilización alérgica
d. Enfermedad aguda moderada

**1037. Sobre la prevención del Sín-
drome de Muerte Súbita del Lactante
(SMSL):**

a. La indicación de la postura de decúbito supino para dormir es la más segura en los
lactantes hasta los 6 meses de vida
b. Es recomendable evitar el arropamiento excesivo del lactante
c. Es importante evitar los colchones blandos
d. Todas son correctas

**1038. Cuál de los siguientes síntomas
es criterio de gravedad en la otitis
media aguda:**

a. Parálisis facial
b. Fiebre
c. Supuración mucopurulenta
d. Irritabilidad

**1039. Si tras una amigdalitis un niño
presenta artralgias, dolores abdominales y petequias en extremidades
inferiores, el diagnóstico más probable será:**

a. Púrpura trombopénica
b. Púrpura de Scholein-Henoch
c. CIV
d. Anemia aplásica post infecciosa

**1040. Herramienta más útil para valo-
rar el desarrollo puberal:**

a. Determinación periódica de Peso, Talla y Velocidad de crecimiento
b. Edad ósea
c. Escalas de Tanner
d. Son correctas A y B

**1041. En un escolar con encopresis en
el que el enema opaco demuestra un
megacolon, el diagnóstico más probable es:**

a. Megacolon agangliónico
b. Megacolon tóxico
c. Megacolon psicógeno
d. Megacolon idioprático

**1042. Cuál NO es una complicación de
la obesidad exógena:**

a. Hipertensión arterial
b. Pseudotumor cerebro
c. Síndrome de Pickwick
d. Menarquia tardía

**1043. NO es un fármaco utilizado en el
tratamiento del trastorno por déficit
de atención e hiperactividad (TDAH):**

a. Metilfedinato
b. Atomoxetina
c. Diazepam
d. Risperidona

**1044. Manifestación clínica MENOS
frecuente al diagnóstico en las leucemias linfoblásticas agudas en el
niño:**

a. Fiebre
b. Hematomas, petequias ó púrpura
c. Hepatoesplenomegalia
d. Cefalea y vómitos

**1045. Señale la INCORRECTA. Por lo ge-
neral el pie cavo en el niño:**

a. Obliga a descartar trastornos neurológicos
b. Puede dar lugar a dedos en garra
c. Ocasiona menos síntomas que el pie plano
d. Origina callosidades bajo las cabezas me-
tatarsales

**1046. Sobre el SAHS (Síndrome de
apnea-hipopnea del sueño):**

a. Es más frecuente en niños
b. Son factores predisponentes la hipertrofia
adenoamigdalar, la obesidad, las malformaciones craneofaciales y el reflujo gastroesofágico
c. La presencia de ronquido nocturno indica
necesariamente la presencia de SAHS
d. Los niños con SAHS presentan tensión arterial sistólica elevada tanto en vigilia como
en sueño

**1047. En qué circunstancia está CON-
TRAINDICADA la lactancia materna:**

a. Infección materna por VIH
b. Infección materna por hepatitis-B
c. Madre portadora de Ac AntiCMV
d. Tuberculosis activa en tratamiento en la
madre

**1048. Para cuál de las siguientes indi-
caciones está aprobado en España
el uso de Hormona de Crecimiento:**

a. Síndrome de Tumer
b. Síndrome de Prader Willi
c. Insuficiencia renal crónica
d. Todas las anteriores

**1049. Qué grupo de niños se considera
de alto riesgo de déficit de vitamina D:**

a. Prematuros
b. Exposición solar escasa
c. Lactancia materna exclusiva prolongada
d. Todos ellos

1050. En la bronquiolitis:

a. El virus respiratorio sincitial es el de mayor
frecuencia
b. El diagnóstico es fundamentalmente clínico
c. Se puede realizar una prueba terapéutica
con salbutamol y, si es positiva, recomen-
darlo
d. Todas son ciertas

**1051. Cuál sería el método ideal para
el diagnóstico del Síndrome de
apnea-hipopnea del sueño (SAHS):**

a. Poligrafía respiratoria
b. Electrocardiografía
c. Polisomnografía nocturna
d. Pulsioximetría nocturna

**1052. Qué es FALSO respecto a la in-
fección urinaria alta en pediatría:**

a. En el niño pequeño predominan los signos
generales (fiebre alta, Vómitos, diarrea)
b. Presencia de leucocitosis con desviación izquierda y PCR elevada en Sangre
c. La duración del tratamiento será de 5-7 días
d. Es criterio de ingreso las condiciones socio-
familiares adversas

**1053. El proceso educativo en asma in-
fantil debe tener las siguientes características EXCEPTO:**

a. La información debe ser adecuada y cohe-
rente con el estado actual de la ciencia
b. Se debe aportar información de manera gradual, secuencial y progresiva
c. La información y la educación aportada debe
ser igual para todos los niños/adolescentes
y sus familias
d. La información debe ser clara, en un lenguaje que pueda ser asequible para la familia y el niño en la medida de su capacidad

**1054. La prevención primaria del mal-
trato infantil incluye todas las siguientes actividades EXCEPTO:**

a. Identificación de las familias de riesgo
b. Prevenir el embarazo no deseado, principalmente en mujeres jóvenes
c. Utilización de guías anticipadoras" en los
controles del programa de salud infantil
d. Todas son correctas

1055. Sobre el estrabismo:

a. En los primeros 4 meses de la vida es patológico cualquier estrabismo inconstante
b. En los niños con epicanto es sencillo el diagnóstico de exclusión de estrabismo
c. El estrabismo afecta a un 10% de la población
d. El estrabismo fijo es patológico a cualquier
edad y debe derivarse al oftalmólogo

**1056. En la prevención del cáncer de
piel, qué consejo sobre fotoprotección es el más adecuado:**

a. Evitar la exposición prolongada al sol en las
horas centrales del día
b. Utilización de cremas protectoras solares sin
individualizarse según tipo de piel
c. Utilización de sombrillas
d. Los baños en piscinas y mar

1057. Niño de 7 años, inmigrante vacunado de BCG al nacimiento, con antecedentes de contacto con adulto enfermo de TBC, esta asintomático y presenta un Mantoux de 7 mm. Se decide:

a. Iniciar profilaxis primaria con isoniazida a 5-10 mgr/kg/día como máx 300 mgr/día durante 2 meses
b. Hacer Rx Tórax
c. Iniciar profilaxis secundaria con isoniazida 5-10 mgr/kg/día como máx 300mgr/día durante 6-9 meses
d. Ninguna de las anteriores es correcta

1058. Paciente de 6 años con clínica de orina color marrón. Antecedentes de fiebre y dolor garganta hace 2 semanas tratada con Amoxicilina durante 4-5 días. Diagnóstico más probable:

a. Infección urinaria
b. Hematuria por la fiebre
c. Glomerulonefritis Postestreptocócica
d. Glomérulonefritis por Ig A

1059. 'Ortoforia' es:

a. Capacidad del cerebro para ignorar las imágenes procedentes de un ojo mal alineado
b. Desviación ocular latente controlada por la fusión
c. Desviación ocular manifiesta que no puede ser controlada
d. Alineación correcta e ideal de los ejes visuales

1060. Con respecto a los sistemas de retención infantil (SRI)

a. Si el trayecto es corto no es necesario utilizarlos
b. El SRI debe adaptarse al peso y estatura del niño
c. Las campañas institucionales no son eficaces
d. En la consulta abordar este tema no es importante

1061. Sobre la enfermedad celiaca (EC), señale la FALSA

a. Los anticuerpos IgA antitransglutaminasa tisular son los que muestran mejor capacidad diagnóstica de EC
b. La ausencia de HLA DQ2 o DQ8 permite excluir EC con un 99% de certeza
c. Entre los grupos de riesgo de desarrollo de EC se encuentran el síndrome de Down, el síndrome de Turner, los familiares de primer grado, la diabetes tipo II y la dermatitis herpetiforme
d. Si el cumplimiento dietético es estricto, a los 10 años el riesgo de enfermedades neoplásicas es similar al de la población general

1062. La presencia de criptorquidia implica derivación sin demora en cuál de las siguientes situaciones:

a. Prematuridad
b. Bilateralidad
c. Testículo retráctil
d. Gemelaridad

1063. La etiología más frecuente de flujo vaginal asintomático persistente en la pubertad es:

a. Cuerpo extraño vaginal
b. Vulvo-vaginitis por Candida
c. Vaginitis Inespecífica
d. Leucorrea Fisiológica

1064. Sobre la prueba de Mantoux:

a. Su positividad indica infección
b. Una induración con vesículas o necrosis siempre es positiva
c. Necesita de un periodo de entre 8-12 semanas para positivizarse
d. Son correctas todas las anteriores

1065. NO se considera factor de riesgo de ferropenia en lactantes

a. Lactancia materna exclusiva más allá de los 6 meses
b. Hemorragia útero-placentaria
c. Diabetes gestacional
d. Recién nacido de bajo peso para la edad gestacional

1066. En la dermatitis seborreica del lactante, es FALSO

a. Suele aparecer entre segunda y décima semana de vida
b. Existe afectación centrofacial a diferencia de la dermatitis atópica
c. Existe prurito importante
d. Se suele presentar como costar Láctea

1067. Según PREVINFAD sólo una de las siguientes recomendaciones para el cribado de los Trastornos del espectro Autista (TEA) manifiesta una calidad de evidencia BAJA y una fuerza de recomendación FUERTE EN CONTRA usando el sistema GRADE Cuál:

a. Uso de la escala M-CHAT en todos los niños en el contexto del Programa de Salud Infantil en el periodo de 18 a 24 meses
b. Uso de escalas de cribado del desarrollo tipo Haizea-Llevant o similares para cribado de TEA en atención primaria (AP) en población de bajo riesgo
c. Uso de la escala M-CHAT en niños de alto riesgo de TEA en el contexto del Programa de Salud Infantil entre los 18 y 24 meses
d. Valoración de las preocupaciones de los padres para la detección de los TEA en AP

1068. En un lactante que presenta ictericia, En que situación NO encontraremos una elevación de la bilirrubina en sangre:

a. Carotinemia
b. Hepatitis A
c. Enfermedad de Gilbert
d. Colelitiasis

1069. Cuál NO es un signo de alarma en la historia clínica de un niño con dolor abdominal crónico:

a. Dolor persistente en los cuadrantes superiores o inferior derechos
b. Dolor que dificulta la conciliación del sueño
c. Diarrea nocturna
d. Anorexia

1070. Si en un estudio se concluye que no existen diferencias estadísticamente significativas cuando en realidad éstas existen cometemos un error...

a. Tipo I
b. 1-Alfa
c. 1-Beta
d. Tipo II

1071. Aparición de masa mediastínica, diagnosticada de linfoma no Hodgkin, que presenta blastos en el aspirado de medula ósea. Se considera un Estadio...

a. IV
b. III
c. II
d. Ninguna de las tres

1072. Se considera grupo de alto riesgo de enfermedad celiaca:

a. Pacientes con Diabetes mellitus I
b. Pacientes con Síndrome de Down
c. Pacientes con talla baja de causa no aclarada
d. Todos ellos

1073. Sobre el dolor abdominal:

a. El dolor abdominal crónico se define como un dolor abdominal de duración mayor de 2 meses
b. Algunos pacientes inician el cuadro de dolor abdominal crónico a partir de una gastroenteritis aguda
c. La dispepsia funcional, el síndrome del intestino irritable y la migraña abdominal se incluyen en el concepto de dolor abdominal crónico funcional en menores de 4 años
d. Ninguna es correcta

1074. Sobre la BCG es FALSO:

a. Reduce la morbimortalidad, en lactantes de zonas de alta prevalencia, por complicaciones graves (meningitis y formas diseminadas) de la infección primaria
b. El efecto secundario más frecuente es la ulceración en la zona de administración
c. Puede interferir en la identificación de casos nuevos de infección TBC
d. La reactividad secundaria a BCG en la valoración de la prueba tuberculínica (PPD) no disminuye con el tiempo

1075. Se han descrito como complicaciones de la anorexia nerviosa todas las que se citan EXCEPTO una:

a. Anemia normocítica y normocrómica
b. Amenorrea
c. Taquicardia e hipertensión
d. Osteopenia y osteoporosis

1076. Cuál NO es un efecto secundario de los análogos de Gn-RH en el tratamiento de la pubertad precoz:

a. Disminución de peso
b. Poliquistosis ovárica
c. Migrañas
d. Epilepsia

1077. La GEA por salmonela en el niño, debe tratarse con:

a. Ampicilina
b. Trimetropín-sulfametoxazol
c. Eritromicina
d. Ninguno de los anteriores

1078. NO es causa de abandono de lactancia materna

a. Madre con TBC activa
b. Galactosemia en el niño
c. Tratamiento materno con ciclofosfamida
d. Ictericia por lactancia materna

1079. Es FALSA:

a. El tratamiento de las fístulas laterocervicales es siempre quirúrgico
b. El tratamiento quirúrgico del frenillo labial superior se debe realizar antes de la dentición definitiva
c. El tratamiento quirúrgico de la hernia umbilical está en función de la no resolución espontánea, a partir de los 4 años
d. El tratamiento del varicocele grado 2 y grado 3 se realizará en la adolescencia

1080. Sobre la hipoacusia infantil es FALSO:

a. La otitis serosa suele producir pérdidas auditivas mayores de 45 dB
b. Según el JCIH (Joint Committe on Infant Hearing) la preocupación de los padres sobre el habla es un indicador asociado a sordera en los niños que tienen entre 29 días y 2 años
c. Hablamos de sordera profunda cuando el umbral de audición está por encima de los 95 dB
d. La prevalencia de la hipoacusia en el RN y el lactante se estima entre 1,5 y 6 casos por cada 1.000 nacidos vivos

1081. Ante una quemadura de 2° grado, cuales son criterios de derivación hospitalaria

a. Si se localiza en genitales, manos é pies
b. Si la superficie corporal quemada es superior al 10%
c. Es una quemadura eléctrica
d. Todas las anteriores

1082. Cuál de las siguientes asociaciones entre fármacos en el embarazo o parto y afectación fetal o del R.N es FALSO:

a. Metimazol y bocio
b. Cafeína y cardiopatía congénita
c. Dicumarol y hemorragias-muerte fetal
d. Mepivacaina y bradicardia-muerte

1083. Sobre la hematuria, es FALS:

a. En los procesos febriles es frecuente la presencia de hematuria microscópica transitoria
b. Se encuentra como signo en el tumor de Wilms
c. La presencia de cilindros hemáticos en el sedimento, sugiere origen renal
d. La orina de color rojo brillante, suele sugerir un origen glomerular

1084. Integrando los valores del Pulmonary Score (PS) y de la SatO2 cómo valoraría los siguientes datos en una crisis de asma en un paciente de 4 años: Frecuencia respiratoria de 60 resp/min, no se oyen sibilantes, hay retracciones máximas del ECM, la SatO2 es del 91%

a. Se trata de una crisis leve, la puntuación del PS es de 3 y la SatO2 es normal
b. Se trata de una crisis moderada, la SatO2 está en un rango medio y el PS es de 5
c. Se trata de una crisis grave, la puntuación del PS es de 8 aunque la SatO2 esté en un rango intermedio
d. No es posible que se trate de una crisis de asma ya que no se oyen sibilantes

1085. Sobre los estudios de Cohortes es FALSO:

a. Con ellos se pueden estudiar diferentes efectos de una misma exposición
b. Mantienen una correcta secuencia temporal causa-efecto
c. Son útiles para el estudio de enfermedades poco frecuentes
d. En los prospectivos se pueden minimizar los errores en la medición de la exposición

1086. NO está asociado con reflujo gastresofágico:

a. Taquicardia supraventricular
b. Anemia ferropénica
c. Neumonía recurrente
d. Mal progreso ponderal

1087. Según la Asociación Americana de Diabetes: es diagnóstico de Tolerancia alterada a la glucosa:

a. Glucemia casual ≥ 200 mg/dl
b. Glucemia casual ≥ 200 mg/dl más clínica de poliuria y polidipsia
c. Glucemia tras sobrecarga oral de glucosa (2 horas) entre 140 y 199 mg/dl
d. Glucemia en ayunas ≥ a 126 mg/dl sin clínica de poliuria y polidipsia

1088. Niño de 5 años que presenta fiebre alta de 6 días de evolución, exantema tipo morbiliforme en tronco y extremidades, se aprecia edemas duros y dolorosos en manos y pies, lengua roja, conjuntivitis bilateral no purulenta y adenopatías cervicales no dolorosas de 2 cms diámetro. Diagnóstico más probable:

a. Fiebre faringo-conjuntival
b. Enfermedad de Kawasaki
c. Mononucleosis infecciosa
d. Escarlatina

1089. En cuál de estas entidades clínicas es un síntoma la rectorragia:

a. Enterocolitis infecciosa
b. Invaginación intestinal
c. Enfermedad inflamatoria intestinal crónica
d. Todas son ciertas

1090. Sobre la ética y las vacunaciones es FALSO:

a. Las autoridades sanitarias con el fin de controlar las enfermedades transmisibles podrán adoptar medidas oportunas para evitar la propagación de una enfermedad
b. La vacunación en España no es obligatoria y el ciudadano podrá oponerse a ella
c. Los ciudadanos tienen derecho a una información veraz, transparente y amplia sobre las vacunaciones
d. Todas son correctas

1091. La leucocoria se asocia con:

a. Retinoblastoma
b. Conjuntivitis
c. Queratitis intersticial
d. Blefaritis

1092. Maniobra de Barlow:

a. Pretende comprobar la luxabilidad de una cadera reducida
b. El grupo de PREVINFAD recomienda su uso como indicación para el cribaje de Displasia Evolutiva de la Cadera (DEC) durante todo el primer año de vida
c. Se practica forzando la abducción de los muslos que resultará imposible a más de 60° en caso de que exista luxación
d. Se pretende comprobar la reducción de una cadera previamente luxada

1093. En la edad escolar, el aporte calórico del desayuno debe ser como mínimo, respecto al total del día, alrededor de:

a. 15% b. 25% c. 50% d. 45%

1094. Sobre la telarquia precoz, es FALSO:

a. Se define como el desarrollo mamario en las niñas de menos de 8 años sin otros signos de pubertad
b. Aproximadamente la mitad de los casos regresa y la otra mitad evoluciona hacia una pubertad precoz
c. En la etiología se han implicado contaminantes estrogénicos alimenticios
d. La velocidad de crecimiento y la edad ósea son normales

1095. Sobre la dermatitis atópica, es FALSO

a. Puede iniciarse y finalizar a cualquier edad
b. El prurito es un síntoma constante
c. El diagnóstico se basa en la clínica y la realización de pruebas alérgicas
d. La base del tratamiento tópico son los corticoides tópicos

1096. Sobre la ascariosis:

a. Ocasiona clínica respiratoria
b. Es una helmintiasis poco frecuente
c. El tratamiento de elección es metronizadol
d. Ocasiona prurito anal

1097. Se considera criterio de derivación hospitalaria tras traumatismo cráneo- encefálico

a. Menor de 2 años con cefalohematoma
b. Sospecha de maltrato
c. En mayores, amnesia postraumática
d. Todos los anteriores

1098. De los siguientes enunciados tres corresponden al trastorno negativista desafiante y uno al trastorno disocial. Cuál es este último:

a. Crueldad física con personas o animales
b. Acusa a otros de sus errores o mal comportamiento
c. Discute con los adultos
d. Rencoroso y vengativo

1099. En un niño de 4 años con infección urinaria y reflujo vesico-ureteral grado II:

a. Sondaje intermitente
b. Seguimiento con profilaxis antibiótica y urocultivos de control
c. Tratamiento quirúrgico con reimplantación ureteral
d. Ninguna de las tres

1100. En lo que se refiere a la valoración de las pruebas diagnósticas:

a. La especificidad de la prueba es una característica que depende grandemente de la prevalencia de la patología en el medio donde se aplica
b. Cuando la prevalencia es alta un resultado negativo ayuda a excluir la enfermedad con un gran margen de confianza
c. La sensibilidad de una prueba sufre una gran variación cuando se emplea ésta en poblaciones diferentes
d. Para incrementar el valor predictivo de las técnicas diagnósticas, al no poder controlar la prevalencia, es muy útil realizar una entrevista clínica semiestructurada y un enfoque clínico adecuado al problema

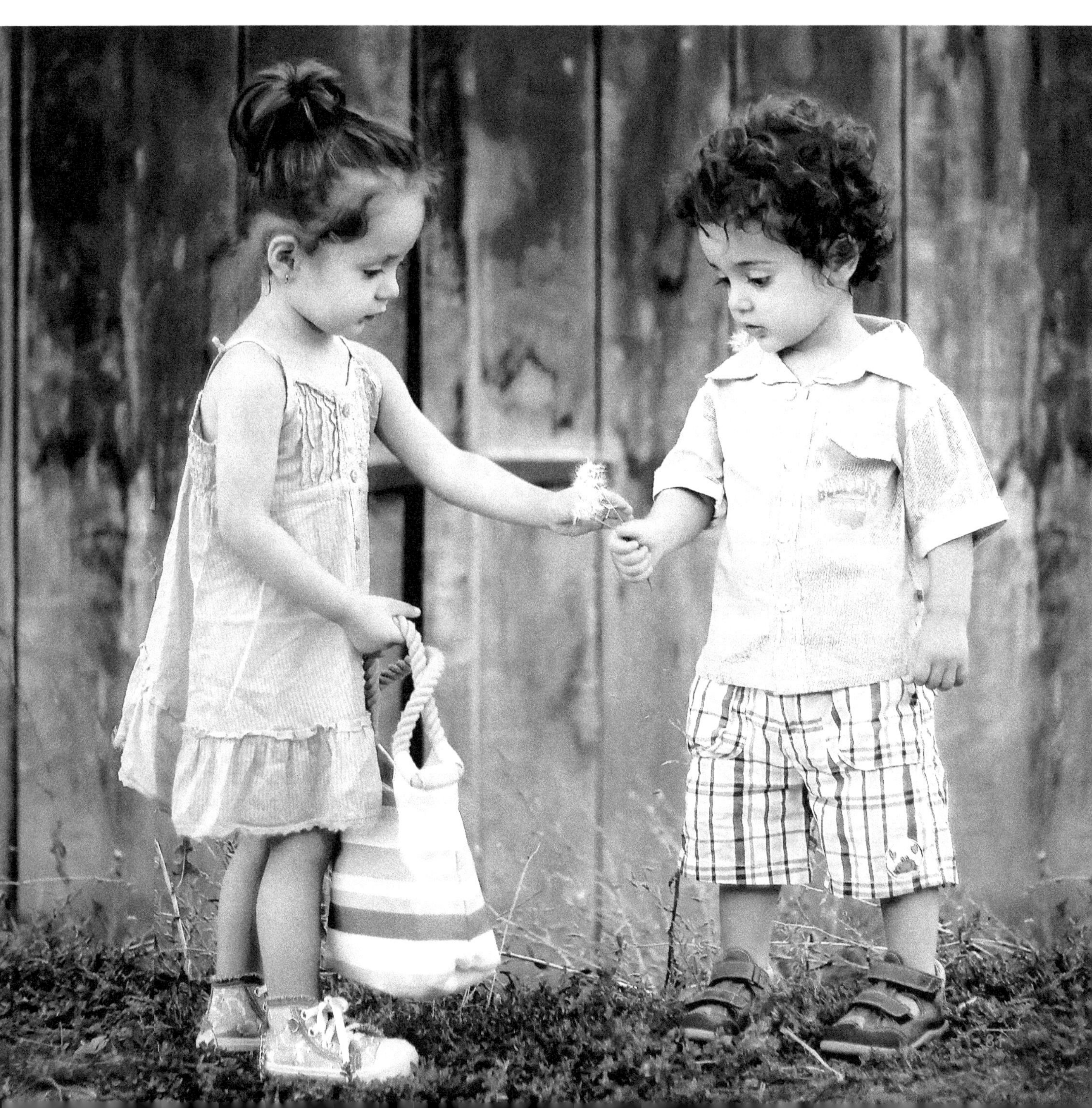

1101. En la hipertomía transitoria del prematuro es FALSO:

a. No se sabe bien porque aparece, se cree que la maduración de los músculos se ve alterada con el nacimiento prematuro
b. La hipertonía progresa cefalocaudalmente
c. Es simétrica
d. Se retrasa notablemente la adquisición de la sedestación y de la marcha

1102. Cuál de los siguientes fármacos está indicado en primer lugar en la anafilaxia:

a. Broncodilatadores
b. Adrenalina
c. Antihistamínicos
d. Corticoides

1103. Cuál de las siguientes drogas de abuso es un derivado anfetamínico de diseño:

a. Polvo de ángel o PCP
b. Éxtasis o MDMA
c. Éxtasis líquido o GHB
d. Ácido lisérgico o LSD

1104. Es FALSA:

a. En la maniobra de Ortolani, la cadera está luxada y, mediante la maniobra, se reduce
b. En la maniobra de Barlow, la cadera está reducida, mediante la maniobra, se luxa
c. La presentación podálica es un marcador de riesgo de luxación congénita de cadera
d. La asimetría de pliegues es el hallazgo principal para sospechar una LCC

1105. Cuál de las siguientes asociaciones entre toxico y antídoto es FALSA

a. Hierro y Desferroxamina
b. Paracetamol y N-acetilcisteina
c. Organofosforados y Atropina
d. Síndrome delirante por ingestión setas y Atropina

1106. La laringitis estridulosa se caracteriza por:

a. Su etiología es siempre viral
b. Cursa con estridor espiratorio
c. Predominio diurno
d. Calma en ambientes fríos y húmedos

1107. Cuál de estos controles NO ES NECESARIO hacer en los niños con síndrome de Down:

a. Radiografía de la columna cervical entre los 3 y 5 años
b. Ecocardiograma
c. Cribado de TSH en los controles habituales de salud
d. Hay que realizar todos ellos

1108. Señale la FALSA

a. El perfil lipídico alterado más frecuente en los pacientes con síndrome metabólico y resistencia insulínica se caracteriza por aumento del colesterol LDL y disminución del colesterol HDL
b. En la pubertad los niños presentan aumento fisiológico y transitorio de la resistencia insulínica
c. La circunferencia de la cintura abdominal ha sido reconocida como el mejor medidor clínico de acúmulo de grasa visceral
d. Los adolescentes más obesos no son necesariamente los de mayor riesgo de desarrollo de síndrome metabólico

1109. Antes de efectuar una espirometría forzada según el protocolo elaborado por el Grupo De Vías Respiratorias (GVR) de la AEPAP debería tener en cuenta alguna de las siguientes condiciones previas que pueden alterar la valoración

a. Una comida abundante 1 hora antes de efectuar la prueba
b. La toma de montelukast 6 horas antes de la prueba
c. La toma de la dosis correspondiente de salmeterol-fluticasona la noche anterior (10 horas antes de efectuar la prueba)
d. Todas estas situaciones deberían ser tenidas en cuenta

1110. En cuál de las siguientes arritmias NO está indicada la derivación al cardiólogo pediátrico:

a. Pérdida de conciencia y sospecha de arritmia
b. Arritmia en cardiopatía congénita y miocardiopatía
c. Sospecha de arritmia y niños dedicados a deporte de competición
d. Taquicardia sinusal en el transcurso de una enfermedad febril

1111. Acerca de los trastornos específicos del aprendizaje:

a. Los trastornos específicos del desarrollo del aprendizaje escolar son trastornos en los que están deterioradas las formas normales del aprendizaje en las últimas etapas del desarrollo
b. El deterioro de las formas normales del aprendizaje es consecuencia de traumas o enfermedades cerebrales adquiridas
c. Surgen por alteraciones de los procesos cognoscitivos, en absoluta secundarias a algún tipo de disfunción biológica
d. Su etiología es conocida, pero se acepta el predominio de los factores biológicos, en interacción con otros

1112. Acude una madre angustiada con un gusano de aproximadamente 20 cm que eliminó su hijo de 3 años por el ano estando previamente asintomático. Cuál sería su actitud:

a. Trataría al paciente afecto con mebendazol
b. Indicaría tratamiento con Mebendazol para toda la familia
c. Lo remitiría al Hospital de referencia para observación y estudio
d. Investigaría la existencia de animales domésticos que deben tratarse

1113. Sobre el tratamiento de las heridas es FALSO:

a. Lavado con suero fisiológico y desbridamiento del tejido desvitalizado
b. Las heridas limpias precisan cierre por segunda intención
c. Las heridas producidas en lugares contaminados precisan antibioterapia profiláctica
d. Las heridas producidas en los pies son de mayor riesgo de infección

1114. Una pirámide de población de base ancha con disminución rápida de grosor hacia el vértice, es de tipo:

a. herradura
b. pagoda
c. campana
d. bulbo

1115. Dermatitis Atópica en los niños

a. Nunca se produce sensibilización a alimentos
b. Los alimentos en algunos casos son responsables de exacerbaciones
c. Los alimentos suelen ser responsables de reacciones alérgicas de tipo inmediato
d. B y C son correctas

1116. En qué grupo es fundamental incidir en prevención de accidentes con especial énfasis:

a. Familias que viven en viviendas unifamiliares
b. Familias de riesgo social: bajo nivel socioeconómico, enfermedades psiquiátricas y abuso de sustancias
c. Familias numerosas
d. Padres primerizos

1117. La parte fundamental de la Historia Clínica está constituida por:

a. Datos de el/la paciente
b. Lista de problemas
c. Factores de riesgo
d. Notas de evolución

1118. Asociación FALSA:

a. Trisomia 18 y pies en mecedora
b. Trisomia 13 y coartación de aorta
c. Trisomia 13 y labio leporino y/o hendidura del paladar
d. Trisomia 18 y anomalías renales

1119. Sobre el uso de la aplicación tópica del tracolimus:

a. Tiene efecto antiinflamatrorio
b. Se usa en dermatitis leve
c. No es un corticoide
d. Son ciertas A y C

1120. Se define como tos persistente o crónica en pediatría aquella cura duración supera

a. Los 10 días
b. Las 3- 4 semanas
c. Las 8 semanas
d. Ninguna de las anteriores

1121. Uno de los siguientes signos NO refleja un aumento del trabajo respiratorio:

a. Aleteo Nasal
b. Tiraje subcostal
c. Palidez
d. Retracción Xifoidea

1122. A un objeto (ropa, muebles, instrumental médico contaminado...) se le denomina:

a. Agente infeccioso
b. Portador
c. Fómite
d. Vector

1123. Indique la FALSA:

a. Al inicio del estudio es necesario conocer la talla de los familiares
b. La mayoría de los niños con talla baja es patológica
c. La Celiaquía es una causa de Talla Baja
d. Otras causas de talla baja son las Displasias Esqueleticas

1124. Educación nutricional pediátrica

a. Educar desde los primeros meses
b. Modificar hábitos nutricionales inadecuados en el ámbito familiar
c. Todo lo anterior es correcto
d. Todo lo anterior es incorrecto

1125. Factores epidemiológicos asociados al síndrome de muerte súbita del lactante:

a. Bajo peso al nacer y test de Apgar alterado
b. Hábito tabáquico de la madre durante el embarazo y la lactancia
c. Escasos controles pre y postnatales
d. Todas las anteriores

1126. El eritema tóxico del RN:

a. Respeta palmas y plantas
b. Suele aparecer entre el 2º y 4º día de vida
c. Suele precisar tratamiento con antibióticos tópicos
d. Son ciertas A y B

1127. Grado en que pueden reproducirse los resultados obtenidos por un procedimiento de medida:

a. Sensibilidad
b. Especificidad
c. Fiabilidad
d. Validez

1128. El tipo de error que relaciona el hecho de trabajar con muestra en vez de con poblaciones se conoce como:

a. Error sistemático
b. Sesgo de la información
c. Error aleatorio
d. Factor de confusión

1129. Exploración oftalmológica del niño: El test de Hirsberg consiste en:

a. Comparar la agudeza visual de ambos ojos
b. Medir el grado de ambliopía
c. Visualizar el reflejo fotomotor
d. Visualizar el reflejo de una luz sobre las córneas

1130. Sobre la dislexia...

a. Leen muy despacio y con continuas repeticiones. No hacen puntuaciones. Se observan confusiones de los grafemas cuya correspondencia fonética es parecida (t-d, ce-fe) o su forma semejante (P-q, d-b)
b. Realizan con frecuencia rotaciones, inversiones (or-ro, cri-cir), omisiones (bar-ba, plato-pato), adiciones,sustituciones y fragmentaciones de las letras y/o las palabras
c. Tienen dificultades para captar la fragmentación y ritmo de las frases
d. Todas las anteriores son correctas

1131. Sobre la Artritis Idiopática Juvenil:

a. La forma de inicio sistémica no presenta fiebre
b. En la forma de inicio oligo o pauciarticular se afectan un máximo de 4 articulaciones
c. Las formas poliarticulares no pueden ser factor reumatoide positivo
d. Las formas oligoarticulares generalmente presentan factor reumatoide positivo

1132. Grados de recomendación para actividades preventivas (basada en evidencia científica). Es FALSO:

a. Existe buena evidencia para recomendar la acción preventiva
b. No existe suficiente evidencia para recomendar que la acción preventiva sea excluida
c. Existe buena evidencia para recomendar que la preventiva sea excluida
d. Existe suficiente evidencia para recomendar la acción preventiva

1133. Un neumotórax a tensión se drenará:

a. Cuando lo diagnostiquemos
b. Por el equipo de transporte cuando llegue a recoger al paciente
c. No se considera una lesión con riesgo inminente de muerte, por lo que no debemos precipitarnos
d. En el 6º espacio intercostal en la línea media axilar

1134. Las funciones de la vigilancia epidemiológica incluyen todas las que siguen, salvo:

a. Recopilar toda la información necesaria y actualizada
b. Procesar, analizar e interpretar los datos
c. Hacer las recomendaciones pertinentes
d. Siempre incluye funciones ejecutivas y de control

1135. Sobre los Potenciales Evocados Auditivos del Tronco Cerebral:

a. La onda V no está presente desde el nacimiento
b. Sus resultados no se ven afectados por la sedación del paciente
c. Un resultado normal lleva implícito un desarrollo normal del lenguaje
d. La onda V refleja la actividad del ganglio espiral

1136. Causa más frecuente de dolor torácico en los niños:

a. Las alteraciones músculo-esqueléticas
b. Las enfermedades respiratorias
c. Las enfermedades cardiovasculares
d. Las causas psicógenas

1137. En un ensayo clínico que evalúa la eficacia de un nuevo hipolipemiante frente a la sinvastatina, se comete un error tipo II cuando

a. Rechaza la hipótesis nula cuando en realidad es verdadera en la población
b. Acepta la hipótesis nula cuando en realidad es falsa en la población
c. Acepta la hipótesis alternativa cuando en realidad en falsa en la población
d. Los autores cometen un falso positivo

1138. Sobre los trastornos funcionales de la eliminación, es FALSO:

a. La enuresis nocturna monosintomática tiene una prevalencia del 50% en niños de 5 años
b. La prevalencia de la enuresis nocturna monosintomática es del 15% en niños de 5 años
c. En la adolescencia la enuresis nocturna monosintomática tiene una incidencia del 1%
d. La encopresis tiene una prevalencia a los 7 años, en varones, del 2%

1139. Causa menos frecuente de hemorragia digestiva baja:

a. Fisura anal
b. Divertículo de Meckel
c. Invaginación intestinal
d. Sangre materna deglutida con la lactancia materna

1140. Paciente de 8 años que acude a consulta porque tras un traumatismo abdominal, en principio de baja potencia, presenta dolor abdominal cólico intenso y vómitos. La orina es de color rojo, escasamente teñida. A la exploración: alerta, cara de dolor, respiratorio normal, buen color piel, buen relleno capilar. El abdomen es normal y presenta puño percusión renal derecha positiva. Taquicardia y TA 130/75. La primera posibilidad diagnostica es:

a. El paciente esta hemodinámicamente estable en situación de shock
b. Traumatismo de vías urinarias
c. Cólico nefrítico
d. Pielonefritis aguda

1141. Son causa de hematuria de origen glomerular todas, EXCEPTO:

a. Nefropatía por Ig A
b. Lupus eritematosos sistémico
c. Tumos de Wilms
d. Síndrome de Good-Pasture

1142. En la escoliosis idiopática, es FALSO:

a. No suele producir dolor ni limitación de la movilidad de la columna vertebral
b. Es más frecuente en adolescentes
c. En algunas ocasiones se requiere descartar patología intrarraquídea o trastornos neuromusculares
d. La progresión de la curva escoliótica, durante la fase de crecimiento puberal, es mayor en los niños que en las niñas

1143. En qué parte del documento del consentimiento informado escrito se contiene la información sobre procesos alternativos para llevar a cabo el tratamiento o el diagnóstico:

a. En el reverso
b. En el cuerpo
c. En el preámbulo
d. En la aceptación

1144. El periodo critico de aprendizaje de la masticación se sitúa entre

a. Entre los 12 y 24 meses
b. Entre los 6 y 12 meses
c. A partir del tercer mes de vida
d. Entre el segundo y tercer año

1145. El parvovirus B19 se relaciona además de la 5º enfermedad con:

a. Crisis de anemia aplásica
b. Hidrops fetalis
c. Síndrome en guante y calcetín
d. Todas son correctas

1146. Las voluntades anticipadas en el/la menor

a. Pueden ser otorgadas por sus padres o tutores
b. El adolescente tiene capacidad legal para hacerlo
c. En ocasiones hay un dilema entre padres y pediatras e interviene el/la juez
d. Todas son correctas

1147. Si tuviera que elegir una sola característica entre las siguientes, para tomar la decisión de poner en marcha en su centro o consulta una determinada prueba de detección en fase presintomática (screening), escogería aquella que tuviera más:

a. Sensibilidad
b. Especificidad
c. Valor predictivo positivo
d. Valor predictivo negativo

1148. Sobre el tratamiento intensivo de la diabetes, es FALSO que:

a. Tiene como objetivo mantener la glucemia prepandrial entre 70-120 mg/dl y la postpandrial menor de 180 mg/dl
b. Tiene como objetivo mantener la HbA1c menor del 6%
c. La incidencia de hipoglucemia está aumentada
d. Una de las complicaciones es la disminución de peso

1149. Entre las indicaciones de la amoxicilina-clavulánico NO está:

a. Infecciones de orina
b. Neumonía por neumococo
c. Absceso dental
d. Infecciones de piel

1150. Factor desencadenante del asma más importante en un niño de 2 años:

a. Alimentos
b. Infecciones víricas
c. Inhalantes ambientales
d. Estrés

1151. Niño de 9 años con tos seca frecuente, de predominio vespertino y durante la noche, que requiere el uso de salbutamol inhalado un par de veces a la semana, con episodios de mayor dificultad respiratoria con 'pitos' que requieren tratamiento unas 5-6 veces al año. Diagnóstico:

a. Asma episódica ocasional
b. Asma persistente moderado
c. Asma episódica frecuente
d. Fibrosis quística

1152. Inmunodeficiencias congénitas o primarias:

a. Salvo déficit de IG A son poco frecuentes
b. La sospecha diagnostica sólo se puede realizar en nivel hospitalario
c. En los déficit de producción de anticuerpos, la clínica se inicia al nacimiento
d. Todo lo anterior es cierto

1153. Sobre las curvas de crecimiento

a. El peso como parámetro aislado tiene por si mismo validez
b. La relación peso/edad (P/E) no es un buen indicador durante el primer año de vida
c. El P/E debe usarse como parámetro de evaluación nutricional especialmente en > 2 años
d. Se acepta como normal una variación de más menos 10 % con respecto al peso esperado

1154. Sobre la muerte súbita del lactante SMLS, es FALSO:

a. Es la primera causa de muerte postneonatal en los países desarrollados
b. La máxima incidencia se produce entre los tres y cinco meses de edad
c. Hay un predominio del sexo masculino
d. El antecedente de un hermano muerto por SMLS aumenta el riesgo de recurrencia en hijos posteriores

1155. Una niña de 2 años llega a Urgencias con tos perruna y estridor. El estado general y el color son normales. Impresión general:

a. Es una laringitis aguda
b. Necesita tratamiento con dexametasona por vía oral
c. Sin auscultarle, no se puede conseguir una impresión general
d. Necesita oxígeno

1156. El método de evaluación económica que permite comparar diferentes programas alternativos que logran los mismos resultados en términos de salud es el:

a. Análisis de Costes
b. Análisis Coste-Beneficio
c. Análisis Coste-Efectividad
d. Análisis Coste-Equidad

1157. Cómo debemos tratar la fiebre:

a. No se debe tratar sino produce disconfort en el niño
b. Son más efectivas las medidas físicas que los fármacos antitérmicos
c. La vía de elección el antitérmico será la rectal por su mejor tolerancia
d. Todas son ciertas

1158. El parámetro que mide la probabilidad que una persona clasificada como negativa (sana) por la prueba esté realmente sana se denomina :

a. Valor predictivo positivo
b. Valor predictivo negativo,
c. Sensibilidad
d. Fiabilidad

1159. Se diagnostica enfermedad tuberculosa sensible a la isoniacida a la madre de un lactante de 3 meses de edad. El niño está asintomático, tiene Rx de tórax normal y la prueba de tuberculina negativa:

a. No precisa inicialmente tratamiento. Repetir la prueba de tuberculina pasados 3 meses y si es positiva iniciar tratamiento con isoniacida
b. Iniciar tratamiento con isoniacida y repetir la prueba de tuberculina pasados tres meses, de ser negativa suspender isoniacida
c. Tratar al lactante con isoniacida y rifampicina durante 6 meses
d. Por la elevada frecuencia de M tuberculosis resistente y la edad del paciente iniciaría tratamiento con etambutol y pirazinamida con repetición de la tuberculina pasados los tres meses

1160. Los talones valgos se asocian con:

a. Pie equino
b. Pie talo
c. Pie plano
d. Pie cavo

1161. El pliegue cutáneo tricipital es útil para la valoración de

a. Compartimento proteico muscular
b. Compartimento proteico visceral
c. Compartimento de grasa corporal
d. Compartimento de grasa visceral

1162. En un niño ahogado, cianótico y sin latido cardiaco, es prioritario:

a. Conocer cuánto tiempo hace que se ahogó
b. Masaje cardiaco
c. Liberar la vía aérea
d. Ventilación boca a boca

1163. En cuanto a los terrores nocturnos, indicar la FALSA

a. Ocurren en las fases 3 y 4 del sueño
b. La frecuencia suele ser del 3% al 15%
c. La mayor incidencia se da entre los 2 y los 3 años
d. Al despertar por la mañana suele olvidarse el episodio

1164. Forma más frecuente de presentación de la infección por Giardia Lamblia:

a. Diarrea
b. Abdomialgia
c. Síndrome de malabsorción
d. Asintomática

1165. NO es una medida de frecuencia:

a. Prevalencia
b. Tasa
c. Proporción
d. Riesgo relativo

1166. Una prueba con alta sensibilidad:

a. Presenta pocos falsos negativos
b. Presenta pocos falsos positivos
c. Necesariamente tiene una especificidad alta
d. Tiene una p<0,05

1167. El síndrome de Patau o Trisomia 13:

a. Los RN con trisomia 13 suelen necesitar asistencia médica desde el mismo momento del nacimiento
b. No es imprescindible realizar el cariotipo ya que el fenotipo es característico
c. Tiene una supervivencia elevada
d. El riesgo de recurrencia es alto siendo infrecuentes los abortos espontáneos

1168. Trastorno por déficit atención e hiperactividad (TDAH)

a. Para el diagnóstico es suficiente que se manifiesten los síntomas en un solo ambiente
b. Es más frecuente en niñas
c. Es raro que exista co-morbilidad
d. El diagnóstico es clínico

1169. Cuál de los siguientes hallazgos NO encontraría en un recién nacido prematuro:

a. Escaso panículo adiposo
b. Pabellón auricular sin cartílago
c. Cráneo blando
d. Predominio de flexión en el tono muscular

1170. Usted contraindicaría la rehidratación oral en las siguientes situaciones EXCEPTO:

a. Shock hipovolémico en país industrializado
b. Alteración del nivel de conciencia
c. Íleo paralítico
d. Pérdidas fecales intermitentes menores de 10 ml/kg/hora

1171. Sobre el síndrome de Munchausen por poderes, señale la FALSA

a. Hasta en el 50% de los casos, existen trastornos o rasgos histéricos de la personalidad en la madre
b. La madre durante el ingreso se siente muy preocupada y dedicada al cuidado de su hijo
c. No existe discrepancia entre los datos clínicos y la historia clínica
d. Los signos y síntomas no están presentes en ausencia de la madre

1172. Lo más importante en la valoración de una primera crisis comicial es :

a. El EEG
b. La realización de una TAC urgente
c. La anamnesis y exploración física
d. Iniciar precozmente el tratamiento antiepiléctico

1173. Sobre los requisitos del consentimiento, es FALSO:

a. Debe ser voluntario
b. Debe anteceder a una información adecuada
c. Debe ser libre
d. Todas son incorrectas

1174. En el tratamiento de la talasemia minor está indicado:

a. Hierro oral
b. Ácido fólico
c. Desferroxamina
d. Ninguno de los anteriores

1175. Qué debemos tener en cuenta a la hora de elaborar un programa sobre prevención de riesgos en adolescentes:

a. El adolescente necesita demostrar y demostrarse la capacidad para desafiar las normas
b. El adolescente tiene habitualmente un sentimiento de invulnerabilidad
c. Las conductas de riesgo suelen ser de tipo reactivo y representan un cambio hacia su autonomía
d. Hay que tener en cuenta todo lo anterior

1176. Qué es la tasa de fecundidad:

a. Número de nacidos vivos partido por el número de partos
b. Número de nacidos vivos en un periodo de tiempo, partido por el número de mujeres entre 15 y 45 años, por mil
c. Número de partos en un año, partido por el número de mujeres fértiles
d. Ninguna de las anteriores

1177. Son signos de alerta en el desarrollo psicomotor cuando a los 3 meses presenta las siguientes manifestaciones menos una

a. Ausencia de sonrisa social
b. No se mantiene sentado
c. No fijación de la mirada / no respuesta a estímulos auditivos
d. Hipotonía-hipertonía (manos cerradas, pulgar incluido)

1178. Cuál de estos problemas provoca mayor dificultad a la hora de atender a un niño inmigrante:

a. Problemas de lenguaje e idioma
b. Nivel cultural muy bajo
c. Situación no legalizada en España
d. No aportación de documentos sobre vacunas

1179. En un recién nacido con cianosis, cardiomegalia e hipovascularización pulmonar el diagnóstico más probable es:

a. Transposición de Grandes Arterias + comunicación interventricular
b. Atresia pulmonar + septo íntegro
c. Tetralogía de Fallot
d. Atresia tricuspídea + estenosis pulmonar

1180. Sobre el traslado de un caso urgente al hospital de referencia, señale lo FALSO:

a. Es vital la estabilidad del tubo endotraqueal
b. Es fundamental el reconocimiento y tratamiento temprano del shock
c. Es imprescindible un acceso venoso adecuado
d. Lo prioritario es llegar al hospital cuanto antes

1181. El síndrome de Munchhausen por poderes se caracteriza por:

a. La presencia o no de los padres durante el proceso diagnóstico es indiferente en su catalogación
b. Los padres suelen desconocer el tema sanitario
c. Los exámenes complementarios concuerdan con la clínica
d. Presencia de síntomas de difícil encasillamiento

1182. La Encuesta Nacional de Salud es publicada por:

a. El Instituto Nacional de Estadística
b. El Ministerio de Trabajo e Inmigración
c. El Ministerio del Interior
d. Todos los anteriores

1183. Debemos comunicar en nuestra consulta el diagnóstico de un tumor de Wilms. Si seguimos la estrategia EPICEE para dar malas noticias incluiremos los siguientes pasos, menos:

a. Preparar el Entorno, disponer de tiempo y evitar interrupciones
b. Conocer la Percepción de la enfermedad por el paciente y/o familia
c. Evitar explorar las Emociones del paciente
d. Establecer una Estrategia, resumir lo hablado, comprobar la comprensión y establecer plan de seguimiento

1184. El factor desencadenante más importante de agudizaciones de asma en un niño de 2 años es:

a. Inhalantes ambientales
b. Estrés
c. Infecciones vírica
d. Irritantes

1185. El agente etiológico bacteriano más frecuente en la OMA (otitis media aguda) es el:

a. Moraxella Catarrhalis
b. Staphylococo Aureus
c. Streptococo Neumoniae
d. Haemophilus influenzae

1186. Las disposiciones de creación o de modificación de ficheros de titularidad pública deberán indicar:

a. El sistema de información del fichero
b. El procedimiento de recogida de los datos de carácter personal
c. Las medidas de seguridad del máximo nivel exigible
d. El edificio donde se guardarán dichos datos

1187. En un niño con hipertensión arterial e historia clínica y examen físico normal, cuál de estos estudios complementarios considera inicialmente MENOS adecuado:

a. Creatinina, electrolitos, y hematocrito/hemoglobina en sangre
b. Orina completa y urocultivo
c. Ecografía abdominal
d. Urografía intravenosa

1188. El síndrome de Prader-Willi presenta algunos síntomas EXCEPTO:

a. Hipogonadismo o desarrollo sexual incompleto
b. Talla alta y pubertad precoz
c. Retraso mental o funcional en diferentes grados
d. Obesidad si no se controla la dieta

1189. El riesgo de adquirir una enfermedad se mide por medio de:

a. La Odds ratio
b. La incidencia acumulada
c. La razón de probabilidad
d. La prevalencia de periodo

1190. En cuanto a los requerimientos de la investigación pediátrica:

a. Pueden autorizarlo los/as pediatras sin informar a los/as niños/as
b. Tiene que autorizarla los/as niños/as mayores de 5 años
c. Los/as padres/madres de adolescentes no precisan el consentimiento del niño/a
d. Es preciso el consentimiento informado

1191. Señale la FALSA:

a. El rotavirus es el principal agente productor de diarrea aguda a escala mundial en menores de 2 años
b. Los adenovirus suelen producir diarrea acompañada de síntomas respiratorios
c. Entre las bacterias, la Salmonella, es en la actualidad en España el patógeno más frecuente
d. Los noravirus producen cuadros de diarreas leves

1192. Uno de los siguientes NO se considera dentro de los aspectos de calidad de las compresiones torácicas en la reanimación cardiopulmonar básica:

a. Continuidad
b. Frecuencia adecuada
c. Profundidad de 1/3 del diámetro del tórax
d. Descompresión en la fase de diástole

1193. La ictericia neonatal fisiológica se caracteriza por:

a. Aparición en las primeras 24 horas
b. Inicio en la cara con extensión al tronco y al resto del cuerpo
c. Desaparición en el recién nacido a término al final de la primera semana
d. Son ciertas B y C

1194. La anamnesis en la urgencia pediátrica se debe centrar sobre:

a. El estado previo del paciente
b. El síntoma guía desencadenante de la urgencia
c. Los antecedentes personales y familiares
d. La historia integral del paciente

1195. Sobre la IgE:

a. El aumento de la IgE sérica no es patognomónico de enfermedad alérgica
b. En el asma extrínseco sus niveles siempre están aumentados
c. La administración de salbutamol y de corticoides inhalados modifica sus niveles
d. Siempre existe correlación positiva entre los niveles de IgE sérica y la presencia de pruebas cutáneas positivas

1196. Lactante de 10 meses que desde hace 2 días presenta tos, mocos claros y fiebre de 38º. A la auscultación presenta sibilantes diseminados y tiraje intercostal, sat O2 91%. Después de administrarle 2 series de salbutamol inhalado mejora clínicamente, la sat O2 es 97% y han desaparecido los signos de dificultad respiratoria:

a. Alta a domicilio y continuar con salbutamol 4 puff cada 4-6 h
b. Derivar al hospital de referencia
c. Indicar que acuda en 4 h para controlar evolución
d. Son correctas A y C

1197. La entrevista clínica es una variedad de la entrevista :

a. Dirigida
b. Semiestructurada
c. Semidirigida
d. Libre

1198. En una crisis asmática grave Qué NO indicaría como tratamiento inicial:

a. Salbutamol inhalado
b. Prednisolona oral
c. Bromuro de ipatropio inhalado
d. Budesonida inhalada

1199. Para prevenir la Muerte Súbita del Lactante

a. Dormir boca abajo
b. Dormir en un colchón blando
c. No se relaciona con el tabaquismo materno en embarazo
d. Evitar exposición al humo del tabaco

1200. Sobre la vitamina D:

a. Los lactantes menores de un año lactados al pecho deben recibir un suplemento de 400 UI/día de vitamina D, iniciando su administración después del primer mes
b. Todos los lactantes menores de un año alimentados con sucedáneo de leche humana que ingieren menos de 2 litros diario de fórmula han de recibir un suplemento de 400 UI/día
c. Los niños mayores de un año o adolescentes, de forma general, se les recomienda para la adecuada producción de vitamina D la exposición al sol del medio día sin protección durante 10-15 minutos al día durante la primavera, el verano y el otoño
d. Los niños prematuros menores de un año de edad corregida no precisan una ingesta de vitamina D

1201. La forma de presentación clínica más frecuente del tumor de Wilms es:

a. Dolor abdominal
b. Hematuria
c. Masa abdominal
d. Pérdida de peso

1202. En el síndrome de muerte súbita del lactante:

a. El uso de chupete es un factor protector
b. El colecho no aumenta el riesgo de síndrome de muerte súbita
c. Es más frecuente en niños de peso elevado para la edad gestacional
d. No se ha relacionado con la toma de alcohol por parte de los padres

1203. En la dermatitis atópica del lactante, son criterios mayores de diagnóstico todos los referidos, EXCEPTO:

a. Prurito
b. Afectación facial y en zonas de extensión
c. Historia familiar de enfermedad atópica
d. Xerosis

1204. El score de Gorelick se usa para la valoración de:

a. Estadio puberal
b. Dificultad respiratoria
c. Riesgo social
d. Grado de deshidratación

1205. Cuál de los siguientes trastornos endocrinos NO se asocia con obesidad:

a. Hipertiroidismo
b. Síndrome de Cushing
c. Hipogonadismo primario
d. Hiperinsulinismo

1206. Sobre la tortícolis muscular congénita es FALSO:

a. Cuando el niño tiene una tortícolis derecha, los ejercicios de estiramiento para tratarlo, consistirán en llevar la oreja derecha al hombro derecho y luego la barbilla hacia el hombro izquierdo
b. En un alto porcentaje de casos, la inclinación de la cabeza es hacia la derecha mientras que la barbilla señala hacia la izquierda
c. Se pueden asociar a algún grado de luxación congénita de cadera
d. Los niños que hacia el año de edad no han respondido de forma adecuada al tratamiento o han sido diagnosticados con retraso, pueden necesitar un tratamiento quirúrgico

1207. 'Prevalencia' es:

a. Número de casos nuevos que surgen en una población en un determinado periodo de tiempo
b. Proporción de personas de una población que padecerá una enfermedad a lo largo de un periodo de tiempo
c. Número de casos (tanto antiguos como recientes) de una determinada enfermedad que existe en una población
d. Seguimiento de cada uno de los miembros de una población

1208. Cuál es el denominador para el cálculo de la tasa de mortalidad infantil:

a. Número de niños menores de 7 años
b. Número de niños menores de 1 mes
c. Numero de nacidos vivos
d. Número de niños menores de 1 año

1209. De las siguientes funciones de la familia cuál NO se considera básica:

a. Capacidad de consumo
b. Comunicación
c. Autonomía
d. Apoyo

1210. Si usted quiere medir la relación que existe entre un factor y un efecto, mediante la densidad de incidencia, con el fin de establecer una hipótesis causal, cuál de los siguientes es el estudio adecuado:

a. Ecológicos
b. Transversales
c. Cohortes
d. Casos y controles

1211. La causa más frecuente de pubertad precoz central en las niñas es:

a. Hamartoma hipotalámico
b. Idiopática
c. Tumor secretor de GnRH
d. Enfermedad e Mc Cune-Albright

1212. Cuál es la infección bacteriana grave más frecuente en los lactantes con fiebre:

a. Otitis media aguda
b. Meningitis aguda
c. Infección urinaria
d. Gastroenteritis aguda

1213. La herencia ligada al cromosoma X

a. Afecta exclusivamente a las niñas
b. La hemofilia A se hereda mediante herencia dominante ligada al cromosoma X
c. Puede ser dominante o recesiva
d. En la herencia recesiva ligada al cromosoma X, la trasmisión es por parte de la madre portadora sintomática

1214. Cuál de los siguientes fármacos tiene menor potencia en el tratamiento de la MDR-TB

a. Pirazinamida
b. Amikacina
c. Levofloxacino
d. Claritromicina

1215. Educación del paciente que ha tenido anafilaxia. Es FALSO:

a. Informar a el enfermo
b. Informar a familiares
c. No informar a tutores
d. Conocer fuentes escondidas de alérgenos ocultos

1216. Cuál de las siguientes asociaciones tóxico y antídoto específico es FALSA:

a. Paracetamol y N-acetilcisteina
b. Benzodiacepinas y flumazenil
c. Metoclopramida y biperideno
d. Organofosforado y acetilcolina

1217. Para extraer datos demográficos, se pueden utilizar los siguientes recursos

a. El censo general
b. El padrón municipal
c. Los registros civiles
d. Todos los anteriores

1218. Si al aplicar una prueba diagnóstica se observa un 10% de FALSOs positivos:

a. La sensibilidad es del 90%
b. La especificidad es del 90%
c. La sensibilidad es del 10%
d. Todas son ciertas

1219. Valoramos a un niño de 6 meses, traído por su madre, que consulta por irritabilidad y mucosidad. El niño está sucio, lleva ropa inadecuada y el pañal no ha sido cambiado desde hace horas. Deberemos sospechar:

a. Una neumonía
b. Es una madre muy atareada
c. Abandono físico
d. Otitis media aguda

1220. La Ley 41/2002 Básica reguladora de la autonomía del paciente NO menciona:

a. El derecho a la información asistencial
b. El derecho a la intimidad
c. Los contenidos imprescindibles de una prescripción de prótesis
d. Todas son mencionadas por la Ley 41/2002

1221. Cuál de los siguientes indicadores es preferible utilizar si lo que se quiere valorar es la utilización de los servicios sanitarios por parte de la población:

a. Los años potenciales de vida perdidos
b. La esperanza de vida en buena salud
c. La frecuentación hospitalaria
d. Los médicos por mil habitantes

1222. Qué principio de la bioética se expresa como respeto a la capacidad de decisión de los pacientes, proponiendo tener en cuenta sus preferencias:

a. Justicia
b. Beneficencia
c. No - maleficencia
d. Autonomía

1223. De qué trata el Capítulo V de la Ley 41/2002:

a. La Historia Clínica
b. El respeto de la autonomía del paciente
c. El informe de alta y otra documentación clínica
d. El derecho de información sanitaria

1224. Se asocia a obesidad:

a. Prader-Willi
b. Pseudohipoparatiroidismo
c. Bardet-Bield
d. Todas las anteriores

1225. En cuanto a los dientes supernumerarios señale la FALSA

a. Tienen un componente hereditario
b. Son más frecuentes en el maxilar inferior
c. Se originan por hiperactividad de la lámina dentaria en la etapa de proliferación
d. Suelen ser un hallazgo radiológico

1226. Sobre el secreto profesional:

a. En los niños pequeños no importa que se rompa
b. Siempre que no se identifique al niño, se puede utilizar en cualquier publicación
c. Hay que mantenerlo, incluso con los padres, en mayores de 13 años maduros
d. Todas son correctas

1227. Las causas de cojera más comunes entre los 4 y 10 años son las siguientes, EXCEPTO:

a. Enfermedad de Perthes
b. Sinovitis de cadera
c. Deslizamiento de la epífisis de la cabeza femoral
d. Artritis crónica juvenil

1228. En las intoxicaciones pediátricas, tóxico más frecuentemente implicado:

a. Los medicamentos
b. Los productos domésticos de limpieza
c. Etanol
d. Drogas ilegales

1229. Hallazgo que se considera patológico en el examen físico del RN:

a. Intumescencia mamaria
b. Diastasis de rectos
c. Hígado 2 cm por debajo del reborde costal
d. Frecuencia respiratoria de 65 respiraciones/minuto

1230. En la etapa del preescolar aparecen las siguientes conductas en relación con la alimentación

a. Conducta de rechazo si se adoptan aptitudes rígidas
b. Ingesta energética muy regular
c. Inicio del consumo de golosinas
d. Desarrollo de preferencias alimentarias

1231. Sobre la ecografía, es FALSO:

a. La ecografía es un método de imagen que proporciona información no sólo morfológica sino también dinámica
b. La ecografía está contraindicada en un niño con sospecha de craneosinostosis
c. Es una técnica inocua con incontables indicaciones
d. La ecografía Doppler proporciona información sobre la vascularización de los distintos órganos y ayuda a caracterizar lesiones y masas

1232. Si un paciente decide negarse a recibir tratamiento (señale la INCORRECTA):

a. Dicha negativa constará por escrito
b. Prima el deber del médico sobre el derecho del paciente
c. Tiene derecho a negarse al tratamiento, excepto en los casos determinados en la Ley
d. Todas son incorrectas

1233. Sobre la vacunación del niño prematuro, es INCORRECTO:

a. Debe ser vacunado de acuerdo a su edad cronológica, independientemente de su edad gestacional y de su peso
b. La dosis unitaria de cada vacuna es siempre igual a la empleada en un RNT
c. Las vacunas de rotavirus pueden administrarse en las unidades neonatales o en el medio hospitalario
d. Las vacunas combinadas son las más adecuadas para esta población

1234. En un niño de 5 años, la causa más frecuente de dolor de cadera y de cojera no traumática es :

a. Enfermedad de Legg-Calvé- Perthes
b. Sinovitis transitoria
c. Artritis Séptica
d. Artritis Crónica Juvenil

1235. En cuanto a la actualización del calendario vacunal del niño inmigrante es FALSO:

a. Las correcciones del calendario se intentarán hacer con pautas aceleradas
b. Los intervalos mínimos entre dosis, como norma general, son de 4 semanas
c. Se seguirá la vacunación considerándose que dosis puesta es dosis válida
d. Si el registro no es fiable no se recomienda iniciar calendario vacunal completo conforme a su edad

1236. La presencia en un lactante de una placa de alopecia levemente elevada, bien delimitada, de forma oval y color amarillo- naranja en región occipital superior nos sugiere:

a. Aplasia cutis
b. Granuloma eosinófilo
c. Nevus sebáceo de Jadasshon
d. Nevus verrucoso

1237. Qué medida de la frecuencia de una enfermedad se puede calcular en un estudio transversal:

a. Densidad de incidencia
b. Incidencia acumulada
c. Prevalencia
d. Fracción atribuible

1238. Factor ambiental implicado en el síndrome de muerte súbita del lactante:

a. Dormir en decúbito prono
b. El tabaquismo de la madre durante el embarazo y la lactancia
c. El exceso de calor ambiental y de ropa o prendas de abrigo
d. Todas las anteriores

1239. Sobre la ginecomastia puberal, es FALSO

a. Ocurre en niños entre 10 y 18 años
b. Suele ser menor de 4 cm de diámetro
c. Es subareolar, móvil y no adherida a planos superficiales ni profundos
d. Se debe a una reducción de la relación estrógenos/andrógenos por fallo de la degradación de los andrógenos

1240. Niño ecuatoriano de 4 años. Recién llegado de su país. Hha vivido unos meses con un familiar al que han diagnosticado tuberculosis activa. Presenta una cicatriz por vacuna de BCG de recién nacido y está asintomático. Le hacemos un Mantoux y a las 72 h tiene 9 mm de induración transversal. Cómo actuaría:

a. Como el mantoux es > de 5 mm y ha habido exposición tuberculosa, lo considero positivo y lo estudiaría
b. Como el Mantoux es < de 10 mm, lo consideraría negativo
c. Como el niño está vacunado de BCG, está protegido y no precisa ninguna actuación
d. Lo consideraría positivo, lo trataría y no debería asistir a guardería hasta pasadas dos semanas de tratamiento

1241. Las quemaduras de segundo grado superficiales en el niño se caracterizan por todas las opciones siguientes, excepto una :

a. Aparición de ampollas
b. Curan en 8- 10 días
c. Suelen necesitar injertos en su curación
d. Son dolorosas

1242. La etiología más frecuente, del flujo vaginal persistente, de una niña antes de la menarquía es:

a. Leucorrea fisiológica
b. Vaginitis por Cándida
c. Vaginitis por Trichomonas
d. Cuerpo extraño

1243. Qué parámetro de los señalados se considera como un indicador administrativo para programas de prevención en la población de expuestos:

a. La razón de incidencia
b. La tasa de incidencia
c. El riesgo atribuible
d. El riesgo relativo

1244. Uno de los indicadores más utilizados para reflejar las tendencias de mortalidad prematura, una parte de la cual es teóricamente evitable, permitiendo así definir las prioridades de actuación es:

a. Tasa de Mortalidad Específica por causa
b. Índice de Swaroop-Uemura
c. Tasa de Mortalidad
d. Años Potenciales de Vida Perdidos (APVP)

1245. Cuál de las siguientes medidas es efectiva en la prevención de una crisis asmática:

a. Vacunación de la gripe
b. Ejercicio en aire frío y seco
c. Evitar el uso de beta bloqueantes y aspirina
d. Son ciertas A y C

1246. Un paciente diagnosticado de hematuria secundaria a ejercicio físico intenso acude a su consulta por orinar rojo Cuál es la actitud más adecuada:

a. Confirmar la hematuria mediante, al menos, tira reactiva de orina, exploración y toma de constantes y, si están en límites normales, tranquilizar al paciente y observación domiciliaria
b. Confirmar la hematuria mediante al menos, tira reactiva de orina, exploración Toma de constantes y, si están en límites normales, remitir al hospital para Estudio más amplio
c. Prohibir la toma de antiinflamatorios no esteroides (AINE)
d. Remitir preferentemente a su nefrólogo por un nuevo episodio

1247. En el diagnóstico de la cojera aguda, señala la FALSA:

a. En los menores de 3 años la artritis séptica y la luxación o subluxación de cadera son las patologías más frecuentes
b. La sinovitis transitoria de cadera es la causa más frecuente de coxalgia en la infancia
c. Las causas más frecuentes de cojera en la infancia están relacionadas con los traumatismos
d. En los mayores de 11 años la causa más frecuente es la enfermedad de Perthes

1248. La etiología más frecuente de la Apnea Obstructiva del Sueño en el niño, es:

a. Paladar hendido
b. Anillo vascular
c. Obesidad
d. Hipertrofia de amígdalas y adenoides

1249. En qué situación NO está indicada la realización de una ecografía desde atención primaria:

a. Ante la sospecha de una displasia de caderas en niños mayores de 6 meses
b. Estudio de dolor abdominal recurrente
c. Estudio de masas cervicales
d. Sospecha de patología intracraneal en lactantes con fontanela abierta

1250. Recomendaciones para la detección precoz de los trastornos del espectro autista según la evidencia científica, Señala la INCORRECTA:

a. El MCHAT (Modified Checklist for Autism in Toddlers), elaborado por Robins et al.(2001) es cumplimentado por padres/madres con la ayuda del pediatra
b. El seguimiento del desarrollo debe ser evaluado en todas las visitas del Programa de Salud Infantil desde la infancia hasta la edad escolar
c. El cribado específico de TEA usando el cuestionario MCHAT se realizará en caso de hermanos mayores con Trastorno del Espectro Autista
d. El cribado debe tener en cuenta, además de los síntomas asociados al autismo, cualquier retraso del lenguaje, dificultad de aprendizaje y síntomas de ansiedad o depresión

1251. Sobre la sensibilidad, es FALSO:

a. Es el porcentaje de resultados positivos en pacientes con una determinada enfermedad
b. Valora la capacidad de una prueba para detectar correctamente individuos sanos
c. Una alta sensibilidad indica un bajo número de falsos negativos
d. La sensibilidad expresa cuán ' sensible ' es la prueba a la presencia de la enfermedad

1252. Entre las anomalías de la relación de los maxilares con la base craneal NO está:

a. Prognatismo
b. Micrognatismo
c. Retrognatismo
d. Anterotación

1253. Las epidemias por fuente única de exposición se caracterizan por los siguientes aspectos EXCEPTO:

a. Solo se presentan en expuestos a la fuente de infección
b. Carecen de limitación geográfica
c. Explosividad de aparición
d. Existen pocos casos secundarios

1254. Sobre la anorexia nerviosa:

a. El sexo masculino es un factor de buen pronóstico en anorexia nerviosa
b. La presencia de vómitos empeora el pronóstico
c. La edad de aparición temprana empeora el pronóstico
d. Los riesgos no modifican el pronóstico

1255. En una crisis de broncoespasmo leve-moderada en un niño de 3 años, colaborador, utilizaremos:

a. Salbutamol en nebulización
b. Salbutamol con cámara espaciadora y mascarilla: 4 inhalaciones cada 20 minutos la primera hora
c. Budesonida inhalada
d. Bromuro de Ipatropio inhalado

1256. En el Hipotiroidismo congénito

a. Rasgos clínicos en el recién nacido en formas graves
b. Se determina T.S.H
c. Se debe realizar en las primeras cinco horas de vida
d. Son correctas A y B

1257. Los Pediatras y enfermeras de Atención Primaria tienen un papel destacado en la prevención del maltrato infantil. Debemos buscar la existencia de abuso mediante (todas menos una)

a. El comportamiento de los padres
b. Si acude a las citas concertadas
c. La conducta del niño
d. Cambios frecuentes de médicos

1258. En el manejo agudo de las quemaduras en el niño está indicado lo siguiente salvo

a. Antibióticos tópicos en las curas locales
b. Antibióticos sistémicos profilácticos
c. Escarotomía de urgencias en quemadura circunferencial que comprometa la circulación en cuello o miembros
d. Evaluar su estado de hidratación y pérdidas

1259. La causa más frecuente de hematuria no glomerular es:

a. Enfermedad poliquística renal infantil
b. Hipercalciuria idiopática
c. Traumatismo renal
d. Infección urinaria

1260. Son manifestaciones de la otitis media, EXCEPTO una:

a. Otalgia e irritabilidad
b. Diarreas
c. Vómitos
d. Pseudotumor cerebral

1261. Niño de 7 años tratado dietéticamente durante 4 meses de su hipercolesterolemia, sin disminución significativa de los niveles de colesterol. Cuál sería la medida terapéutica que aplicaría usted para seguir tratándolo:

a. Administrar colestiramina
b. Administrar ácido nicotínico
c. Restringir el aporte de grasa a menos del 10% del total calórico
d. Ninguna de las anteriores

1262. La hipótesis nula

a. Afirma que las diferencias encontradas las explica al azar
b. Afirma que no hay diferencias significativas entre las encontradas
c. Afirma que no existe asociación entre los fenómenos encontrados
d. Todas son ciertas

1263. Un niño de 5 años acude con su madre y con la Policía a urgencias, refiriendo que su hijo ha sido violado por unos vecinos de 11 y 14 años. Ya han interpuesto denuncia en comisaría. Nuestra actitud será:

a. Esperar al forense para realizar la exploración
b. Sugerir a la madre que se trata de juegos sexuales, normales para la edad
c. Comenzar rápidamente la exploración para valorar las posibles lesiones perianales y genitales
d. Pese a que el niño lo desea impedimos la presencia de la madre

1264. Niña de 12 años con sobrepeso que acude a la consulta por dolor de rodilla y cadera izquierda con marcha en rotación externa desde hace 2 meses. A la exploración resalta limitación de rotación interna y de abducción con pie en rotación externa:

a. Enfermedad de Perthes
b. Epifisiólisis de cabeza femoral
c. Sinovitis transitoria de cadera
d. Artrosis de cadera

1265. En cuanto a la exploración de los niños, es FALSO:

a. El tamaño optimo del manguito para medir la presión sanguínea es el que cubre 2/3 de la longitud que hay entre la fosa antecubital y el acromion
b. La frecuencia respiratoria en un lactante es de 15-25 rpm
c. La temperatura corporal debe determinarse en el recto en niños menores de 3 años
d. El estrabismo se detecta empleando el reflejo pupilar (Hirschberg y la prueba de oclusión (Cover test)

1266. Para calcular la talla diana de una niña utilizamos:

a. (Talla padre + Talla madre -13)/2
b. (Talla padre + Talla madre +13)/2
c. (Talla padre - Talla madre -13)/2
d. (Talla padre-Talla madre + 13) 12

1267. Entre los motivos banales que podemos encontrar en la consulta están los siguientes EXCEPTO:

a. Tartamudez en un niño de 4 años
b. Tícs desde hace 1 mes
c. Sinequias de labios menores
d. Testículo no descendido en un niño de 1 año de edad

1268. Niño de 8 meses de edad que presenta desde los cuatro meses lesiones eritematosas, escamosas en mejillas, cuero cabelludo y de forma dispersa en el tronco y miembros. Esta inquieto y se rasca con frecuencia. Cuál sería de entre los enumerados el tratamiento de elección:

a. Esteroides tópicos de mediana-baja potencia y cremas emolientes
b. Inmunomoduladores y cremas emolientes
c. Esteroides tópicos de mediana-baja potencia, cremas emolientes y antihistamínicos anti H1 orales de primera generación
d. cualquiera de las anteriores es correcta

1269. Lactante de 2 meses de edad que a las 48 horas de introducción de alimentación con fórmula adaptada comienza con deposiciones blandas, en número de siete al día, las cuatro últimas con abundante sangre roja, no vómitos, ni afectación del estado general. Buena ganancia ponderal. En la analítica sanguínea destaca eosinofliia, hipoalbuminemia con hemograma e IgE específica normales. Qué actitud tomaría:

a. Corticoides tópicos ante la posibilidad de fisura anal
b. Recomendaría leche exenta de lactosa
c. Administrar Hidrolizado extenso de proteínas con reevaluación posterior a las 48 horas
d. Derivarlo al Hospital para estudio por rectorragia

1270. Acuden a su consulta unos padres preocupados porque su hijo de 15 días de vida realiza una deposición cada 48 horas. Esta alimentado con lactancia materna exclusiva. Expulsión de meconio las primeras 48 horas de vida. Qué haría:

a. Suspendería lactancia materna y aconsejaría fórmula artificial antiestreñimiento
b. Aconsejaría seguir con lactancia materna y tratamiento con sulfato de magnesio
c. Aconsejaría lactancia con hidrolizado parcial de proteínas para regular el hábito intestinal
d. Tranquilizaría a los padres, pues a esta edad el patrón defecatorio es cambiante y puede ser normal

1271. Acude a su consulta una madre preocupada porque su hija de 10 días de vida presenta tumefacción de mama izquierda con secreción blanquecina. Qué haría ud:

a. Aplicaría mupirocina tópica
b. Tranquilizaría a la madre, explicándole que es algo fisiológico y que regresará en unos días espontáneamente
c. Recomendaría tratamiento con antibióticos orales para evitar una mastitis
d. Derivaría a endocrinología Infantil para valoración

1272. En cuanto a la exploración física del adolescente:

a. El tiempo que se le dedica debe ser igual que a un escolar
b. No es importante el aislamiento y la confidencialidad
c. Es obligado el examen rectal
d. Debe de realizarse en compañía de una tercera persona

1273. Parámetro más sensible para cribaje de anemia ferropénica:

a. VCM
b. Hemoglobina
c. Hierro sérico
d. RDW/ADE

1274. Sobre la alimentación complementaria, es FALSO:

a. No debe introducirse antes de los 4 meses
b. No debe retrasarse más allá de los 6 meses
c. A los 6 meses de edad la alimentación complementaria debe proporcionar más del 60 % del aporte energético
d. Las espinacas y acelgas pueden dar lugar a metahemoglobinemias en los lactantes pequeños

1275. La enfermedad de Hisprung presenta un dato patognomónico:

a. Encopresis
b. Heces caprinas
c. Retraso en la evacuación de meconio
d. Ausencia del reflejo ano-rectal inhibidor

1276. Sobre la aftosis oral recurrente:

a. Es más frecuente en niños que en niñas
b. El tratamiento consiste en esteroides tópicos y medidas sintomáticas
c. El diagnóstico de confirmación se establece por la clínica
d. El diagnóstico de confirmación se establece por la histología

1277. El fenómeno de Koebner es;

a. La capacidad que tienen ciertas dermatosis de reproducir sus lesiones específicas en la piel sana al aplicar sobre ellas un traumatismo
b. La capacidad que tienen ciertas dermatosis de ser observadas si se presionan con un cristal
c. El despegamiento epidérmico de la piel perilesional de las enfermedades ampollosas
d. Ninguna de las anteriores

1278. Sobre el seguimiento del niño prematuro se deben seguir las siguientes pautas EXCEPTO:

a. Administración de hierro oral después de las 4 semanas

b. Desde los 15 días 400 u/ día de Vit. D

c. Se deben aportar ácidos grasos poliínsaturados de cadena larga

d. Se le aplicará en todos el mismo esquema vacunal de los recién nacidos a termino con la edad corregida

1279. Sobre las cefalosporinas de segunda generación señale lo FALSO:

a. Son activas contra Stafilococos meticilin sensibles

b. Algunas de ellas son activas frente a Mycoplasma

c. Son activas para gram positivos

d. Son activas para Haemophylus Influenzae

1280. Niño de 3 años no inmunizado de recuerdo de triple vírica con un peso de 14 kgs, acude a su consulta a revisión tras presentar una crisis aguda de asma. Se le prescribieron esteroides orales a 1mg/k/día hace cinco días:

a. Suspendería bruscamente el tratamiento

b. Está contraindicado la administración de vacuna de virus vivos

c. Suspendería paulatinamente el tratamiento

d. Administraría omeprazol como protector gástrico

1281. Sobre los Macrólidos es FALSO:

a. Se comportan como bactericidas ó bacteriostaticos

b. No se deben administrar junto con alimentos puesto que retrasan su absorción

c. Son poco activos contra Streptococo Pyogenes

d. Los nuevos macrólidos poseen mejor tolerancia y farmacocinética

1282. Se define el síndrome metabólico en el niño como:

a. Perímetro de la cintura >p90, glucemia >110 mg/dl en ayunas

b. Perímetro de la cintura >p90, glucemia >110 mg/dl en ayunas, triglicéridos >110 mg/dl, c-LDL> 130 mg/dl

c. Perímetro de la cintura >p90, glucemia >110 mg/dl en ayunas, triglicéridos >110 mg/dl, c-HDL <40 mg/dl, Tensión arterial > p90

d. Perímetro de la cintura >p90, glucemia >110 mg/dl en ayunas, triglicéridos >110 mg/dl, c-LDL >130 mg/dl. Tensión arterial > p90

1283. Son indicación de las formulas de soja, EXCEPTO una:

a. Galactosemia

b. Hijos de padres vegetarianos

c. Intolerancia a proteínas de leche de vaca con afectación intestinal

d. Alergia a proteínas de leche de vaca mediada por IgE

1284. Niña de 9 años sana con antecedentes personales y familiares sin interés, que acude a su consulta por presentar miedo intenso a presentar enfermedad meningocócica generalizada a raíz de la muerte de una amiga del colegio por esta enfermedad. Se lava constantemente las manos y obliga a sus hermanas y padres a hacer lo mismo rompiendo en crisis de ansiedad si no lo realizan. Cuál de los siguientes diagnósticos le parece más acertado:

a. Trastorno obsesivo compulsivo

b. Psicosis maníaco depresiva

c. Esquizofrenia

d. Psicosis aguda

1285. Características del cefalohematoma y el caput sucedaneum:

a. El caput subcedaneum es subperiostico

b. El cefalohematoma es subaponeurótico

c. Las lineas de sutura delimitan la extensión del caput

d. La piel en el cefalohematoma es normal mientras que el caput pude mostrar petequias

1286. Niño de 4 años con lesión eritematoescamosa en cuero cabelludo con exudado amarillento de varios días de evolución, no pruriginosa con alopecia en el lugar de la lesión. Ha sido tratado previamente con esteroides tópicos sin mejoría. Qué tratamiento aplicaría:

a. Ketoconazol tópico

b. Griseofulvina oral durante 4-8 semanas y ketoconazol tópico

c. Griseofulvina oral durante 4-8 semanas y esteroides orales durante 7 días

d. Griseofulvina oral durante 4-8 semana

1287. Sobre la corticoterapia tópica, es FALSO:

a. La hidrocortisona al 1% es considerado un corticoide de baja potencia

b. Los corticoides fluorados son los corticoides más potentes

c. Entre los efectos locales destaca la atrofia epidérmica y dérmica

d. El fenómeno de la taquifilaxia obliga a utilizar un corticoide de menor potencia que el utilizado anteriormente

1288. En cuanto a la Sarna es FALSO

a. Esta producida por el sarcoptes scabiei variedad hominis

b. El tratamiento consiste en la aplicación de permetrina al 10% durante 3 días

c. El parásito avanza poniendo huevos durante 1-2 meses que dura su ciclo vital

d. El surco acariño corresponde al camino seguido por el parasito dentro de la piel

1289. Acude la Policía Municipal a su Centro de Salud con un lactante que han encontrado en la calle aparentemente abandonado. Ud práctica una primera exploración en la que no aprecia nada patológico, pero le piden que dictamine la edad el lactante. Ud solicita una Rx de miembros y se encuentra con lo siguiente: osificación del fémur distal, tibia proximal y la cabeza del húmero. La edad aproximada sería: En meses:

a. 1   b. 2   c. 3   d. 4

1290. En cuanto a la separación de los niños de sus padres:

a. Se produce una respuesta homogénea a cualquier edad

b. Los niños en edad preescolar suelen responder con trastorno del apetito y del sueño

c. Los niños escolares suelen responder con manifestación de rabia y pensamientos mágicos sobre la reconciliación de los padres

d. Los adolescentes suelen responder con depresión evidente o sentimiento de culpa

1291. Niño de 10 años que con motivo de un cuadro de anorexia se le realiza un hemograma con el siguiente resultado: Hematíes 5.600.000/mm3, Hematocrito: 33%. Leucocitos: 9560/mm3 (neutrófilos 56%, Linfocitos 34%, Monolitos 7%, eosinófilos 3%). Hemoglobina: 11 gr/dl. VCM: 68fl. ADE: 11. La madre comenta que el padre del niño ha sido estudiado por anemia. Cuál de las siguientes pruebas resultaría más útil para el diagnóstico:

a. Estudio de sangre oculta en heces

b. Sideremia

c. Determinación de la Hb /k2 en sangre periférica

d. Determinación de Pb en sangre periférica

1292. Niña de 12 años que acude a la consulta por que su made le ha notado una tumoración en región supraclavicular, no sabe precisar desde cuando. Está asintomática. No presenta síntomas constitucionales, el peso y la talla son normales A la exploración destaca tumoración supraclavicular izquierda de consistencia mediana, no desplazable, no dolorosa de 5 cms de diámetro, resto normal. Diagnóstico más probable:

a. Linfoma de Hodgkin
b. Adenitis bacteriana
c. Mononucleosis infecciosa
d. Adenitis tuberculosa

1293. Niña de 10 años que acude a su consulta por presentar lesión eritematoescamosa pruriginosa ovalada de 4 cms de inicio en región subclavicular izquierda, con extensión en días sucesivos a todo el tórax y raíz de miembros. No presenta fiebre ni síntomas constitucionales. Qué tratamiento aplicaría:

a. Esteroides tópicos
b. Antihistamínicos anti H1 orales de primera generación
c. Antihistamínicos anti H1 orales de última generación
d. Son correctas A y C

1294. El primer signo de desarrollo sexual en los varones es:

a. Aparición de la pilosidad púbica
b. Aumento del tamaño del pene
c. Aparición de las primeras eyaculaciones
d. Aumento de volumen de los testículos

1295. Acude a su consulta un RN de 2 días de vida con estridor inspiratorio que no le produce cianosis, que aumenta al acostarlo en posición prona y con el cuello flexionado. Qué diagnóstico le sugiere:

a. Estridor laríngeo congénito
b. Atresia laríngea
c. Parálisis de las cuerdas vocales
d. Síndrome de Pierre Robín

1296. Lactante de 2 meses de edad con antecedentes de regurgitaciones frecuentes, acude a la consulta por llanto con las tomas, rechazo del alimento, movimientos de cabeceo y de extensión de tronco y cuello. A la exploración destaca curva de peso perezosa. Alimentación con lactancia artificial. Qué actitud tomaría:

a. Tratamiento postural, procinéticos y fórmulas lácteas espesantes
b. Tratamiento postural, procinéticos, antisecretores y fórmulas lácteas espesantes
c. Tratamiento postural, procinéticos, y antisecretores
d. Tratamiento postural, aumento del número de tomas y procinéticos

1297. Sobre el Test de Denver (DDS-II):

a. Es utilizado como cribado de retraso psicomotor
b. Es un excelente test para diagnóstico de retraso psicomotor
c. Es un test complejo y laborioso que precisa de 30-45 minutos para su ejecución
d. Su aplicación es especialmente útil en niños mayores de 2 años

1298. Sobre el desarrollo del habla y el lenguaje es FALSO:

a. A los 12 meses comienza a decir sus primeras palabras
b. A los 18 meses puede aún no combinar dos palabras
c. A los 4 años utiliza frases completas
d. A los 5 años el niño ha desarrollado la mayoría de los conceptos del lenguaje y ha desarrollado totalmente las actitudes de pronunciación

1299. A la evidencia obtenida a partir de estudios de cohortes se le denomina:

a. I   b. 11-1   c. II-2   d. III

1300. Entre las patologías prevalentes en los inmigrantes de la zona del Magreb está:

a. Drepanocitosis
b. Beta talasemia
c. Paludismo
d. Enfermedad de Chagas

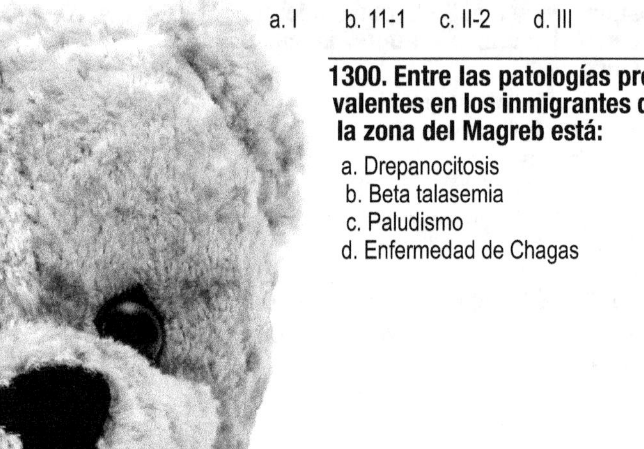
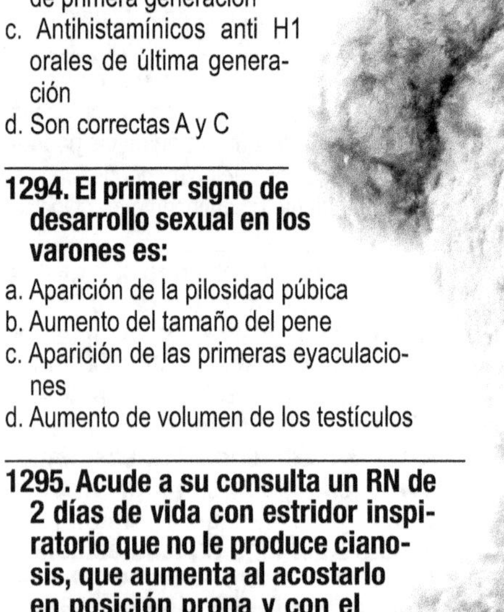

Lactante varón de 1 mes de vida que acude a la consulta de pediatría del centro de salud, para su primera revisión del Programa de Salud Infantil. Peso: 5.200 gr. (P90). Talla 58 cm (P95) y Perímetro craneal de 39 cm. (P90) con fontanela anterior de 3x3. A la exploración clínica presenta buen estado general, con buena coloración cutánea e hidratación adecuada. A nivel de cráneo y cuello, destaca inclinación de la cabeza hacia la derecha y la barbilla rotada al lado contrario, no palpándose tumoración a nivel cervical. El resto de la exploración por órganos y aparatos fue normal.

Antecedentes personales: Embarazo controlado. EG: 40 semanas. PRN 4.400 grs. Parto eutócico prolongado con un test de Apgar 7/9 al minuto y a los 5 minutos respectivamente. Prueba de screening de hipotiroidismo congénito realizada en hospital y de fenilcetonuria en el centro de salud. 1a dosis de vacuna HB puesta en el hospital. Antecedentes familiares: Madre de 30 años con epilepsia (ausencias) en tratamiento con ácido valproico y padre sano de 33 años. Hermana de 2 años sana, no abortos conocidos. Sin enfermedades de interés en el resto de los familiares. Lactancia materna desde el nacimiento. Se deriva a estimulación precoz para rehabilitación y se cita a los dos meses de vida. A los dos meses de vida, sigue presentando lateralización cefálica, así como aplanamiento occipital derecho. No sostiene la cabeza en el plano del cuerpo en suspensión ventral, existe retraso de la cabeza al tirar hasta posición sentada; sigue un objeto en movimiento 180° y sonríe cuando se le habla. El resto de la exploración fue normal.

Se decide que continúe en estimulación precoz y se cita para nueva revisión. A los 4 meses de edad, existe una movilidad adecuada del cuello, persistiendo discreto aplanamiento occipital derecho. En prono levanta cabeza y tórax; en supino predomina postura simétrica, manos en línea media. Sentado, la cabeza no se retrasa al tirar hasta la postura sentada. Cuando se le mantiene erecto empuja con los pies. Ríe fuerte; puede mostrar desagrado si se rompe el contacto social; excitación al ver la comida. El resto de la exploración fue normal.

A los 7 meses de edad acude a consulta por presentar desde hace 24 horas fiebre. Según refiere la madre, la temperatura rectal ha llegado a ser de hasta 40°C, con llanto e irritabilidad y disminución del apetito. Antecedente de catarro de vías altas desde hacía una semana. Hace 10 días que ha comenzado la guardería. A la exploración presenta buen estado general con buena coloración de piel y mucosas. Activo y reactivo. Tarectal 37.5°C Fontanela 1.5 cm x 1.5 cm normotensa. ACR Normal. Abdomen blando y depresible, sin masas ni hepatoesplenomegalia. Piel normal. Locomotor: normal. ORL: Rinorrea, hiperemia faringoamigdalar.y otorrea derecha. Ha seguido revisiones periódicas en control de niño sano y su calendario vacunal se ajusta a las recomendaciones establecidas. Se valora a las 48h y tras la finalización del tratamiento antibiótico, existiendo buena respuesta clínica en las dos ocasiones. Pasadas dos semanas del inicio del tratamiento antibiótico por la otitis media aguda, acude de nuevo a consulta y la madre refiere que desde hace 3-4 días, nuestro paciente, que ya tiene 8 meses, llora con frecuencia, sobre todo, cuando se le coge . No tiene fiebre, ni otros síntomas acompañantes. Durante la exploración está irritable. La otoscopía bilateral es normal. Existe llanto y resistencia a la movilización de extremidad inferior derecha, sobre todo de la abducción y rotación interna. No existen signos inflamatorios asociados en ninguna de las articulaciones exploradas. Se deriva a urgencias, donde se le realiza analítica general, con hemograma, bioquímica elemental y reactantes de fase aguda, con resultado normal, Radiografía de cadera y rodilla derecha, en las que no se evidencian alteraciones significativos. Ecografía de rodilla normal, apreciándose mínimo derrame en la ecografía de cadera derecha. Se pauta tratamiento antinflamatorio y observación domiciliaria.

A las 3 semanas acude de nuevo a consulta, refiriendo la madre que tras haber mejorado del episodio anterior, desde hace 3-4 días, el niño apenas se mueve en la cuna o en el carrito y llora ante cualquier tipo de movilización. A la exploración se observa inflamación, calor y dolor a la palpación en el primer dedo mano izquierda, primer y tercer dedo mano derecha, primer y segundo dedo pie derecho y rodilla derecha.

1301. La tortícolis que está presente al nacer puede deberse a los siguientes procesos, EXCEPTO:

a. Efectos de la posición intraútero (postural)
b. Lesiones traumáticas del ECM
c. Malformaciones congénitas de la columna cervical
d. Quiste tirogloso

1302. Los niños que tienen más riesgo de padecer una tortícolis muscular son todos MENOS uno:

a. Niños de gran tamaño con partos eutócicos complicados
b. Partos de nalgas
c. Niños con displasia de caderas
d. Partos múltiples

1303. Sobre el test de Apgar, es FALSO:

a. Permite identificar a los que necesitan reanimación inmediata y predice la supervivencia en el período neonatal
b. El índice de Apgar al minuto puede indicar la necesidad de reanimación inmediata y los índices a los 5, 10, 15, 20 minutos indican la probabilidad de que la reanimación del niño resulte satisfactoria
c. Un índice bajo puede deberse a muchos factores como la inmadurez o la administración de fármacos a la madre durante el parto
d. El índice de Apgar sirve para predecir el pronóstico del desarrollo neurológico. Está alterado en todos los pacientes que después presentan parálisis cerebral

---

1304. Para una madre que quiera lactar al pecho serían contraindicaciones absolutas, EXCEPTO una:

a. Niños con galactosemia
b. Hijos de madres con tuberculosis activa no tratada
c. Niños cuyas madres están infectadas por el virus de la inmunodeficiencia humana
d. Madre con infección activa por Virus de Epstein-Barr

1305. Cuál de los siguientes fármacos contraindicaría la lactancia materna:

a. Bromocriptina
b. Fenitoina
c. Acido valproico
d. Propiltiouracilo

1306. NO produce habitualmente persistencia de fontanela anterior grande:

a. Hidrocefalia
b. Osteogénesis imperfecta
c. Hipotiroidismo atireótico
d. Síndrome alcohólico fetal

1307. Sospechando que nuestro paciente presenta una plagiocefalia occipital posicional, qué NO deberíamos encontrar en la exploración:

a. Abombamiento de la región occipital contralateral
b. Pabellón auricular ipsolateral adelantado y descendido
c. Raíz nasal desviada
d. Frontal homolateral abombado

1308. La plagiocefalia posicional se puede acompañar de otras lesiones. Cuál NO:

a. Tortícolis (41%)
b. Macrocefalia moderada (40%)
c. Alteraciones visuales (30%)
d. Cierto grado de retraso psicomotor o dificultades del aprendizaje (19%)

1309. Sobre el tratamiento de la plagiocefalia postural, es FALSO:

a. La mayoría de estos niños pueden curarse con medidas posicionales practicadas por su familia y dirigidas por el pediatra
b. El tratamiento posicional es fundamentalmente eficaz antes de los 5 meses de edad aproximadamente
c. La ortesis craneal (cascos o bandas) está indicado en todos los niños en los que no haya sido eficaz el tratamiento postural
d. La respuesta más idónea a la ortesis craneal se obtiene a partir de los 4-5 meses y hasta un límite de 12 meses

1310. La craneosinostosis consiste en el cierre prematuro de las suturas craneales, señale la opción FALSA:

a. La mayor parte de los casos son evidentes al nacer y se caracterizan por una deformidad del cráneo que se debe a una fusión prematura de las suturas
b. La palpación de la sutura revela un reborde óseo prominente y la fusión de las suturas puede confirmarse mediante las radiografías simples craneales o mediante tomografía en casos dudosos
c. La escafocefalia o cierre prematuro de la sutura sagital es la forma más frecuente de craneosinostosis
d. La fusión prematura de una única sutura, se acompaña con frecuencia de déficit neurológico

1311. Sobre la craneosinostosis, es FALSO:

a. La plagiocefalia occipital por craneosinostosis da lugar a un aspecto trapezoidal del cráneo por abombamiento de la región mastoidea y existe un abombamiento frontal homolateral
b. La plagiocefalia frontal es más frecuente en niñas y se debe a una fusión prematura de la sutura coronal y esfenofrontal

c. La escafocefalia produce un cráneo alargado y estrecho y debe diferenciarse de la dolicocefalia postural del prematuro
d. La trigonocefalia es un forma rara de craneosinostosis debida a una fusión prematura de la sutura metópica

1312. Teniendo en cuenta la exploración que presenta nuestro paciente a los dos meses, cuál de ellas podemos considerar NO adecuada para su edad:

a. No sostiene la cabeza en el plano del cuerpo en suspensión ventral
b. Existe retraso de la cabeza al tirar hasta posición sentada
c. Sigue un objeto en movimiento 180°
d. Sonríe cuando se le habla

1313. Teniendo en cuenta la exploración que presenta a los 4 meses:

a. La exploración es adecuada a un lactante de 4 meses
b. Posible alteración en las áreas motoras
c. Posible alteración en las áreas motoras finas-adaptativas
d. Posible alteración en las áreas sociales

1314. Niño que a los 6 meses no rueda sobre sí mismo, no se arrastra ni gatea. La cabeza se retrae al tirar hasta postura sentada, no consigue la sedestación. No es capaz de soportar la mayor parte de su peso, no brinca activamente. Se resiste a la extensión de extremidades inferiores. Alcanza y sujeta objetos grandes aunque no los transfiere de una mano a otra. Prefiere a la madre y balbucea:

a. Existe alteración de las áreas motoras y motoras finas-adaptativas
b. Existe alteración de las áreas motoras, motoras finas-adaptativas y social
c. Existe alteración de las áreas motoras, pero no de las motoras finas-adaptativas
d. Existe alteración de todas las áreas

1315. Tratamiento correcto de la OMA que presentó nuestro paciente:

a. Amoxicilina 40-50 mg/Kg/día, durante 7 días y analgésicos
b. Amoxicilina 80-90 mg/Kg/día, durante 10 días y analgésicos
c. Amoxicilina +clavulánico a una dosis de 40-50 mg/kg/día durante 7 días
d. Amoxicilina +clavulánico a una dosis de 80-90mg/kg/día durante 10 días

1316. Niño > de 2 años con clínica de otitis media aguda sin afectación del estado general, que no acude a guardería. Qué tratamiento indicaría:

a. Vigilancia y analgésicos
b. Amoxicilina 40-50 mg/Kg/día, durante 7 días y analgésicos
c. Amoxicilina 80-90 mg/Kg/día, durante 10 días y analgésicos
d. Amoxicilina +clavulánico a una dosis de 40-50 mg/kg/día durante 7 días

1317. La etiología más frecuente descrita en la literatura internacional en la otitis media es:

a. Haemophillus influenzae no tipificable
b. Moraxella catarrhalis
c. Haemophillus influenzae tipo b
d. Sptreptococcus pneumoniae

1318. Recomendaciones preventivas específicas tras el diagnóstico de Otitis Media Recurrente según el PAI de otitis media. Señale la FALSA:

a. Se debe realizar vacunación antigripal de manera anual
b. Se recomienda la adenoidectomía en mayores de 3 años
c. No existe indicación en el momento actual de vacunación antineumocócica
d. No está indicada la administración profiláctica de antibióticos

1319. NO sería una posible complicación de la otitis media:

a. Mastoiditis
b. Sinusitis
c. Parálisis del nervio facial
d. Hidrocefalia otítica

1320. NO debería ser excluido de la guardería para evitar el contagio de otros niños:

a. Infección por parvovirus B19 en un huésped inmunocompetente
b. Faringitis estreptocócica que no ha iniciado el tratamiento
c. Varicela, en el tercer día de su evolución
d. Parotiditis, 4 días después del inicio de la inflamación de las glándulas parótidas

1321. Con qué diagnóstico piensa que fue dado de alta nuestro paciente del servicio de urgencias, al consultar por dolor articular tras la otitis media, antes de aparecer los síntomas de inflamación articulares y tras la realización de las pruebas diagnósticas:

a. Artritis séptica
b. Artritis idiopática juvenil de inicio sistémico
c. Sinovitis transitoria
d. Osteomielitis

1322. Cuál de los siguientes procesos piensa que puede presentar nuestro paciente, tras la aparición de los síntomas de inflamación articulares:

a. Artritis reactiva
b. Artritis séptica
c. Osteomielitis
d. Artritis Idiopática juvenil

1323. Sobre la sinovitis transitoria, señale la opción FALSA:

a. La sinovitis transitoria afecta con más frecuencia a los niños entre 3-8 años, con una edad media de afectación a los 6 años
b. Aproximadamente el 70% de los niños afectados ha tenido una infección inespecífica del tracto respiratorio superior 7-14 días antes del comienzo de los síntomas

c. El dolor no traumático en la cara anterior del muslo o en la rodilla puede ser un dolor referido desde la cadera. La marcha es dolorosa y con cojera

d. En la analítica existe aumento de la velocidad de sedimentación globular con leucocitosis

1324. Sobre la artritis reactiva, es FALSO:

a. Sigue a una infección fuera de la articulación, sobre todo del aparato gastrointestinal o genitourinario, tras varios días o semanas

b. Ciertos tipos de HLA pueden predisponer a la aparición de artritis reactiva, entre ellos el HLA-B27

c. La VSG puede estar elevada y es casi constante la trombocitosis y leucocitosis

d. Las artralgias y la tumefacción articular son transitorias y suelen durar menos de 6 semanas

1325. La etiología de la artritis séptica es variada, señale la FALSA:

a. La infección por S. aureus es la más frecuente

b. La infección por estrepcoccus del grupo A y streptococcus pneumoniae son responsables del 10-20%

c. Haemophilus influenzae tipo b constituye más de la mitad de los casos

d. En los adolescentes sexualmente activos el gonococo es una causa frecuente de artritis séptica

1326. Sobre la clínica de la Artritis séptica, señale la FALSA

a. Los neonatos pueden presentar una seudoparálisis o dolor con el movimiento de la extremidad afectada. La mayoría tienen fiebre y presentan un aspecto séptico

b. Los lactantes de más edad y los niños presentan con más frecuencia dolor y signos de localización como edema, eritema y calor

c. Las articulaciones de la extremidad inferior representan tres cuartas partes de todos los casos

d. La infección suele localizarse en una sola articulación, aunque puede presentar una localización múltiple en menos del 10%

1327. Sobre el diagnóstico de la Artritis séptica, señale la opción FALSA:

a. El recuento de leucocitos y la VSG están alterados desde los primeros días de la infección

b. La aspiración del foco de la infección para una tinción de Gram y cultivo es la técnica diagnóstica definitiva cuando la anamnesis y la exploración física indican una probabilidad elevada de artritis séptica

c. Las radiografías simples de la artritis séptica pueden mostrar un ensanchamiento de la cápsula articular, edema de partes blandas y obliteración de las líneas grasas normales

d. La ecografía es muy sensible para detectar el derrame articular, sobre todo en la articulación de la cadera, donde las radiografías suelen ser normales en más del 50%

1328. Sobre la osteomielitis señale la opción FALSA:

a. Las bacterias son los patógenos más frecuentes, siendo el staphylococcus aureus el microorganismo más frecuente en todos los grupos de edad, incluido los neonatos

b. La etiología más frecuente es a través de una lesión penetrante o una intervención quirúrgica

c. La osteomielitis se localiza con más frecuencia en los huesos largos. Entre el fémur y la tibia, suponen la mitad de todos los casos

d. El recuento de leucocitos y la VSG pueden ser normales durante los primeros días de la infección

1329. A qué diagnóstico correspondería la Artritis Reumatoide Juvenil, según la nueva clasificación de Artritis Idiopática Juvenil:

a. Artritis Idiopática juvenil sistémica

b. Artritis Idiopática juvenil poliarticular FR positivo

c. Artritis Idiopática juvenil poliarticular FR negativo

d. Artritis Idiopática juvenil Oligoarticular

1330. Sobre la Artritis Idiopática Juvenil de inicio sistémico, es FALSO:

a. Esta forma de comienzo representa aproximadamente el 20%

b. Se puede presentar a cualquier edad, pero es mucho más frecuente en edades tempranas por debajo de los 6 años

c. En un elevado porcentaje de los pacientes la artritis no aparece en las primeras fases de la enfermedad, pudiendo retrasarse hasta uno o dos meses

d. Los síntomas generales son más intensos cuanto más mayor es el paciente y consisten en astenia, anorexia, irritabilidad y cansancio

1331. En la Artritis Idiopática Juvenil de inicio sistémico, qué NO incluiríamos en el diagnóstico:

a. Fiebre de al menos dos semanas de duración, confirmada al menos durante 3 días consecutivos

b. Exantema de tipo escarlatiniforme

c. Linfadenopatía generalizada

d. Serositis

1332. Sobre la fiebre que se presenta en la AIJ de inicio sistémico, es FALSO:

a. La fiebre siempre es elevada, por encima de 39°, en forma de picos, vespertinos o matutinos, a veces precedida de escalofríos

b. La fiebre suele ir acompañada de un rash cutáneo

c. La fiebre responde favorablemente a los antitérmicos habituales

d. Los niños mayores de 3 años, suelen presentar buen estado general, y en los estados de apirexia tener ganas de jugar

1333. Las características de la artritis de la AIJ de inicio sistémico, son todas menos una:

a. Suele localizarse en las grandes articulaciones, principalmente rodillas, muñecas, tobillos y la cadera

b. También pueden afectarse las pequeñas articulaciones de las manos, con más frecuencia que de los pies

c. La manifestación articular es en forma de oligoartritis o bien poliarticular y cuando se manifiesta de esta forma implica mejor pronóstico

d. Afecta con frecuencia las cervicales

1334. Sobre las manifestaciones extraarticulares de la AIJ de inicio sistémico, señale la opción FALSA:

a. Puede existir una discreta hepatomegalia, que puede cursar con cierta alteración de la función hepática. La esplenomegalia es menos frecuente

b. Las poliadenopatías son infrecuentes, indoloras, simétricas y en ocasiones de gran tamaño

c. La afectación de serosas se puede presentar de dos formas: o bien en forma de pleuritis con o sin derrame, o bien en forma de pericarditis a menudo de forma subclínica

d. Pueden aparecer nódulos subcutáneos, duros, no dolorosos, de características histológicas similares a los de la fiebre reumática

1335. Las alteraciones analíticas de la AIJ de inicio sistémico suelen incluir estas alteraciones, EXCEPTO una:

a. Anemia de tipo hiposiderémico, con cifras de hemoglobina entre 8-1 Og/dl

b. Leucocitosis importante, a veces acompañada con desviación a la izquierda

c. La Velocidad de Sedimentación Globular y la Proteína C reactiva están muy elevadas

d. El factor Reumatoide así como los anticuerpos antinucleares suelen ser positivos

1336. El síndrome de activación macrofágica (MAS):

a. Se trata de la aparición en el curso evolutivo de la AIJ sistémica de una complicación con afectación importante de trastornos hepáticos, alteraciones de la coagulación y neurológicas

b. Se trata de la aparición en el curso evolutivo de la AIJ sistémica de una complicación con aparición de procesos neoplásicos diversos

c. Se trata de la aparición en el curso evolutivo de la AIJ sistémica de una complicación con asociación de otras enfermedades reumatológicas

d. Se trata de la aparición en el curso evolutivo de la AIJ sistémica de una complicación con afectación importante del sistema inmune y asociación de infecciones graves

1337. En la oligoartritis son características de la artritis todas EXCEPTO:

a. En la mitad de los casos la afectación es monoarticular y afecta a grandes articulaciones (rodillas casi siempre, en menor proporción tobillos, muñecas, codos y caderas)
b. Su forma de comienzo es insidioso, el dolor articular es mínimo, tiene poca alteración funcional, a pesar de que hay tumefacción y aumento del calor
c. Muchos pacientes presentan desde el comienzo atrofia muscular periarticular y con el paso del tiempo puede existir sobrecrecimiento o alargamiento óseo y articular
d. Las alteraciones radiológicas son muy significativas desde el inicio

1338. En la oligoartritis, los factores que predisponen a padecer uveítis son todos los siguientes, menos uno:

a. Niñas
b. De corta edad (media de 6 años)
c. Con afectación de pocas articulaciones, en ocasiones, monoarticulares
d. ANA negativo

1339. En la AIJ poliarticular FR positivo, señale la opción FALSA:

a. Artritis con afectación en más de 5 articulaciones durante los primeros 6 meses de la enfermedad, asociada a la positividad del FR determinado al menos en 2 ocasiones durante 3 meses
b. Es la más frecuente de todas las AIJ
c. Existe un gran predominio en mujeres y en más del 90% tienen más de 8 años cuando se inicia la enfermedad
d. Un 30% de estos pacientes tienen historia familiar de AR seropositiva

1340. Las características de la artritis de la AIJ poliarticular FR positivo, son todas menos una:

a. La artritis afecta de la misma manera articulaciones grandes (rodillas, muñecas, caderas, hombros, codos) como pequeñas articulaciones de manos y pies
b. La afectación articular suele ser simétrica
c. Es frecuente la afectación de los tendones de las manos con formación de nódulos
d. La evolución de las artritis es lenta y favorable

1341. La AIJ poliarticular FR negativo, señale la FALSA:

a. Artritis con afectación de 5 o más articulaciones durante los 6 primeros meses de la enfermedad y el FR es negativo, en 2 determinaciones practicadas durante 3 meses
b. Existe mayor incidencia en mujeres
c. Se describen dos picos de incidencia, entre los 2 y 3 años de vida y en la preadolescencia
d. Provoca manifestaciones generales como fiebre, estancamiento ponderal, astenia, anorexia que condiciona un estado general deficiente

1342. En la AIJ poliarticular FR negativo, qué es FALSO:

a. La afectación articular es de grandes y pequeñas articulaciones que tienden a ser persistentes. Se puede afectar la articulación temporomandibular
b. Las articulaciones están inflamadas, calientes, dolorosas y presentan una limitación importante de la movilidad
c. La tenosinovitis, en particular en las muñecas, se observa muy a menudo y a veces es difícil diferenciarla de la artritis intercarpiana
d. Con frecuencia aparecen los nódulos subcutáneos

1343. Sobre la frecuencia del examen oftalmológico en AIJ, es FALSO:

a. Inicio sistémico, debe hacerse una valoración inicial y cada año
b. Inicio < 7 años, forma Oligo o Poliarticular y ANA (+), examen cada 3-4 meses durante 4 años después del inicio de la artritis
c. Inicio < 7 años, forma Oligo o Poliarticular y ANA (-), examen cada 6 meses durante los primeros 7 años
d. Inicio > 7 años, forma Oligo o Poliarticular y ANA (-), examen inicial y cada año

1344. Nuestro paciente se encontraba en tratamiento con fisioterapia, ibuprofeno y metrotexate semanal y desde hace 15 días ha asociado corticoides orales a 2 mg/Kg/día. La madre nos pregunta si su hija, que ha cumplido 3 años puede vacunarse de SRP:

a. Si debe vacunarse, porque no se produce transmisión de los virus de estas vacunas
b. Si debe vacunarse, pero no debe convivir con el hermano en los próximos diez días
c. No debe vacunarse, pues puede transmitirle los virus a su hermano
d. No debe vacunarse hasta que el hermano lleve tres meses sin corticoides

1345. Sobre los niños con tratamiento con corticoides y la administración de vacunas, señale la FALSA:

a. Los tratamientos con corticoides tópicos, intraarticulares o inhalados, no contraindican la administración de vacunas de microorganismos vivos
b. Dosis bajas o moderadas de corticoides sistémicos (<2 mg/kg/día o <20 mg/día si pesan más de 10 kg),administradas diariamente o en días alternos, no contraindican la administración de vacunas de microorganismos vivos
c. Niños en tratamiento con dosis altas de corticoides sistémicos administrados diariamente o en días alternos durante menos de 14 días, pueden recibir vacunas con virus vivos inmediatamente después de interrumpir el tratamiento, aunque hay autores que aconsejan retrasarlo 14 días
d. Niños en tratamiento con dosis altas de corticoides sistémicos administrados diariamente o en días alternos durante más de 14 días, pueden recibir vacunas con virus vivos tras 15 días de finalizar el tratamiento

1346. Sobre la vacuna de la varicela, qué aconsejaremos a la hermana de nuestro paciente, si la duración del tratamiento con corticoides a dosis elevada es superior al mes:

a. La vacuna para la varicela se recomienda a contactos susceptibles de niños inmunocomprometidos, pues la transmisión del virus de la vacuna de la varicela de personas sanas es rara y la enfermedad asociada a la vacuna, si se desarrolla, es leve
b. La vacuna para la varicela se recomienda a contactos susceptibles de niños inmunocomprometidos, pero tras la vacunación no deben convivir, hasta pasados 10 días
c. La vacuna para la varicela no se recomienda a contactos susceptibles de niños inmunocomprometidos, pues con frecuencia éstos pueden desarrollar una varicela postvacunal
d. La vacuna para la varicela se recomienda a contactos susceptibles de niños inmunocomprometidos, tras tres meses de haber finalizado el tratamiento

1347. Qué vacuna recomendaría a nuestro paciente de 8 meses, teniendo en cuenta su situación:

a. Vacuna antimneumocócica de polisacáridos no conjugada
b. Vacuna antimneumocócica de polisacáridos conjugada
c. Vacuna antimneumocócica de polisacáridos no conjugada + Vacuna antimneumocócica de polisacáridos conjugada
d. En la situación de inmunosupresión que se encuentra no se recomienda ninguna vacuna, siendo aconsejable esperar al menos tres meses tras finalizar el tratamiento

1348. En la clase de la guardería de nuestro paciente se ha declarado un caso de meningitis meningocócica:

a. Se deberá hacer quimioprofilaxis a todos los niños y al personal del aula
b. Se deberá hacer quimioprofilaxis a todos los niños y al personal del aula, incluyendo los compañeros del autobús y recreos
c. Se deberá hacer quimioprofilaxis a todos los niños y al personal del aula, añadiendo a nuestro paciente revacunación con vacuna antimeningocócica A+C
d. Sólo si aparece más de un caso en la misma aula se considerarán contactos a todos los alumnos, pero a nuestro paciente sí hay que administrársela, por su inmunosupresión

1349. Quimioprofilaxis que recomendaría en el caso anterior al paciente:

a. Rifampicina oral: 10 mg/Kg (máximo 600 mg) cada 12 horas durante 2 días
b. Rifampicina oral: 5 mg/Kg (máximo 600 mg) cada 12 horas durante 2 días
c. Ceftriaxona IM: 250 mg. Dosis única
d. Ceftriaxona IM: 250 mg/24 h, durante 2 días

1350. En la AIJ juvenil, qué nos ayuda más a establecer el diagnóstico:

a. Evolución clínica
b. Reactantes de fase aguda
c. Pruebas inmunológicas
d. Técnicas radiológicas

Niña de 20 meses de edad que presentó cuadro diarreico agudo afebril hace seis meses autolimitado. Desde entonces refieren los padres que realiza 3-4 deposiciones diarias, muy abundantes, amarillentas, fétidas y con moco. Se acompaña de anorexia intensa, irritabilidad y curva ponderal plana.

Antecedentes familiares: Es la segunda hija de padres jóvenes. Madre con tres abortos. Hermano de siete años que está siendo controlado por anemia ferropénica de larga evolución y talla baja.

Antecedentes personales: Embarazo con amenaza de aborto en tratamiento con tocolíticos y reposo. Parto: EG: 38 S. Amniorrexis 10 horas con líquido claro. Eutócico y cefálico. Apgar: 9-9. Peso: 3.200 gs. Talla: 51 cms. PC: 36 cms. A los doce meses presentaba Peso: 9.8 K (p50- 75), Talla: 74 (p50). PC: 46 cms (p50). Exploración física: Peso: 10 k (p10). Talla 80 cms (p25). Déficit de peso para la talla: 87.7%. Déficit de talla para la edad: 97.5%. Índice Nutricional de Shukla: 90%. Ta Axilar: 36.8 °C. TA: 95/65 mm Hg. Mediano estado general con palidez de piel y de mucosas. Escaso panículo adiposo. Tono y fuerza muscular disminuido.

Auscultación cardiaca: tonos puros y rítmicos no se aprecian soplos. Auscultación respiratoria: ventilación simétrica y ausencia de estertores. Abdomen: prominente a mayor nivel que tórax distendido con hígado a 2 cms de reborde costal, no se aprecia esplenomegalia. Piel: sequedad de piel con pelo ralo, escaso frágil y quebradizo. ORL: lengua normal, orofaringe sin hallazgos relevantes. Genitales femeninos normales. Exámenes complementarios. Hemograma: Hematíes 4.730.000/mm3, Hemoglobina: 9.1 g/dl. Hematocrito: 30.4%. VCM: 66 fl. HCM: 19.6. CHCM: 29.8. Leucocitos: 10.500/mm3 (60% neutrófilos, linfocitos 35%, monocitos 3%, eosinófilos 2%). Plaquetas 260.000 / mm3. VSG: 10 mm/h. Bioquímica sanguínea: Sodio 141 meq/l. K 4.2 meq/l. Cloro 101 meq/l. Proteínas totales: 6.5 g/dl. Albúmina: 4.6 g/dl. Colesterol: 114 mg/dl. Calcio: 9.2 mg/dl. Fósforo: 4.2 mg/dl. Transaminasa oxalacética: 62 U/l. Transaminasa pirúvica: 51 U/l. Ferritina 6 ng/ml. Hierro: 38 mg/dl. Transferrina: 425 mg/dl. Indice saturación transferrina: 10%. Vitamina B12: 524 pgr/ml. Acido fólico: 2.1 ng/ml. Fosfatasa alcalina 256 U/l. IgA: 85 mg/dl. IgM: 95 mg/dl. IGG: 659 mg/dl. Grasa fecal de 72 horas: 5.5 grs/d con ácidos grasos: 4 grs. Acs antigliadina IgA positivos. Anticuerpos antiendomisio IgA negativos. Anticuerpos antitransglutaminasa IgA negativos.

1351. Con los datos expuestos qué diagnóstico le sugiere:

a. Fibrosis quística de páncreas
b. Enfermedad Celíaca
c. Síndrome postenteritis
d. Diarrea crónica Inespecífica

1352. Los valores de los índices antropométricos sugieren malnutrición...

a. crónica leve
b. aguda leve
c. crónica moderada
d. aguda moderada

1353. Qué le sugiere el valor de la grasa fecal de 72 horas:

a. Nada porque es normal para su edad
b. Fibrosis quística de páncreas por el aumento total de grasas y la normalidad de los ácidos grasos
c. Enfermedad Celíaca por el aumento total de grasas y de ácidos grasos
d. Nada por ser una técnica no estándar

1354. Suponga que el caso clínico es una Fibrosis quística de páncreas (FQP) es FALSO:

a. Es una enfermedad de herencia autosómica recesiva
b. Está causada por una mutación del gen que codifica la proteína reguladora de la conductancia de la membrana situado en el cromosoma 7
c. La naturaleza de la mutación se correlaciona con la gravedad pancreática
d. La fisiopatología de la enfermedad se debe a un defecto transportador del Na

---

1355. La madre del paciente del caso anterior le pregunta por la probabilidad de que otro hijo nazca con FQP, tanto el padre como la madre presentan negativos el test del sudor. Usted le responde:

a. 25% de afectos y 75% de portadores
b. 50% de afectos y 50% de portadores
c. 25% de afectos y 50% de portadores, 25% de sanos
d. 25% de afectos y 25% de sanos, 50% de sanos

1356. Señale la afirmación errónea respecto a la clínica de la FQP:

a. Existe una fuerte correlación entre el genotipo y la enfermedad pancreática
b. Existe una fuerte correlación entre el genotipo y la enfermedad pulmonar
c. En la edad escolar suelen estar presentes tanto la enfermedad pancreática como la pulmonar
d. Una de las formas de presentación neonatal puede ser la ictericia prolongada

---

1357. En cuanto a la pancreatitis de la FQP es cierto:

a. Suele ocurrir cuando existe un grado avanzado de insuficiencia pancreática
b. Es una complicación grave que obliga a intervención quirúrgica
c. Suele ocurrir cuando existe suficiencia pancreática
d. Es una complicación excepcional

1358. En el seguimiento de un paciente de FQP para despistaje de enfermedad hepática. Qué haría:

a. Ecografía hepática
b. Bioquímica sanguínea con aminotransferasas, fosfatasa alcalina y GGTP
c. Gammagrafía hepática
d. Son correctas A y B

1359. Suponga que la madre del paciente de la historia clínica ha tenido otro hijo, y le pregunta si este puede estar afectado de FQP. Qué prueba solicitaría:

a. Test del sudor
b. Test de la tripsina Inmunoreactiva (TIR)
c. Detección de la mutación A-F-508
d. Quimotripsina fecal

1360. Suponga que la TIR ha dado positiva y la detección para la mutación A-F-508 ha dado negativa Qué le diría a la madre:

a. Se afirma que su hijo padece FQP
b. Se descarta que su hijo padece FQP
c. Es necesario ampliar la búsqueda de mutaciones presentes en FQP
d. Es necesario observar y ver la evolución del paciente

1361. Cuál de las siguientes pruebas es más específica para diagnóstico de Insuficiencia pancreática exocrina:

a. La elastasa fecal
b. El test de sudor
c. La quimotripsina fecal
d. El test de la TIR

1362. Son criterios diagnósticos de FQP todos EXCEPTO:

a. Familiaridad
b. Enfermedad pulmonar obstructiva crónica
c. Hipoproteinemia
d. Aumento de electrolitos en sudor

1363. En los enfermos de FQP se debe tener en cuenta las siguientes medidas excepto una:

a. Aporte adecuado de enzimas pancreáticas
b. Aporte de vitaminas liposolubles
c. Realizar dieta hiperproteíca
d. En épocas de calor dar suplementos de sal

1364. Son gérmenes frecuentemente implicados en el esputo de niños con FQP todos excepto uno:

a. Estreptococo Beta hemolítico
b. Haemophylus influenzae
c. Staphilococo aureus en la primera infancia
d. Pseudomonas aeruginosa

1365. En cuanto a la FQP es FALSO:

a. La manifestación gastrointestinal más precoz de la Fibrosis Quística es el íleo meconial
b. En algunos casos puede apreciarse el sabor salado del sudor
c. La insuficiencia pancreática siempre esta presente en los casos de FQ
d. La mayoría de los varones adultos tienen azoospermia

1366. Suponga que el paciente del caso clínico presenta una Enfermedad Celíaca (EC). Qué actitud tomaría en primer lugar:

a. Repetiría los acs antigliadina y antitransglutaminasa
b. Solicitaría estudio de HLA clase II para presencia de genes de riesgo de EC
c. Solicitaría Biopsia de intestino delgado
d. Retiraría el gluten de la dieta

1367. Qué criterios diagnósticos aplicaría para confirmar la EC en este paciente:

a. Mejoría clínica tras la retirada del gluten
b. Mejoría clínica y analítica tras la retirada del gluten
c. Mejoría clínica y anatómica tras la retirada del gluten y reaparición de la lesión con la provocación con gluten
d. Mejoría clínica y anatómica tras la retirada del gluten

1368. Qué tratamiento podría estar indicado:

a. Dieta exenta de gluten y esteroides orales
b. Dieta exenta de gluten y ferroterapia oral
c. Dieta exenta de gluten y vitaminas liposolubles
d. Dieta exenta de gluten y antisépticos intestinales

1369. Gen encontrado con mayor frecuencia en los enfermos celíacos:

a. DQB1 02
b. DQB1 04
c. DQB1 05
d. DQB1 06

1370. Sobre el estudio genético de EC:

a. Solo se solicita a familiares que presentan síntomas
b. Si es positivo indica que la persona padece la enfermedad
c. Si es positivo indica que está a riesgo de padecer la enfermedad
d. Si es negativo se descarta la enfermedad

1371. Todas las enfermedades siguientes excepto una se encuentra asociada a la Enfermedad Celíaca:

a. Artritis crónica Idiomática
b. Carcinoma de Tiroides
c. Estomatitis aftosa recurrente
d. Síndrome Down

1372. La EC es considerada como:

a. Una intolerancia permanente al gluten
b. Una alergia al gluten
c. Una intolerancia transitoria al gluten
d. Una intolerancia a las proteínas de los cereales

1373. Para el seguimiento del cumplimiento de la dieta de la EC la determinación más útil es:

a. La Ferritina sanguínea
b. El folato en sangre
c. El anticuerpo IgA antigliadina
d. El anticuerpo IgA antitransglutaminasa

1374. A que pacientes se le llama Enfermedad Celíaca Potencial:

a. Clínica presente, atrofia vellositaria, genética ausente
b. Clínica ausente, atrofia vellositaria, genética presente
c. Clínica ausente, mucosa intestinal normal, genética presente
d. Clínica ausente, mucosa intestinal normal., genética ausente

1375. Suponga que al paciente del caso clínico acude a su consulta después de 9 meses de retirar el gluten de la dieta. La madre manifiesta que realiza buen cumplimiento de la misma. Usted solicita hemograma y bioquímica que son normales, anticuerpos antigliadina IgA que son negativos y anticuerpos antitransglutaminasa IgA levemente positivos:

a. Toma subrepticia de gluten
b. Hay que revisar el diagnóstico, probablemente no tiene una Enfermedad Celiaca
c. Ha aparecido una complicación, búsqueda activa de la misma
d. Puede ser un curso normal de la enfermedad

1376. Suponga que el paciente acude nuevamente a los 2 años a su consulta y descubre que realiza transgresiones dietéticas continuas, y la madre comenta que está asintomático con buen desarrollo ponderoestatural Qué argumento utilizaría para convencer a la madre de la importancia del seguimiento de la dieta exenta de gluten:

a. Para que no presente diarreas continuas
b. Para que no presente dolor abdominal
c. Para evitar complicaciones posteriores en la edad adulta como carcinomas de intestino o enfermedades autoinmunes
d. Para que no presente déficit de vitaminas y minerales

1377. En la enfermedad celiaca es FALSO:

a. La reintroducción del gluten va seguida de la reaparición de la alteración morfológica de la mucosa intestinal
b. La morfología vellositaria que acompaña a la enfermedad celiaca no se observa en otros procesos
c. En niños celiacos correctamente tratados puede obtenerse normalización completa de la mucosa intestinal
d. Se presenta en niños de entre 2-3 años que consultan por diarrea malabsortiva, vómitos, cambios de carácter falta de apetito y estacionamiento de la curva de peso

1378. Al planear la dieta de un enfermo celiaco podemos utilizar de los siguientes alimentos solo:

a. Sopas de sobre
b. Leches malteadas
c. Pastas italianas (macarrones tallarines...)
d. Arroz, tapioca, maíz

1379. Elija de entre las siguientes asociaciones la menos frecuente:

a. Hipoplasia de esmalte y enfermedad celiaca
b. Mayor incidencia de litiasis de las glándulas salivares y fibrosis quística
c. Aumento de tamaño de las glándulas submandibulares y colitis ulcerosa
d. Ulceras aftosas recurrentes y enfermedad de Chron

1380. La gliadina se encuentra en la fracción soluble en alcohol del gluten en todos los siguientes cereales excepto en:

a. Avena
b. Cebada
c. Maíz
d. Centeno

1381. Uno de los enunciados siguientes es típico de una diarrea crónica osmótica:

a. Presencia de fibras musculares en el examen fresco de heces
b. Presencia de sangre oculta en las heces
c. Aumento del gap osmótico en heces
d. Disminución del gap osmótico en heces

1382. Entre las siguientes causas de diarrea osmótica todas las siguientes EXCEPTO:

a. Virus : Adenovirus, rotavirus
b. Fármacos laxantes
c. Malabsorcion de fructosa
d. Reacciones alérgicas a la soja y a la leche de vaca

1383. Solo una de las entidades siguientes NO es causa de malabsorcion intestinal:

a. LInfagiectasia intestinal
b. Vipoma
c. Enfermedad inflamatoria intestinal crónica
d. Inmunodeficiencias

1384. En una diarrea crónica en la que se sospecha una enteropatía pierde proteínas, cuál de los siguientes es el marcador más útil:

a. Elastasa fecal
b. Quimotripsina fecal
c. Alfa-1-antitripsina fecal
d. Calprotectina fecal

1385. En la Colitis ulcerosa:

a. El comienzo suele es insidioso
b. Hay generalmente afectación perianal
c. Son frecuentes las fístulas
d. Hay afectación continua del colon

1386. En la enfermedad de Crohn es FALSO:

a. Presencia de retraso en el crecimiento
b. Presencia de dolor abdominal y diarrea
c. En más del 80 % los síntomas se inician hacia los 21 años
d. El íleon terminal se afecta alrededor del 50%

1387. En el tratamiento de la Diarrea Crónica Inespecífica es FALSO:

a. Restricción del consumo de zumos
b. Normalización de la ingesta de líquidos y de grasa en la dieta
c. Incremento de fibra en la dieta
d. Dieta astringente con restricción de grasa y aumento de líquidos durante los accesos

1388. En la diarrea crónica inespecífica es FALSO:

a. Constituye la causa más frecuente de diarrea crónica
b. Inicio entre los 6 meses y los 2 años
c. Se acompaña de malabsorcion
d. El diagnóstico diferencial se debe hacer fundamentalmente con la giardiasis y el déficit congénito de sacarasa-isomaltasa

1389. En la diarrea crónica inespecífica:

a. Se acompaña de malnutrición
b. Se acompaña de deshidratación
c. La repercusión sobre el estado nutritivo es escasa ó nula
d. El tratamiento debe ser precoz con objeto de evitar atrofia de vellosidades

1390. En la Intolerancia a las proteínas de la leche de vaca:

a. El diagnóstico debe de confirmarse con biopsia intestinal
b. El diagnóstico es clínico con respuesta satisfactoria a la retirada de las proteínas de vaca de la dieta y tolerancia de la misma tras la provocación
c. Suele existir valores elevados de IgE específica a proteínas de leche de vaca en suero
d. El tratamiento de elección son las fórmulas de soja

1391. La intolerancia a las proteínas de la leche de vaca NO se caracteriza por:

a. Suele aparecer en los primeros 6 meses de vida
b. La proteína de la leche de vaca con mayor poder antigénico es la seroalbúmina
c. Las lesiones anatomopatológicas son indistinguibles de las de la celiaquía
d. Un alto porcentaje de niños con IPV tienen antecedentes familiares de atopia

1392. Suponga que el paciente de la historia clínica presenta un síndrome postenteritis. Qué NO esperaría encontrar:

a. Aumento de la presencia de H2 espirado en el aire a los 60 minutos tras sobrecarga de lactosa
b. Aumento de la presencia de H2 espirado en el aire a los 120 minutos de sobrecarga tras lactosa
c. Aumento de fibras musculares en el examen fresco de heces
d. Presencia de cuerpos reductores en heces

1393. En el tratamiento del síndrome postenteritis NO es de utilidad:

a. Retirar las proteínas de la leche de vaca
b. Antisépticos intestinales
c. Retirar la lactosa de la dieta
d. Dieta astringente

1394. En la causa del síndrome postenteritis interviene todo EXCEPTO:

a. Factor genético predisponente
b. Dietas hipocalóricas o hiperosmolares
c. Lesión de mucosa intestinal
d. Intolerancia secundaria a los hidratos de carbono

1395. La Radiografía simple de abdomen tiene las siguientes indicaciones EXCEPTO:

a. Ingestión de cuerpo extraño
b. Dolor abdominal con defensa
c. Masa abdominal palpable
d. Diarrea crónica

1396. Sobre el test de hidrógeno espirado señale las FALSA:

a. Puede haber falsos negativos en individuos no formadores de hidrógeno
b. Puede haber falsos negativos si ha habido uso previo de antibióticos
c. Es un método incruento
d. Es menos especifico y sensible que el estudio de la glucemia capilar tras la administración de carbohidratos

1397. Sobre la malabsorción de los Hidratos de Carbono solo uno de los enunciados es FALSO:

a. La forma más frecuente es la intolerancia secundaria a disacáridos
b. Presenta asociación frecuente con la intolerancia a proteínas de la leche
c. Se acompaña con frecuencia de heces con olor pútrido intenso
d. El efecto osmótica del azúcar no hidrolizado puede conducir a una dilución de los ácidos biliares afectando la digestión de las grasas

1398. En el diagnóstico de malabsorción de Hidratos de Carbono se realizan las siguientes pruebas excepto una:

a. Ph fecal y cuerpos reductores en heces
b. Determinación fecal de la quimotripsina
c. Determinación de las oligosacaridasas
d. Prueba del hidrógeno espirado

1399. Para el diagnóstico de la intolerancia a la lactosa, cuál de las siguientes pruebas es más específica:

a. Determinación del ácido láctico en heces
b. Prueba de la D-Xilosa
c. Test de hidrógeno espirado
d. Coprocultivo

1400. Tratamiento empírico de una infección por Campylobacter jejuni:

a. Cotrimoxazol a 10 mg /Kg/día
b. Amoxicilina Clavulánico 40 mg / Kg / día
c. Eritromicina 50 Mg /Kg/día
d. Trimetropin Sulfametoxazol 6/40 mg/Kg/día

A su consulta programada de Asma, en la visita, acude Manuel, un niño de 7 años, que desde hace varios meses le notan 'pitos' y fatiga al respirar, acompañados de tos seca, varios días por semana. Los síntomas se presentan tras el ejercicio físico y alguna vez lo despiertan por la noche, mejorando con un medicamento (32, que le prescribieron en urgencias y ha utilizado de forma esporádica. Durante este tiempo ha llevado con normalidad las actividades diarias, aunque ha mostrado rechazo a participar en la clase de educación física.

Como antecedentes personales la madre refiere que presentó un cuadro de bronquitis con 'pitos' por primera vez cuando tenía meses de edad, estos episodios se fueron repitiendo coincidiendo con los catarros hasta la edad de 3 años, habiendo estado desde entonces asintomático hasta hace unos meses. También refiere que en la etapa de lactante presentaba eczemas en la cara y hombros que desaparecieron posteriormente aunque se queja de piel seca y picor. No ha presentado ninguna otra enfermedad de interés, ni ha sido intervenido quirúrgicamente de nada hasta ahora. Como antecedentes familiares la madre refiere dermatitis de contacto con los metales y en alguna ocasión 'pitos' con los resfriados. No son fumadores nadie en la familia, viven en una ciudad costera a orillas del mar, en una casa poco soleada, en el dormitorio del niño tiene algunos juguetes de peluche y conviven con un perro que a veces duerme con el niño en su habitación.

En este último año ha tenido que acudir en 2 ocasiones al servicio de urgencias por sentirse mal y la familia esta muy angustiada por que le han diagnosticado asma. En la exploración clínica el desarrollo psicomotor y pondoestatural es normal, la auscultación cardiorrespiratoria es normal, la exploración por órganos y aparatos no revela ningún signo de interés excepto una xerosis generalizada, pliegue infraorbitario de Dennie-Morgan y lesiones de rascado en huecos poplíteos. En esta primera visita usted tiene que explicarles que es el asma y explorar sus dudas y temores sobre esta enfermedad. Usted comienza explicando que el asma es una enfermedad crónica, de las vías aéreas en la que se producen episodios recurrentes de sibilantes y tos persistente, en una situación donde el asma es muy probable y donde se han descartado otras causas menos frecuentes.

1401. Al explicarle a la familia qué es una enfermedad crónica... es FALSO:

a. Es aquella enfermedad que presenta una duración en el tiempo mayor de 3 meses
b. Consume recursos de salud en varios ámbitos asistenciales
c. Provoca discapacidad
d. Necesita la respuesta de un equipo multidisciplinar sanitario y no sanitario que le permita integrar y normalizar su vida

---

1402. El asma es la enfermedad crónica más prevalente en edad pediátrica. Qué porcentaje (aprox.) supone del total de niños y adolescentes con enfermedades crónicas atendidos en una consulta de AP:

a. 60%   b. 40%   c. 70%   d. 50%

1403. La madre le pregunta si es común esta enfermedad en los niños y usted sabe que según la fase III del estudio ISAAC sobre la prevalencia activa de asma en España en los últimos años las cifras se encuentran en torno al:

a. 10%   b. 8%   c. 12%   d. 15%

1404. En cuanto a la prevalencia de asma y sexo es FALSO:

a. En la primera infancia y la edad escolar el asma es más frecuente en varones
b. Durante la adolescencia las cifras se igualan
c. La prevalencia de síntomas relacionados con el ejercicio es claramente más elevada en varones
d. A partir de la edad adulta el asma es más frecuente en mujeres

---

1405. Prevalencia de asma y gravedad:

a. La forma más frecuente en la infancia es la intermitente de manera que entre el 20-30% de pacientes se encontrarían en este grupo
b. La forma grave se encuentra en torno al 5-10%
c. La forma moderada es la más frecuente encontrándose en esta forma en torno al 60-70%
d. Las formas graves han aumentado en los últimos años alcanzando en torno al 20%

1406. La madre le comenta que a ella nunca le dieron importancia cuando el niño era pequeño que tuviera 'pitos' y creía que se trataba de una enfermedad banal y sin consecuencias. Usted le explica a cerca de la historia natural de la enfermedad que (señale la errónea):

a. Antes de los 2 años los episodios de sibilancias son muy frecuentes, hasta un tercio de todos los menores de 24 meses pueden presentar al menos 1 episodio
b. La mayoría de episodios a esta edad están asociados a infecciones virales
c. Hasta el 80% de estos niños acabarán por superar sus problemas respiratorios y no tendrán asma en el futuro
d. A esta edad solo el 7.5% de los niños cumplen criterios diagnósticos clínicos de asma

---

1407. Según la clasificación fenotípica de asma en el lactante, nuestro paciente pertenece al fenotipo:

a. Sibilancias tempranas transitorias
b. Asma del lactante-asma infantil
c. Sibilancias persistentes no atópicas
d. Sibilancias-asma atópica

1408. La madre tiene entendido que "esta enfermedad desaparecerá cuando se haga mayor" pero usted le informa de que la evolución es:

a. A los 14 años el 20% está asintomático
b. Un 15% tiene síntomas infrecuentes
c. Un 20% presenta síntomas frecuentes
d. Un 45% síntomas persistentes

1409. Qué Factor de riesgo está más fuertemente relacionado con la persistencia de asma:

a. La gravedad de los síntomas en la primera infancia
b. La presencia de atopia
c. La hiperreactividad bronquial
d. La exposición a humo de tabaco

1410. Nos preguntan cómo puede diagnosticarse el asma. Respondemos que el diagnóstico se basa en 3 premisas fundamentales. Señale la FALSA:

a. Historia clínica y exploración física sugerentes
b. Demostración de obstrucción al flujo aéreo
c. Demostración de la existencia de atopia mediante test cutáneos o técnicas in Vitro
d. Exclusión de posibles diagnósticos alternativos

1411. Entre los síntomas y signos cínicos del asma el menos específico es:

a. Sibilantes
b. Tos
c. Disnea
d. Sensación de opresión torácica

1412. De los datos obtenidos en la exploración clínica cuál indicará siempre obstrucción bronquial:

a. Sibilantes inspiratorios
b. Sibilantes espiratorios
c. Cianosis
d. Taquipnea

1413. Sobre los estudios complementarios en el asma infantil es FALSO:

a. Incluyen pruebas para identificar los alérgenos responsables
b. Permiten realizar el diagnóstico diferencial con otras enfermedades
c. Deben de hacerse de forma rutinaria
d. Hay que individualizarlos en cada paciente

1414. La prueba fundamental para demostrar la obstrucción al flujo aéreo es la espirometría. Usted se dispone a realizársela a su paciente pero antes debe preguntar a la familia si el niño sigue algún tratamiento qué fármacos NO interfieren con el resultado de la espirometría:

a. Corticoides inhalados
b. B2 de acción corta
c. B2 de acción larga
d. Corticoides sistémicos

1415. Antes de proceder a evaluar los resultados usted debe haber comprobado:

a. Que las curvas son aceptable
b. Que las curvas son reproducibles
c. Que los resultados se adaptan a la situación clínica del niño
d. Todas son correctas

1416. De estos parámetros cuál es el menos valorable en el asma:

a. CVF
b. FEV1
c. FEF25-75%
d. Relación FEV1/CVF

1417. Qué parámetro de los siguientes es el menos reproducible por su variabilidad:

a. FEV1
b. FEF25-75%
c. CVF
d. PEF

1418. Cuál depende del esfuerzo espiratorio:

a. PEF
b. CVF
c. FEV1
d. FEF25/75%

1419. El único patrón oro en la valoración del asma es:

a. CVF
b. FEV1
c. FEF25/75%
d. FEV1/CVF

1420. Usted realiza la espirometría al paciente y obtiene los siguientes resultados:

	Paciente	Teórico	%
CVF	3,07	3,53	87,00
FEV1	2,30	2,93	78,40
FEFV1/CVF	74,90	83,00	—
FEF25-75%	1,85	3,32	55,80

Cómo considera esta espirometría:

a. Normal ya que la CVF es mayor del 80%
b. Obstrucción leve ya que el FEV1 es menor del 80%
c. Obstrucción moderada ya que el FEF 25/75% está muy disminuido
d. No son valorables los resultados

1421. Tras conocer los resultados de la espirometría basal decide realizar una prueba de broncodilatación y obtiene los siguientes resultados:

	PRE	POST	%PRE
CVF	3,07	3,11	0.40
FEV1	2,30	2,45	6,50
FEV1/CVF	74,90	80,60	13,90
FEF25/75%	1,85	1,28	65,80

Cómo interpreta los resultados:

a. La prueba es positiva porque el FEF25/75% ha aumentado un 65,8%
b. La prueba es negativa ya que el FEV1 ha aumentado un 6,5%
c. La prueba es positiva ya que la relación FEV1/CVF ha aumentado un 13,9%
d. La prueba es negativa puesto que la CVF solo ha aumentado un 0.4%

1422. Según los resultados obtenidos en las dos espirometrías usted cataloga la obstrucción bronquial del niño como:

a. Leve
b. No existe obstrucción
c. Moderada
d. Grave

1423. Además de la espirometría existe otra herramienta para objetivar la obstrucción al flujo aéreo que es la medición del FEM. Qué ventajas cree que puede ofrecer: (señale la FALSA):

a. Puede realizarse en el domicilio
b. Es de fácil manejo
c. Cuando existe sospecha de asma con espirometría normal el aumento de la variabilidad del FEM permite confirmar el diagnóstico de asma
d. Cuando existe sospecha de asma con una espirometría normal, la medida de la variabilidad del FEM negativa permite descartar el diagnóstico

1424. Qué fármacos NO influyen en la realización de prick test:

a. Pauta corta de corticoides orales
b. Ranitidina
c. Ketotifeno
d. Loratadina

1425. Antes de hacer un prick test tendremos en cuenta (señale cuál NO):

a. Los pacientes tratados con inmunoterapia son menos reactivos
b. Se deben medir los diámetros mayor y perpendicular de la pápula o habón, no del eritema
c. Existe un ritmo circadiano por lo que las pruebas son más positivas por la mañana que por la tarde
d. Siempre debe realizarse un control positivo y negativo

1426. Realiza los prick test a su paciente y obtiene los siguientes resultados: Dermatofagoides pteronisimus +++, Dermatofagoides faringe ++, Epitelio de perro ++++, Histamina +++. Con estos resultados y la historia clínica como informaría a la familia del control ambiental y de los desencadenante (señale la FALSA):

a. Deben retirar de la habitación todos los objetos que acumulan polvo
b. Deben evitar el humo de tabaco
c. Deben ventilar las habitaciones
d. Deben separar el animal del niño ya que en la sensibilización por epitelios de animales los síntomas desaparecen rápidamente tras evitar el contacto

1427. El proceso diagnóstico del asma debe completarse con la definición de la gravedad de la misma. Entre los datos presentados en la historia clínica y en las pruebas diagnósticas no es útil para clasificar la gravedad:

a. La espirometría
b. La repercusión de la enfermedad en las actividades diarias del niño
c. La exploración clínica
d. Uso de la medicación de rescate

1428. Considerando de forma aislada los datos de anamnesis presentados en el caso clínico y según la escala de la iniciativa global para el asma (GINA) la enfermedad de este niño puede clasificarse como:

a. Intermitente
b. Leve persistente
c. Moderada persistente
d. Grave

1429. Considerando de manera conjunta los datos de la anamnesis y de la función respiratoria, cómo clasificaría el asma de este niño según la escala GINA:

a. Intermitente
b. Leve Persistente
c. Moderada persistente
d. Grave

1430. Y según la Guía Española para el Manejo del Asma cómo se clasifica:

a. Episódica ocasional
b. Episódica frecuente
c. Persistente Moderada
d. Persistente grave

1431. Según el valor del FEM el asma se clasifica (señale la errónea):

a. Leve intermitente si el FEM es mayor o igual al 80% o la variabilidad menor del 20%
b. Leve persistente si el FEM es mayor o igual al 80% y la variabilidad entre 20-30%
c. Moderada si el FEM está entre 60-80% y la variabilidad entre 20-30%
d. Grave si FEM menor de 60% y variabilidad mayor de 30%

1432. Antes de iniciar el Tratamiento tiene que tener en cuenta cuales son los objetivos demostrados (señale la errónea):

a. El control de los síntomas
b. Prevenir el broncoespasmo inducido por el ejercicio
c. Prevenir las exacerbaciones
d. Mejorar la función pulmonar impidiendo su deterioro a largo plazo

1433. En el tratamiento de fondo del asma:

a. Los corticoides inhalados son de 1a elección en todas las edades
b. Los corticoides inhalados no pueden iniciarse solos sino en terapia combinada
c. Los corticoides inhalados no son de 1a elección en niños pequeños
d. Los B2 de larga acción son de 1a elección en niños mayores

1434. Cuando introducimos corticoides inhalados en el tratamiento del asma leve o moderada:

a. Debe hacerse con la dosis más alta posible que no produzca efectos secundarios
b. Es mejor comenzar con dosis bajas y subir si es necesario
c. Es mejor comenzar con terapia combinada
d. La fluticasona tiene una potencia menor que la budesonida y beclometasona que son equipotentes entre si

1435. En el tratamiento de fondo del asma el Montelukast (señale la errónea):

a. Se puede usar en terapia combinada en todas las edades
b. Es una opción alternativa de entrada cuando la familia rechaza los corticoides
c. Son de elección en terapia combinada en menores de 5 años
d. No deben utilizarse nunca en monoterapia

1436. Después de todas las consideraciones anteriores qué tratamiento iniciaría en su paciente:

a. 100-200 pg de budesonida equivalente cada 12 horas
b. 400-800 pg de budesonida equivalente cada 12 horas
c. 400 pg de budesonida equivalente una vez al día
d. 100-200 pg de budesonida más Q>2 de larga acción

1437. Según la edad, grado de conocimiento y entrenamiento de la familia y el niño, qué sistema de inhalación NO elegiría:

a. Inhalador presurizado MDI
b. Sistema autohaler
c. MDI con cámara espaciadora
d. Inhaladores de polvo seco

1438. Son ventajas de los inhaladores presurizados MDI todas EXCEPTO:

a. Eficacia superior al polvo seco
b. Son pequeños y ligeros
c. Seguridad de que la dosis administrada es exacta y reproducible
d. Esterilidad del fármaco por el hermetismo del sistema

1439. Antes de terminar la visita hay que iniciar al niño y la familia en el autocontrol o control familiar del asma ya que (señale la FALSA):

a. Disminuye la morbilidad del asma
b. El grado de autocontrol que se consigue es mayor en los niños con asma leve y moderada
c. Es eficaz tanto en programas de educación grupal como individual
d. Las instrucciones educativas desde la atención primaria basadas en el autocontrol reducen los costes directos e indirectos

1440. Es fundamental en el autocontrol la existencia de un plan escrito basado en el registro diario de síntomas o en la monitorización del FEM. Qué debe recogerse en el registro de síntomas: (señale la FALSA):

a. Medicación a tomar regularmente
b. Signos de buen control de asma
c. Evitación de desencadenantes y fecha de próxima cita
d. Plan de acción ante la crisis

1441. Cuándo volvería a citar a su paciente para visita de control:

a. Entre 1-2 meses después de la 1a visita
b. Entre 2-4 semanas después de la 1a visita
c. A los 3 meses de la 1a visita
d. Cuando tenga síntomas

1442. Manuel acude a consulta antes de la fecha indicada por presentar desde hace 2 días tos que va en aumento y sensación de ahogo al correr. Desde anoche le notan 'pitos' y dificultad para respirar. En la expiración apreciamos que habla de forma entrecortada con tiraje intercostal evidente. A la auscultación presenta sibilancias inspiratoria y espiratorias bilaterales, taquicardia y taquipnea moderada, no hay cianosis ni otros hallazgos de interés:

a. Administrar un agonista Beta2 y oxígeno con mascarilla o gafas nasales
b. Administrar sólo un agonista Beta2
c. Administrar un agonista Beta2 con aparato de aerosolterapia
d. Administrar un agonista Beta2 de acción corta más bromuro de ipatropio

1443. Sobre e l uso de los Beta2 agonistas de acción corta en las crisis, es FALSO:

a. Son los medicamentos de elección en todas las crisis de asma
b. La vía de elección es la inhalada en todos los grupos de edad
c. Su administración con cámara espaciadora se muestra tan eficaz como su administración mediante nebulización con menores efectos secundarios
d. En caso de administrarse mediante nebulización debe hacerse mediante aparatos de aire comprimido, no es necesario siempre usar oxigeno

1444. El bromuro de ipatropio está indicado en:

a. Crisis moderadas
b. Crisis leves
c. Crisis moderadas asociado a Q>2
d. Crisis grave asociado a R2

1445. Tras el tratamiento realizado Manuel muestra una franca mejoría de la sintomatología y un FEM del 88% del valor teórico, esta mejoría se mantiene más de dos horas:

a. Se le da el alta al domicilio debiendo ser revisado en un plazo corto de tiempo
b. Se le da el alta al domicilio pautando tratamiento con G2
c. Se le da el alta al domicilio con &2 de acción corta a demanda más corticoides por vía sistémica
d. Es preciso derivarlo al hospital debido a la gravedad de la crisis y el alto riesgo de recidiva

1446. La vía de elección para la administración del corticoide sistémico en la crisis de asma es:

a. La vía oral
b. La vía intramuscular
c. La vía intravenosa
d. La vía inhalada

1447. Según la gravedad de la crisis que ha tenido Manuel Cuándo volvería a revisarlo:

a. A los 2-3 días
b. A las 24 horas
c. A las 48 horas
d. A la semana

1448. Cuando acude a revisión se encuentra asintomático con un FEM dentro de su normalidad. La familia reconoce que no ha utilizado la medicación controladora de forma adecuada ya que el niño olvida realizarlo algunos días. Para mejorar la adherencia al tratamiento usted:

a. Critica la actuación del niño y la familia
b. Les hace sentir culpables de haber sufrido la crisis
c. Les hace saber que de seguir así mejor no vuelvan a la consulta
d. Les pide alternativas para solucionar el problema

1449. Manuel vuelve a revisión a la consulta programada y refiere que se encuentra mucho mejor pero aún nota tos y pitos tras el ejercicio en algunas ocasiones y despertares nocturnos aislados. Estrategia a seguir:

a. Aumentar la dosis de corticoides
b. Asociar un Q>2 de larga acción
c. Asociar un antagonista de los leucotrienos
d. Cambiar el dispositivo de la medicación y dejar la misma dosis

1450. Cuando acude de nuevo para revisión en consulta programada se encuentra bien no ha tenido síntomas y el FEM ha permanecido en límite normales. Qué cambios realiza en el tratamiento:

a. Disminuye la dosis
b. Mantiene la misma medicación durante un mes y comienza a disminuir
c. Cambia la asociación por monoterapia
d. Mantiene la medicación durante tres meses y vuelve a citar para valoración

1451. Madre primeriza que ofrece lactancia materna exclusiva y durante los primeros días presenta dolor al inicio de cada toma, motivo por el que consulta. Cuál NO es una causa de mastalgia:

a. Mala posición del bebé al mamar
b. Tomas prolongadas
c. Frenillo lingual corto
d. Lavados frecuentes del pezón con jabón

1452. Sería una actitud INCORRECTA:

a. Indicarle que se lo ponga al pecho para comprobar la técnica
b. Realizar o indicar una frenulectomía en caso de anquiloglosia
c. Recomendar un lavado con jabón tras cada toma
d. Recomendar una crema con lanolina

1453. Al cabo de una semana aparecen grietas sangrantes en el pezón derecho y dolor durante toda la toma. El bebé presenta cierta regurgitación con un poco de sangre. Entre las recomendaciones para tratar las grietas, NO está:

a. Corregir la mala postura
b. Introducir el pezón y parte de la aréola dentro de la boca del bebé
c. Secar los pezones al aire libre y mantener los restos de leche
d. Utilizar pezoneras para el tratamiento de las grietas

1454. Consulta nuevamente a las 3 semanas de vida porque ha sido diagnosticada de mastitis en un servicio de urgencias. Se le ha recomendado suspender la lactancia materna de forma inmediata con apoyo farmacológico e indicado tratamiento con telitromicina y diclofenaco. La madre nos consulta cómo seguir dándole el pecho:

a. Seguir las indicaciones que ha recibido en urgencias. En todo caso y una vez resuelto el cuadro pude realizar una relactación con apoyo farmacológico y la ayuda de una asesora de lactancia
b. Puede seguir amamantando pero debería modificarse el tratamiento antibiótico
c. Puede seguir amamantando con el mismo tratamiento
d. Puede sacarse la leche y desecharla pues está infectada

1455. Consulta nuevamente a los 4 meses de edad por referir que desde hace 10 días no realiza ninguna deposición, situación que ha ido apareciendo de forma paulatina desde los 2 meses. Nos pide consejo sobre el empleo de laxantes, estimulación anal o modificación de la dieta:

a. Recomendar la introducción de frutas
b. Recomendar estimulación anal con cuidado
c. Indicar un laxante suave
d. Tranquilizar a la madre y recomendarle que siga con lactancia materna exclusiva hasta los 6 meses de edad

1456. Tras las medidas recomendadas en la anterior visita vuelve a consultar una semana más tarde pues le ha comentado una amiga que las regurgitaciones del bebé 'no pueden ser normales'. Qué pregunta para ampliar la anamnesis es más irrelevante:

a. Preguntarle por el aumento del peso del bebé
b. Preguntarle si duerme bien el bebé
c. Preguntarle sobre la introducción de nuevos alimentos
d. Preguntarle por el número de regurgitaciones

1457. Tras completar la anamnesis en la que nos refiere que las regurgitaciones son muy frecuentes, el bebé pone peso de forma adecuada, no está irritable, duerme bien y no sabe si la abuela en algún momento le ha podido dar algún alimento, pues comenzó a trabajar en su negocio hace unos 15 días y pasa una gran parte de la mañana y la tarde con ella Cuál de las siguientes medidas le parece más acertada:

a. Indicar la recolección de una muestra de orina para realizar una tira reactiva
b. Solicitar analítica para descartar alergia a proteínas de leche de vaca
c. Indicarle que solicite cita para la próxima revisión del Programa de Salud Infantil a los 6 meses con enfermería
d. Indicar que en caso de darle ayudas, sea con leche antirreflujo

1458. Cuando nuestro paciente tiene 7 meses, recibimos una llamada de su madre, pues no le quedó muy claro en la visita de los 6 meses, las hortalizas que podía ofrecer a su hijo. Otra madre le ha comentado que no conviene dar las que tienen mayor contenido en nitratos Cuál de estas hortalizas tiene MENOR contenido en nitratos y es la única que podemos recomendar sin restricciones:

a. Remolacha
b. Acelga
c. Cebolla
d. Apio

1459. También pregunta sobre la introducción del pescado. También tiene entendido que algunos no son aconsejables de consumir por el contenido de mercurio. Cuál de estas especies NO se recomienda para su consumo en menores de 1 año:

a. Caballa
b. Boquerón
c. Sardina
d. Atún rojo

1460. Finalmente nos pregunta por los tipos de carne y nos pide que le señalemos cuál de las siguientes alternativas se considera carne roja:

a. Ternera lechal
b. Avestruz
c. Pavo
d. Conejo

1461. Tras resultar todos los controles previos normales, consulta nuevamente a los 8 meses de edad un viernes a las 12:00 horas cuando ya se han llevado las muestras de las extracciones del día al laboratorio. Su madre refiere notar que desde hace unos 15 días come algo menos de lo habitual y está algo irritable. Regurgita de vez en cuando, cosa que antes no hacía y lleva un mes que no pone peso. La pasada noche ha estado con febrícula y ha vomitado en una ocasión. Ante la sospecha de ITU realizamos una tira reactiva de orina en una muestra recogida mediante bolsa Cuál de las siguientes actitudes sería la indicada en función del resultado:

a. Si tiene leucocitos y nitritos positivos, debemos diagnosticar ITU y tratar con un antibiótico de forma empírica y realizar un urocultivo tras completar el tratamiento
b. Si tiene nitritos y leucocitos negativos podemos descartar por completo la existencia de una ITU
c. Si tiene sólo nitritos positivos con leucocitos negativos, probablemente estemos ante un falso positivo y debemos repetir las pruebas el lunes si persisten los síntomas
d. Si tiene leucocitos positivos y nitritos negativos, debemos derivar al hospital para realizar un examen en fresco de orina para sedimento y que se adopte la actitud adecuada al resultado

1462. Tras llegar a la conclusión de que el cuadro anterior era una ITU y en ausencia de un informe local de resistencias en el que sustentarnos Qué tratamiento antibiótico empírico NO estaría indicado realizar:

a. Cefixima
b. Cotrimoxazol
c. Amoxicilina-Acido clavulánico
d. Cefalexina

1463. Además de lo indicado con anterioridad y en un entorno sin restricciones a la solicitud de pruebas de imagen, qué prueba solicitaría:

a. Una ecografía un vez superado el cuadro agudo
b. Una ecografía y una CUMS una vez superado el cuadro agudo
c. Una ecografía y una cistografía isotópica una vez superado el cuadro agudo
d. En el contexto clínico descrito no es necesario solicitar ninguna prueba de imagen

1464. En cuanto a la profilaxis de futuros episodios de ITU en este paciente Qué indicaría:

a. Cefixima
b. Cotrimoxazol
c. Azitromicina
d. En el contexto clínico descrito no indicaría profilaxis de futuros episodios

1465. Con 11 meses de edad, tras haber evolucionado de forma favorable y siguiendo nuestras recomendaciones en cuanto a las cuestiones anteriormente planteadas, vuelve a consultar por un cuadro de fiebre, rinorrea, tos, irritabilidad y anorexia. Nos refiere además que tiene una dermatitis en el área genital que la hace preocuparse por la posibilidad de una nueva ITU. Sería INCORRECTO:

a. Realizar una exploración física completa
b. Interrogar sobre la toma reciente de antibióticos
c. Interrogar sobre antecedentes de infecciones respiratorias (otitis, sinusitis, bronquiolitis, neumonía...)
d. Realizar una tira reactiva de orina

1466. La familia acude nuevamente un lunes a primera hora a consulta a los 14 meses de edad. Nos refiere que lleva unas 48 horas con fiebre de 38°, irritabilidad, anorexia, algún vómito de forma aislada. Mantiene un buen estado general y niega otros síntomas respiratorios (tos, rinorrea, dolor faríngeo, otalgia...). Tras completar exploración física y realizar o programar una serie de pruebas diagnósticas, decidimos comenzar tratamiento antibiótico empírico de una probable ITU. La madre refiere que hace un mes, en el contexto de una OMA, que se trató con amoxicilina, apareció un exantema urticariforme que fue diagnosticado en el

hospital comarcal como 'alergia a la amoxicilina'. Para complicar la cosa, aún no disponemos de un informe de sensibilidad local en gérmenes aislados en urocultivo. Cuál de los siguientes antibióticos podríamos emplear de forma empírica aquí::

a. Ampicilina
b. Cefuroxima axetilo
c. Cotrimoxazol
d. Azitromicina

1467. Nuestra paciente falta a las siguientes visitas de control por un problema familiar y vuelve a venir tras un mes, sin cita, porque han avisado desde el colegio a la familia por una crisis de tos y pitos que ha aparecido durante la clase de educación física de primera hora. La madre nos refiere que la llevó a casa y le administró 2 puff de salbutamol sin cámara, pues lo hace muy bien y no la necesita, a pesar de lo cual no mejora la tos y acude a consulta:

a. Obtener un registro de pulsioximetría
b. Revisar la técnica de inhalación
c. Realizar una radiografía de tórax
d. Administrar oxígeno de entrada

1468. Tras completar la valoración clínica nos encontramos a un niña que nos relata lo que le ha ocurrido de forma fluida y bien orientado: que tuvo que parar de hacer deporte y que no podía siquiera caminar sin ahogarse, por lo que tuvo que sentarse. Tiene una FC de 95 lpm, una SpO_2 de 96 y una frecuencia respiratoria ligeramente aumentada. Se auscultan sibilancias espiratorias. Cómo clasificaría la intensidad de la crisis:

a. Menos leve
b. Leve
c. Moderada
d. Menos grave

1469. Antes de indicar el tratamiento la madre nos advierte que el inhalador que le ha aplicado no le ha hecho nada y que a su hijo mayor cuando lo lleva a urgencias siempre le ponen salbutamol nebulizado con oxígeno. Qué tratamiento emplearías:

a. Salbutamol MDI con cámara espaciadora 4 puff y reevaluar en 15 minutos
b. Salbutamol nebulizado 3 dosis separadas 20 minutos y reevaluar en una hora
c. Salbutamol + Bromuro de ipratropio nebulizado 1 dosis y reevaluar
d. Salbutamol nebulizado y una dosis oral de metilprednisolona

1470. Tras iniciar las medidas anteriores, nos avisa la madre porque la nota más agitada y sigue tosiendo lo mismo. Han transcurrido 15 minutos desde la administración de la medicación. En la auscultación persisten sibilancias y la frecuencia cardiaca es ahora de 102 lpm. A continuación:

a. Salbutamol nebulizado cada 20 minutos (2 dosis añadidas a lo ya administrado) y corticoides orales (prednisona o equivalente) a 1 mg/Kg/día durante 5 días con reducción progresiva de la dosis
b. Salbutamol nebulizado cada 20 minutos (2 dosis añadidas a lo ya administrado) y corticoides orales (prednisona o equivalente) a 1 mg/Kg/día durante 7 días con reducción progresiva de la dosis
c. Salbutamol + bromuro de ipratropio nebulizados (2 dosis añadidas a lo ya administrado) y corticoides orales (prednisona o equivalente) a 1 mg/Kg/día durante 3-5 días sin necesidad de reducción de dosis o hasta resolución
d. Salbutamol MDI con cámara 6-8 puff hasta 3 tandas en una hora, corticoides orales de forma precoz (prednisona o equivalente) a 1 mg/Kg/día en ciclos cortos de 3-5 días sin reducción gradual, o hasta resolución

1471. Niña de 6 años y 5 meses que acude a control de salud, usted aprecia crecimiento mamario bilateral con palpación de botón mamario, sin otros signos puberales. La familia no sabe precisar el tiempo de evolución y no ha observado aceleración del crecimiento. No presenta antecedentes familiares ni personales de interés. A la exploración física presenta un peso: 24 Kg (p50-75), talla: 120 cm (p50-75) e IMC: 16,6 (p50). No presenta lesiones cutáneas y la exploración por aparatos y sistemas es normal. Estadio puberal de Tanner: S2 A1P1:

a. Es una telarquia precoz aislada, se inicia estudio y seguimiento en atención primaria
b. Es una telarquia precoz, variante de la normalidad. No precisa de estudios ni más seguimiento
c. Es una telarquia precoz, puede ser patológica, derivo a endocrinología
d. Es una pubertad precoz periférica, derivo a endocrinología

1472. Qué pruebas complementarias solicitaría en esta paciente:

a. Ninguna, no precisa estudio
b. Edad ósea
c. FSH y LH basales
d. Edad ósea, FSH y LH basales y ecografía abdomino-pélvica

1473. Los siguientes datos son fundamentales en el seguimiento evolutivo de esta paciente EXCEPTO:

a. Edad osea
b. Velocidad de crecimiento
c. Estadio puberal de Tanner
d. FSH/LH

1474. Señale la FALSA:

a. No es preciso tratar a estas pacientes
b. Es recomendable realizar seguimiento periódico hasta la desaparición de la telarquia
c. En el caso de que la telarquia no regrese, se recomienda seguimiento hasta 8-9 años
d. La velocidad de crecimiento suele estar acelerada

1475. Usted revisa de nuevo a la paciente a los 7 años y 6 meses y comprueba que el estadio de Tanner ahora es S3A1P1, la familia refiere que han notado un crecimiento más acentuado en los últimos 2 meses. Peso: 27.5 Kg (P50) Talla 130 (P90). IMC: 16,2 (P50). Edad osea : 9 años y 6 meses:

a. Seguimiento en consulta en 6 meses, con control de edad osea
b. Solicita estudio hormonal básico con estradiol, FSH y LH
c. Solicita estudio hormonal básico y ecografía abdominal pélvica
d. Derivo a endocrinología

1476. Niño de 3 años sin patología orgánica conocida, que presenta desde hace 2 meses, después de un episodio febril, defecaciones dolorosas, con heces caprinas, una a dos veces por semana. También han observado que cuando pasan más de tres o cuatro días sin deposición, mancha la ropa interior con heces líquidas. Asimismo refieren que cuando le notan ganas de defecar, llora, se esconde y 'cruza las piernas' para evitarlo. En la actualidad lleva 6 días sin conseguirlo. Sigue una dieta normal. La exploración general es normal, en el abdomen se palpan heces duras en colon descendente y en el tacto rectal se aprecian heces duras en ampolla rectal y una fisura rectal. Con los datos de que dispone, que prueba de imagen le parece la más adecuada:

a. Radiografía simple de abdomen
b. Ecografía abdominal
c. Enema opaco
d. No se recomienda de rutina la realización de pruebas de imagen

1477. Según la anamnesis y las exploraciones que ha realizado, el diagnóstico inicial más adecuado es:

a. Impactación en el contexto de estreñimiento psicógeno
b. Impactación en el contexto de estreñimiento funcional
c. Retención fecal por megacolon agangliónico
d. Retención fecal por anomalía anorrectal

1478. El tratamiento de elección de la impactación se debe realizar con:

a. Aceite mineral de parafina vía rectal, 10 a 15 ml en dosis única
b. Fosfato hipotónico rectal 2,5 ml/Kg/dosis
c. Picosulfato sódico 1 gota al día, 5 días, en toma única
d. Polietilenglicol a 1-1,5 g/Kg/día, máximo 6 días y 100 gr/día

1479. Con el tratamiento elegido conseguimos mejoría clínica y pasamos a realizar tratamiento de mantenimiento. Señale el de elección:

a. Retirada de la leche de la dieta
b. Adición de probióticos
c. Polietilenglicol en dosis según respuesta
d. Derivación al psicólogo para reentrenamiento

1480. Acude a consulta un niño de 2 años y medio, que asiste a guardería. Es un paciente habitual de nuestra consulta, con frecuentes procesos catarrales y antecedentes de cuatro episodios de OMA bien documentados en un período de 11 meses. Su último episodio fue hace 4 meses. Al coincidir con el período estival, se decidió una conducta expectante, y se aconsejó nuevamente eliminar el tabaquismo pasivo y retirar el chupete por la noche; consejos que, después de repetidos intentos, parece que se han seguido esta vez. El niño ha recibido varios cursos de antibiótico en los últimos meses. El motivo de consulta actual es que la madre cree que el niño habla poco para su edad. Su vocabulario no va más allá de siete u ocho palabras. El examen físico muestra un niño de aspecto normal, sin hallazgos significativos, salvo la presencia de una otoscopia con tímpanos de coloración azulada, ligera retracción timpánica, otoscopia neumática con inmovilidad total de ambas membranas timpánicas y timpanograma completamente plano. Estos mismos hallazgos se documentan varias veces en la historia desde el último episodio de OMA. Qué diagnóstico le parece menos probable:

a. Otitis media aguda de repetición (OMAR)
b. Otitis media con exudado o derramen (OME)
c. Otitis media con exudado crónica (OMEC)
d. Otitis media aguda (OMA)

1481. La timpanometría plana en este caso demuestra que:

a. La presión en oído medio es negativa, y hay exudado en el mismo
b. La presión es negativa, pero no hay exudado
c. Hay una OMA
d. La presión es normal, pero hay derrame en el oído medio

1482. La conducta más recomendable en este caso, sería:

a. Intentar un nuevo tratamiento antibiótico
b. Utilizar una pauta de corticoides
c. Valorar la repercusión funcional auditiva
d. Derivar para adenoidectomía con drenaje transtimpánico

1483. Pocos días después consulta de nuevo por presentar desde la noche anterior fiebre de 38.5°, intensa otalgia derecha, que mejora por la mañana. La madre observa contenido purulento en ese oído. A la exploración se observa exudado purulento en el oído derecho. Cuál sería la actitud terapéutica que considera más apropiada en este momento: Considere que es invierno, y en nuestro medio:

a. Amoxicilina oral a 40-50 mg/Kg/día
b. Amoxicilina oral a 80-90 mg/Kg/día
c. Amoxicilina clavulánico a 40-50 mg/Kg/día
d. Clindamicina a 30-40 mg/Kg/día

1484. A las 72 horas de iniciado el tratamiento, el niño sigue presentado fiebre y dolor. Qué haría:

a. Cambiar a amoxicilina-clavulánico si contestó A B en la pregunta anterior
b. Tranquilizar a la familia. Es pronto para ver el resultado del tratamiento
c. Realizar una timpanocentesis para realizar cultivo
d. Pasar a ceftriaxona intramuscular

1485. Un niño de 4 años acude a urgencias acompañado de su profesor, que desconoce sus antecedentes patológicos, por presentar hipotonía y somnolencia de inicio 20 min antes. En la exploración destacan regular desarrollo ponderal y varios leves hematomas antiguos en crestas tibiales. Afebril, pálido, sudoroso, bien hidratado, pulsos palpables con buen relleno capilar, eupneico, buen murmullo vesicular, tonos cardiacos rítmicos, claros y fuertes a 60 lpm. Abdomen blando, sin masas ni megalias. Pupilas isocóricas no midriáticas, movimientos oculares conservados, no otros signos de focalidad neurológica. Durante la exploración presenta una progresiva hipotonía con pérdida de conciencia seguida de una convulsión tónico-clónica generalizada. Ante esta crisis convulsiva, hipótesis diagnóstica más probable:

a. Error congénito del metabolismo
b. Hemorragia cerebral
c. Déficit de piridoxina
d. Intoxicación

1486. En la situación clínica de la pregunta anterior, cuál de las siguientes medidas le parece menos prioritaria en este momento:

a. Canalización de vía i.v. para perfusión de SSF a 10-20 ml/Kg en 1h
b. Asegurar la vía aérea con aspiración de secreciones y colocación de cánula orofaríngea
c. Administración de O2 al 100% mediante mascarilla con reservorio
d. Administración de 1 dosis de midazolam nasal a 0,2 mg/kg

1487. Tras las medidas anteriores, a los 10 minutos persiste la hipertonía generalizada y la pérdida de conciencia. La SatO2 está conservada y detecta glucemia de 45 mg/dl, ligera hipotensión y bradicardia. En esta situación, cuál de las siguientes medidas es más acertada como tratamiento anticonvulsivo:

a. Midazolam i.v. a 0,15-0,20 mg/kg lento
b. Diazepam i.v. a 0,3 mg/kg (velocidad de 1-2 mg/min)
c. Valproato i.v 20-40 mg/kg en 5-10 min
d. Fenitoína i.v 15-20 mg/kg en 10-20 min

1488. A los 3 min. cede la hipertonía. Poco más tarde, el paciente ha recuperado la conciencia y la glucemia se mantiene por encima de 60 mg/dl. Una vez estabilizado el paciente, cuál debe ser su actitud:

a. Contactar con los padres, para que lo lleven a urgencias del Hospital para completar estudio y/o tratamiento
b. Que el profesor se lo lleve al colegio y contacte con los padres que deben observarlo en domicilio y pedir cita de consulta para completar estudio
c. Contactar con los padres, que deben observarlo en domicilio y pedir cita de consulta para completar estudio
d. Contactar con los padres y trasladarlo al Hospital en ambulancia medicalizada para completar estudio y/o tratamiento

1489. Las alteraciones musculoesqueléticas son las causas más frecuente de dolor torácico en los niños, señale la opción FALSA:

a. La etiología más común son los traumatismos leves. Contusiones benignas accidentales o sobrecargas musculares
b. La costocondritis es una inflamación de las uniones condrocostales o condroesternales. Se relaciona con el ejercicio intenso. Es característico el dolor al palpar las articulaciones afectadas o al respirar profundamente
c. La punzada de Teixidor o síndrome del pinzamiento es un dolor agudo, punzante, súbito, de unas horas de duración. Se localiza en la región paraesternal izquierda y suele acompañarse de síntomas respiratorios o cardiacos
d. La pleurodinia epidémica o enfermedad de Bornholm está causada por el virus coxsackie B. Dolor agudo, paroxístico, punzante, que afecta a niños mayores. Suele acompañarse de otros signos de infección vírica

1490. Si se confirma el diagnóstico de tos ferina, durante cuántos días ha de seguir el aislamiento tras iniciar el tratamiento antibiótico:

a. 3   b. 5   c. 7   d. 10

1491. Sobre las medidas de control ante un caso de tos ferina y sus contactos, es FALSO:

a. Se debe de realizar aislamiento respiratorio de los casos sospechosos, probables o confirmados
b. Se recogerá a todos los casos muestras de suero y exudado faríngeo para la confirmación de los casos en el laboratorio
c. El tratamiento específico con antibióticos debe de administrarse lo antes posible tras el inicio de los síntomas
d. La eritromicina es el tratamiento de elección en lactantes menores de 1 mes

1492. Antibiótico NO indicado en el tratamiento de la tos ferina:

a. Amoxicilina-clavulánico
b. Eritromicina
c. Cotrimoxazol
d. Azitromicina

1493. Sobre el consejo nutricional, es FALSO:

a. A partir de los 6 meses la leche materna no cubre los requerimientos nutricionales y es preciso introducir alimentación complementaria
b. La introducción de alimentación complementaria antes de los 6 meses no significa mejoras en el crecimiento
c. No se justifica la introducción de leche adaptada solo para preparar papillas de cereales
d. El retraso en la introducción de alimentos alergénicos (huevo, pescado), disminuye las alergias, sobre todo si hay riesgo familiar de desarrollarlas

1494. Es un potente estimulador de la síntesis de hormona liberadora de gonadotropinas:

a. GABA
b. Sustancias opioides
c. Kisspeptina
d. Ghrelina

1495. Causa más frecuente de retraso mental:

a. Anomalías cromosómicas
b. Complicaciones de la prematuridad
c. Enfermedades endocrinas/metabólicas
d. Retraso mental familiar

1496. Qué proceso podríamos excluir del diagnóstico diferencial de la Artritis Idiopática Juvenil de Inicio Sistémico:

a. Procesos infecciosos agudos
b. Fiebre reumática
c. Procesos neoplásicos como leucosis y linfomas
d. Otras enfermedades reumáticas

1497. En la AIJ poliarticular FR negativo, qué es FALSO:

a. Las alteraciones radiológicas que se aprecian con el tiempo son muy importantes, produciéndose erosiones y fusiones que dan lugar a inmovilizaciones muy importantes
b. Un 10% presentan uveitis crónica
c. Los ANA son positivos en muchas ocasiones
d. El FR es positivo en pocas ocasiones

1498. Sobre el apetito que acompaña a las enfermedades digestivas, es FALSO:

a. En la Diarrea crónica inespecífica el apetito es normal
b. En la Fibrosis quística el apetito suele estar disminuido
c. En la malabsorción de azucares el apetito es normal
d. En la enfermedad celiaca el apetito está disminuido

1499. La determinación de sangre oculta en heces se puede realizar por estas pruebas, EXCEPTO:

a. Anticuerpos monoclonales específicos para hemoglobina humana
b. Prueba de la bencidina
c. Prueba del guayaco
d. Método de Van de Kamer

1500. En una comunicación interauricular (CIA) señale el dato FALSO:

a. El defecto suele ser un foramen oval permeable
b. Los defectos del tipo ostium secumdum, localizados en la zona de la fosa oval son la forma más frecuente de CIA
c. La mayoría de los casos son esporádicos aunque puede existir herencia autosómica dominante en el contexto del síndrome de Holt-Oram
d. Rara vez produce insuficiencia cardiaca clínica evidente en la infancia incluso en CIA tipo ostium secundum de gran tamaño

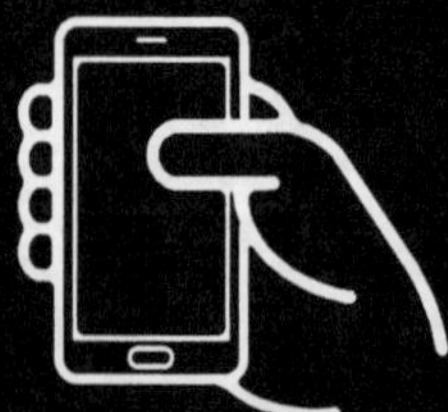

NOTAS